针灸推拿临床实用指导系列

总主编◎陆寿康　杜广中

针灸
治疗儿科病证

主编　孔尧其

U0285936

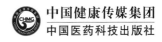

中国健康传媒集团

中国医药科技出版社

内容提要

本书为《针灸推拿临床实用指导系列》之一，首先系统论述了儿科病证的针灸治疗法则、处方规律、常用腧穴及特色刺灸法等；然后重点介绍了43种儿科病证的针灸治疗，从概述、临床表现、针灸处方、评述等方面详加论述；最后归纳了小儿特殊的病理特点，展示针灸治未病的优势。

本书适合针灸、中西医临床医务人员、教育工作者及学生阅读使用，也可供针灸、中医研究人员及爱好者参阅。

图书在版编目（CIP）数据

针灸治疗儿科病证 / 孔尧其主编 . -- 北京：中国
医药科技出版社，2025.2. --（针灸推拿临床实用指导
系列 / 陆寿康，杜广中主编）. -- ISBN 978-7-5214
-5149-8

Ⅰ. R246.4

中国国家版本馆 CIP 数据核字第 2025HR1773 号

美术编辑　陈君杞

版式设计　南博文化

出版　**中国健康传媒集团**｜中国医药科技出版社

地址　北京市海淀区文慧园北路甲 22 号

邮编　100082

电话　发行：010-62227427　邮购：010-62236938

网址　www.cmstp.com

规格　710×1000mm $^1/_{16}$

印张　20 $^1/_2$

字数　367 千字

版次　2025 年 2 月第 1 版

印次　2025 年 2 月第 1 次印刷

印刷　河北环京美印刷有限公司

经销　全国各地新华书店

书号　ISBN 978-7-5214-5149-8

定价　**59.00 元**

获取新书信息、投稿、
为图书纠错，请扫码
联系我们。

编 委 会

主　　编　孔尧其

副 主 编　江凌圳　刘　昊

编　　委　（按姓氏笔画排序）

　　　　　　毛伟波　孔红芳　石芹芹　史晓霞

　　　　　　张　婷　张伟波　洪　艳

学术秘书　毛伟波

陆序

针灸学起源于我国古代，经秦汉乃至后世，由历代包括近现代的贤达之士不断传承而得发展。又经海外广泛交流传播，已经在世界196个国家和地区广泛应用，防病治病，为人类服务。目今，针灸临床治疗已达461个病种、972个病症，从而成为世界医学的重要组成部分，成为我国传统医学领域中具有自身医学理论体系和独特临床技术方法的最有生命力的学科。

近年以来，针灸临床和研究工作飞速发展。除了对疼痛干预即镇痛的优势以外，在癌症和并发症、消化系统疾病、精神障碍疾病、心血管疾病、妇女盆底疾病、泌尿生殖系疾病等多学科、多领域内取得令人可喜的临床疗效，并在养生保健和功能康复发挥其特有的作用。比较突出的方面是，在焦虑、抑郁类疾病治疗中，针灸能有效调节患者自主神经系统功能，显著改变患者心理状态，从而在改善抑郁性失眠、针刺干预美沙酮减量、防止神经外科患者术前焦虑等方面，显示针灸独特作用。在癌症治疗过程中，针灸能有效缓解化疗、放疗引起的不良反应，例如头颈癌的放疗辐射性口干、化疗药引起的认知障碍和周围神经症状等方面，针灸有显著防治作用，可以提高和改善癌症患者生活质量。如此种种，都为广大国内外患者提供更多而有效的治疗选择，受到世界五大洲各国人民的欢迎。

有鉴于此，我们拟组织编辑《针灸推拿临床实用指导系列》，并于2024年12月起分期先后出版。其内容主要有四个部分，一是现代临床各科病症的针灸治疗，包括儿、妇、精神、神经、皮肤等；二是针灸重要治疗方法的临床应用，如毫针、艾灸、头皮针、耳针等；三是相近临床技法如推拿、外治等的临床应用；四是与针灸临床密切相关的治则、治法、处方等方面著作。基本要求是简明扼要，临床实用，疗效可靠，以保证其应有的可读性、实用性、先进性。

相信《针灸推拿临床实用指导系列》的问世，将有助于针灸学术的弘扬和临床疗效的提高，会受到国内针灸学界人士的广泛欢迎。

陆寿康

2024年12月

小儿病宜针论

儿童是国家的未来，是每个家庭的希望。每位家长都希望自己的孩子能健康成长，但小儿难免会出现各种健康问题。说起小儿病，家长首先想到的是打针、吃药，殊不知，针灸是一种非常适宜于小儿病的治疗方法。小儿病不仅可针可灸，而且宜针宜灸，且患儿十分乐于接受。

1.从疗效论　小儿乃"纯阳"之体，脏气清灵，生机勃勃，偶染疾患，盖因阳气受到伤害，所谓"邪之所凑，其气必虚"，若用针灸调节小儿经络和腧穴，不但方法众多，而且作用直接，操作简便，通过补虚泻实，阳气能迅速得以提振，潜能将很快得到激发，随拨随应，正气获胜，病邪焉能不迅捷悉除？民间常说小儿病"来得快，去得也快"，就是这个道理。

同时，我们知道，成人生病往往伴有宿疾，并有与病俱来的心理障碍，如焦虑、抑郁等，会使病情变得复杂，故在遣方用药时，不得不多方顾及。而小儿为病，则病因、病机相对单纯，少有基础疾病或掺杂心理问题，因此只要辨证正确，往往效如桴鼓。如小儿口疮，症见口腔溃烂、边缘色微红，反复发作，神疲颧红，口干不渴，舌红少苔，脉细数，辨证当属虚火上炎，针灸治疗只需在涌泉穴贴敷细辛，引火下行，即可一贴病除。

2.从理法论　小儿乃稚阴稚阳之体，脏腑娇嫩，形气未充，其病理特点是发病容易，传变迅速。突出表现在肺卫未固，易感外邪；"脾常不足"而易食伤；先天不足，"肾常虚"而发育迟缓。而针灸长于对因治疗，有时能釜底抽薪，即时起效。如外感发热，在大椎处放血、点刺少商，有时能针起热退。而且，针灸有双向调节功能，能同时补虚泻实，祛瘀生新，扶正祛邪，使经络得以疏通，阴阳达到新的平衡。

在治疗方法上，针灸操作简便，治疗时间短。治疗所需时间，一般都在半个小时左右，若是病轻、病程短，更是几分钟内就可完成治疗。有个婴儿患面瘫，那天临诊时，笔者只是用针灸毛刺法在该婴儿患侧相关穴位上快速点刺了一下，脸上也不见出血，大家都感叹针灸原来这么简便。此后只治疗了5次，病即获愈，皆大欢喜。

3. 从安全论 如今家长对小孩都宝贝得很，一点小毛病，动不动就想打点滴，激素、抗生素一齐上，殊不知这是害了他们。如用药不当，药物毒副作用也是不可小觑的。众所周知，药物进入人体，要通过肝、肾代谢，小儿发育尚不成熟，可能会给其稚阴稚阳之体的生长发育带来不良后果。而针灸则不然，只要操作得当，祛邪而不伤正，扶正而不恋邪，不会造成二次伤害，无副作用，是安全可行的。

4. 从治未病论 小儿发病容易，传变亦快，易虚易实，易寒易热，且会因为胎产因素带来一些发育、功能等问题，都应及时发现，并用"逆针灸"的方法加以调整，随时截断，防微杜渐。所谓"逆针灸"，亦即针灸"治未病"，早在《庄子·盗跖》中就说："(孔)丘所谓无病而自灸也。"因此，这是中国几千年来沿袭下来的一种保健方法。我们可对小儿经络、腧穴施以针灸的良性刺激，提振阳气，激发潜能，使"正气存内，邪不可干"；也可对已病小儿施以针灸，直捣病所，截邪防变，避免病情加重而危及生命。

5. 从小儿接受程度论 其实，小儿不仅可针可灸，而且是最宜针宜灸的。中古至五代时期，有一部记录幼儿疾病的专著叫《颅囟经》，其中《病证》上说："初生小儿，鹅口撮噤，并是出胎，客风着颅脐致有此。可以小艾灸三壮及烙之愈。"据粗略统计，古籍中记载的针灸治疗儿科病证已达65种之多。如今小儿针灸的最大障碍，无非是一个"怕"字，一怕孩子疼痛啼哭；二因小儿皮肉稚嫩，怕伤害孩子；三怕针灸耽误病情。让我们摆事实，讲道理，一一加以分析。

首先，人的固有思维是"凡针刺总是痛的"，其实不尽然。就针刺部位而言，有的部位对疼痛比较敏感，如所谓"十指痛心"即是；有的部位感觉迟钝一些，如头顶部等。就针刺运行部位而言，破皮时若不碰到毛孔或血管，痛感极其微小，若针在皮下运行，如腕踝针、头皮针、浮针等，可以说基本无痛。

就术者手法而言，动作熟练、迅捷，刺手、押手配合得当，无痛进针法的运用等，都可以大大减轻小儿痛感。如果再做做开导工作，小儿是完全可以接受针灸的。有一唐姓患儿，6岁，经外院医学评估为抽动障碍，家长要求针灸治疗，可小儿坚决不依，嚎啕大哭，但经说服，先刺了一针头皮顶中线，他就接受了，于是再加了额区几针，留针回家了。后隔日复诊，患儿虽还害怕，但自己想针灸了，又试着加了体针，而后逐渐接受，第5次就自己要求针灸，现已基本痊愈。

所以这种害怕，往往只是家长的一种担心，一种错觉，一种溺爱而已。笔者认为，只要治疗有效，对生长发育有利，就应大胆地选择针灸。至于孩子当时挣扎一下，啼哭几声，均会很快过去，完全不必过于担心。更何况针灸除了针和灸以外，还有很多方法是儿童完全可以接受的，如腧穴贴敷法、艾条温灸法、耳穴压丸法、腧穴激光照射法、腧穴磁疗法、腧穴红外线照射法等，都是无痛、有效，甚至愉悦的针灸方法，不须有任何恐惧和疑虑。

二是怕针灸伤及孩子。前面已经说过，针灸是安全的，没有什么副作用，不会造成二次伤害。而且小儿针刺部位，大都取四肢肘膝以下腧穴，极少在躯干部位施针，也相对安全。这里须特别强调的是，针对小儿疾病中大量使用的头皮针，有人怕会伤及大脑，这是一个误区。大脑由特别坚硬的颅骨保护着，头皮针只是运行在颅骨骨膜外的帽状腱膜下层，除囟门未闭的婴幼儿须注意避开囟门外，头部可谓是全身最安全的部位之一，完全无须担心。

同时，《黄帝内经》早已指出，婴儿肉脆、血少、气弱，宜浅刺疾发，不像成人那样扎得深、留针久，且多会采用适合儿童的一些刺灸法，如毛刺、半刺、间接灸、温和灸等，一般不会对小儿造成伤害。

第三，针灸会不会耽误病情？这里特别需要说明一下，世上许多病并非只有一种治疗方法，而任何一种治疗方法也不能包治百病。其实，针灸也有主治、辅治之别，提倡小儿宜针宜灸，必须强调适应证。部分小儿病证，针灸可随拨随应，针到病除，如小儿食积、口疮、小儿遗尿等；部分小儿病证可利用针灸便捷的优点，先行处置，救逆续命，赢得抢救时机，如高热、惊厥等；部分小儿病证如小儿多动障碍、抽动障碍等，则是针灸强项；部分小儿慢性病证，如小儿脑瘫、性早熟等，本来就需慢慢调理，针灸就更为合适。只是一些意外因素造成的疾病如中毒、烫伤、跌仆损伤、异物窒息、各种原因的脱水或失血等，不一一列举，须急送医院抢救，分清轻重缓急。

有鉴于此，笔者由衷地推荐天下的父母和儿科、中医科、针灸科、康复科的大夫们给孩子治病时，只要是针灸的适应证，就尽量选择针灸，不仅是因为针灸简、便、廉，更因为针灸安全、有效、快捷，小儿尤宜。

本书共分6章，前4章介绍儿科疾病的针灸治疗法则，针灸处方规律和针灸治疗小儿疾病的常用腧穴及针灸治疗儿科疾病的特色刺法灸法等；第五章则列举了43种儿科病证的针灸治疗，按概述、临床表现、针灸处方和对该病的预后、调理等的评述来加以阐述，其中，针灸处方具体分取穴、辨证加减、操作和疗程来叙述；书中各种治疗方案，撷取了近10年国内外学术期刊中有关该病较为成功的针灸治疗方法，供读者借鉴，并向作者致谢。每个病的各种刺灸方法，可视疗效和患儿乐意接受的程度，单独应用或综合应用。为了强调小儿病证宜针宜灸，每个病证后分析了针灸治疗的优势，通过具体分析对该病各种治疗方法的优劣，提出了我们推荐针灸治疗的理由，供针灸同道和家长们参考。此外，我们还写了第六章针灸治未病，归纳小儿肺卫不固、脾胃薄弱、精神怯懦、智力落后、生长缓慢5种状况的生理病理、易感疾病、辨证论治、养护调摄方法及针灸治未病的优势分析，为小儿正常发育、健康成长提供一些借鉴，可供读者参考应用。

由于水平和经验有限，不足之处在所难免，敬请批评指正。

编者

2024年12月

目 录

|第一章|
儿科病证的针灸治疗法则

第一节　小儿生理特点

一、年龄分期

新生儿期：出生后至满28天。

婴儿期：出生后28天至1周岁。

幼儿期：1~3周岁。

幼童期（学龄前期）：3~7周岁。

学龄期：7周岁至青春期来临。

青春期：女孩自11~12岁到17~18岁；男孩自13~14岁到18~20岁。

二、小儿不同年龄期的生理病理特点

新生儿期各脏器开始运行，但体质稚嫩，五脏六腑成而未全、全而未壮，极易受到损伤，发病率和死亡率颇高。

婴儿期生长发育迅速，1周岁与初生时比，体重增至3倍，身长增至1.5倍，头围增大1/3左右，脏腑功能不断完善。但肺卫娇嫩不固，脾胃运化力弱，自身免疫力尚未健全，容易发生肺系疾病、脾系疾病及各种传染病等。常见的有腹泻、支气管炎、热性痉挛、幽门狭窄、肠套叠、湿疹等。

幼儿期智力发育迅速，语言、思维和感知、运动能力增强。但断乳后易发各种脾系疾病；随着活动增多，接触面扩大，传染病发生率增高，如麻疹、风疹、百日咳、水痘等；该期龋齿多发，还易发哮喘性支气管炎和夜尿症等。因幼儿自我保护意识、能力差，还易发生意外事故。

幼童期体格发育稳步增长，智力发育渐趋完善，学龄前开始识字画图，好

奇多问，是小儿性格特点形成的关键期。虽发病率有所下降，但容易发生溺水、烫伤、坠床、中毒等意外及多动障碍、抽动障碍等神志疾病。

学龄期体格发育仍稳步增长，乳牙脱落，换上恒牙，脑的形态发育已基本与成人相同，智能发育更成熟，已能适应学校、社会的环境。该年龄期发病率进一步下降，不易患病，但近视、脊柱弯曲异常等会相应增多。

青春期从儿童向成人过渡，生理上肾气盛、天癸至、阴阳和。形体增长出现第二次高峰，精神发育趋向成熟，易于产生相应疾病。如性早熟、肥胖、神经性厌食及贪食、睡眠障碍、焦虑、抑郁、痤疮、乳房发育不良、白带异常、痛经、遗精、意外怀孕、性传播疾病等。

三、小儿发病特点

1. 发病容易，传变迅速　发病容易是指小儿容易感染病邪而发病。小儿稚阴稚阳的生理特点，决定了他们体质嫩弱，御邪能力不强，加之小儿寒暖不能自调，在内易为乳食所伤；传变迅速是指小儿在疾病过程中容易发生转化，变化多端，主要表现为寒热虚实的迅速转化，与成人相比，小儿容易发病，病后又容易传变，不会自节，易为六邪所侵。

但由于小儿为纯阳之体，生机蓬勃，虽为邪气所伤，可修复能力很强，故恢复也很快。而其病因也较单纯，多为外感六淫或内伤饮食，以肺、脾、肾三脏病证更为多见，少为七情六欲所伤。但小儿发病，也易动肝风，出现高热、惊厥、昏迷，常见于小儿各种热性病，称为"肝常有余"。

2. 脏气清灵，易趋康复　脏气清灵是对药物、针灸的反应敏捷，只要辨证正确，医疗得当，治疗及时，护理良好，病情的好转要比成人快，容易恢复健康。即使出现危重症候，只要及时治疗，抢救得力，预后往往比较良好。《景岳全书·小儿则》说："其脏气清灵，随拨随应，但能确得其本而撮取之，则一药可愈，非若男妇损伤积痼痴顽者之比。"实乃此意。

第二节　小儿针灸治疗八法

制定小儿疾病的治疗法则，一定要依据小儿在此年龄段的生理、病理特点，然后针对其发生的疾病，采取符合小儿特点的刺灸方法，来实施对其经络和腧穴的良性刺激，以达到缓解或痊愈的目的。

一、补肾益髓法

小儿"肾常虚"。肾为先天之本，小儿父母若精血有亏，或后天养护失当，就会致小儿胎禀不足，肾气亏损，下元虚弱，则病邪缠绵。

肾主藏精，精化生髓，髓充于骨。若小儿肾气虚弱，不能充养大脑骨髓，就易得立迟、行迟、发迟、齿迟、语迟的"五迟"病证和头软、项软、手足软、肌肉软、口软的"五软"病证，及脑积水、佝偻病、脑发育不全、智力低下、脑性瘫痪等病证。针灸治疗时就需滋肾充髓，培补元气，取肾俞、关元、气海、大杼、三阴交、复溜、足三里等，针灸并用，施以补法。

又"肾者水脏"（《素问·逆调论》），与肺、脾两脏共同参与体内水液的代谢和调节。若小儿肾阳不足，肾气不固，气化开合功能失调，就易患小儿水肿（"阴水"）、遗尿、初生不尿等病证，针灸宜温补肾阳，取肾俞、膀胱俞、命门、关元、中极、三阴交诸穴，针灸并施。

肾上连肺，为元气之根。小儿肾气虚而不能摄纳肺气，就易得气短气促、呼吸困难、哮喘等病证，针灸治疗时需补肾纳气，取肾俞、太溪、大钟、气海、关元、神阙、内关、肺俞等，针用补法、温和灸法等。

补肾之法，以取足少阴肾经、任脉、督脉和相对应的背俞穴为主，但除了经穴外，头穴、耳穴等也可配合应用，如头穴额旁3线、顶中线等皆有补肾益髓的作用；耳穴中肾、脑干、皮质下等也有这方面的作用。在针灸方法上，则多采用针刺补法、灸法、穴位贴敷、腧穴红外线照射法等。

补肾益髓法为小儿疾病的治疗大法之一。在小儿疾病针灸临床中，往往以虚证和本虚标实证为多见，在确定治疗法则时，务须考虑这个因素，标本兼治，以提高疗效。此外，肾虚证多为慢性疾患，针灸治疗疗程宜长，方能改善病证或获痊愈，因此，一定要做好家长和小儿本人的思想工作，坚持治疗，以免功亏一篑。

二、宣肺解表法

小儿"肺常不足"。胎儿离开母体后实现自主呼吸，但因小儿肺脏娇嫩，形气未充，肌肤脆薄，腠理疏松，卫外功能不固，最易受到外邪侵袭，因此，外感风邪、咳嗽、气喘就成了小儿常见病、多发病。针灸可取列缺、大椎、风门、风池、合谷等，以疏风解表，清肃肺气。手法以浅刺泻法为主，风寒证也可施灸。

邪郁肺经，痰阻肺络，则发咳喘。可取肺俞、列缺、合谷等穴止咳平喘；然小儿"脾常不足""肝常有余"，外感风邪后易挟痰、挟滞、挟惊或致外寒内热、痰热等兼症，治当佐以止咳化痰、消食导滞、息风镇惊的腧穴，如足三里、丰隆、商丘、行间等，和大椎、曲池、合谷、外关等穴以清热。治法施以浅刺泻法，运脾化痰可平补平泻，清肝胆邪热可施泻法。哮喘属肾不纳气者，则参照补肾纳气法。

此外，也可采用头针、耳针、刮痧、穴位注射等其他针灸方法。

三、泻热解毒法

小儿易受时邪侵害。针灸治疗邪毒之症，以泻热解毒为法。但应掌握每个病的传变规律，分清轻重缓急，分别采用不同的针灸方法来治疗。

小儿被邪毒侵入，一般为实热之证，乃急性热病，如急性扁桃体炎、流行性腮腺炎、肺炎、麻疹、风疹、猩红热、水痘、小儿麻痹症、乙型脑炎等。无论是风毒、温毒、热毒、麻毒、痧毒、疫毒等邪毒侵袭小儿机体，都有一个共同特点就是起病急骤，传变迅捷，病情凶险，甚而致残，或威胁小儿的生命，且多为传染性较强的时行疾病，实为儿科要证之一。

邪毒初犯，证以热象为主，初期身热不甚或病邪较为轻浅时，可取手太阴肺经、手阳明大肠经等腧穴为主，如列缺、少商、大椎、合谷、风门等，和肺、支气管、咽喉、肾上腺、交感、屏尖等耳穴疏风清热，清宣蕴郁于肺的邪毒。

如果得不到及时、有效的治疗，或因邪毒炽盛，正不胜邪，就会随着邪毒种类的不同，各自按照自身的特点，通过不同的路径迅速传变。

若邪热炽盛，内传入里，症见壮热口渴，烦躁不宁，咽喉肿痛，咳嗽气促，喉间痰鸣，舌红苔黄，脉数，当取手太阴肺经、手阳明大肠经穴为主，如曲池、合谷、少商、商阳、少泽、关冲、鱼际、丰隆等，或耳尖放血，以清热解毒，利咽消肿，消痰降火。

若移热肠腑，大便秘结，舌红苔黄糙，脉洪数，宜取足太阴、足阳明脾胃二经通腑泻热，可选天枢、大横、上巨虚、支沟、内庭等穴。

若邪毒化热化火，内陷心包，则会出现高热、谵妄、神昏等重症危象，可取手厥阴心包经、督脉的水沟、内关、中冲及十宣等穴，头穴额中线、额旁1线（右）、顶中线，耳穴神门、皮质下等，以清心开窍，泻热解毒。

若炽盛热毒引动肝风，导致患儿抽搐痉厥，则当清热平肝、息风止痉，可选曲池、大椎、合谷、十宣、十二井穴以泻热，水沟、印堂、百会、会阴穴以开窍，太冲、涌泉、内关以止痉。头穴顶中线、额中线、额旁2线（左）、顶颞前斜线等也可选用。

值得指出的是，侵袭小儿机体的时邪中，如麻疹、风疹等，均有疹子外透和内陷的问题，以外透为顺，内传为逆，宜用宣肺解表法宣毒透疹，本法只适用于疹毒不得透发而郁闭于肺，或内陷心肝的逆证。

在针刺手法上，若施捻转泻法，手法较重，可不留针，每日针刺1~2次。水沟可用雀啄泻法，强刺激。此外，遵《灵枢·九针论》"可以泻热出血"之说。古代九针之一的锋针，即现代的三棱针，用其放血是泻热解毒最为有效的针灸方法之一，十宣、十二井穴、曲池、委中、耳尖等均可用三棱针放血治疗。

四、健脾和中法

小儿"脾常不足"。饮食内伤，罹患消化系统疾病是最常见的小儿疾病之一，严重影响其生长发育。

乳食内积，脾胃运化功能无权，就必然会出现腹胀、呕吐、食积等病变，严重的则形成疳积；清浊相干，并走大肠，则出现小儿消化不良、小儿腹泻等胃肠道疾病。针灸治疗宜健脾和中，消食导滞，助运止泻，可取手足阳明经、足太阴脾经和脾胃俞募穴等，如足三里、中脘、天枢、脾俞、胃俞等为主穴，内庭、公孙、气海、曲池等为配穴，并随证加减，手法虚补实泻，若虚中夹实，可先泻后补。

小儿恣食甘肥黏腻之品，外加精神失于调护，会导致食欲不振、不思乳食的小儿厌食症，反之，或导致小儿肥胖症，则赘肉臃肿不堪，累及心、肝等脏器，甚或发脾瘅，出现浊气上泛，口中甜腻等症，久之变为消渴也不少见。两者均宜健脾益气，运脾和胃，针灸以足阳明胃经、足太阴脾经和相关俞募穴为主，厌食症以补法为主，可加艾灸；肥胖症以泻法为先，补泻并用。

又脾开窍于口，初生儿、早产儿、体虚婴幼儿好发鹅口疮或口疮，两者均责之于脾，以清热泻脾结合清心降火、引火归原为治，针灸可取内庭、公孙、涌泉、神阙等穴。

小儿流涎是常见病之一。《证治准绳》指出："小儿多涎，由脾气不足，不能四布津液而成。"治宜补益脾气，足三里、中脘、脾俞、梁门等穴均可取之。

若脾经风热上壅而多涎者，则宜清脾泻热。

五、宁心安神法

近年，小儿精神疾病的发病率有上升趋势，已经成了影响儿童健康成长的多发病、常见病，诸如儿童抑郁症、小儿多动症、抽动秽语综合征、儿童精神分裂症、智力低下、小儿自闭症等。

小儿精神疾病多发，缘于胎禀不足，出生后又受社会、家庭、教育、自然环境的影响，或有父母遗传凤根、产伤等诸因素。针灸治疗法则注重宁心安神。针刺手少阴心经，可治疗各种神志疾病；而心包为心脏外面的包膜，有保护心脏的作用，"代心受邪"。《灵枢·邪客》说："心伤则神去，神去则死矣。故诸邪之在于心者，皆在于心之包络。"因此，针刺手厥阴心包经有护主强心的作用，两经中神门、通里、少冲、郄门、间使、内关、大陵、劳宫等腧穴均可选用。

心为君主之官，神明出焉。因此，与心和"君王"称谓有关的腧穴也可选用。如灵台穴，郭象注《庄子·庚桑楚》："灵台者，心也。"又如大陵穴，"陵"者，古代帝王之墓葬之处，长眠安息之地，喻刺此穴可使人寐，故名，有催眠安神之功能。神道穴，顾名思义，功用专在神机，也可取之。心之俞募穴心俞、巨阙的功用就更为直接。

同时，许多因素会扰及心神，故在针灸治疗中，尤须针对精神疾病的病因病机来辨证取穴。如内伤心脾、心肾不交、肝阳扰动、心胆气虚及胃中不和等因素均可致心神被扰而致精神疾病。在临床治疗本病时，可取心俞、脾俞补益心脾，取太溪、肾俞滋阴降火，取太冲、行间平肝泻火，取足窍阴、阳陵泉定胆安神，取丰隆、中脘清化痰热。所有这些腧穴，经泻实补虚，最后殊途同归，起到宁心安神的治疗作用。

此外，头穴额中线，额旁1、2、3线，四神聪等可长留针；耳穴神门、心、脑干、皮质下等可长久贴敷按压，能起到宁心安神的长效作用，可选择应用。

在刺灸方法上，可针对小儿的特点，以轻刺、浅刺为主，施以补法，或可用温灸法，也可采用电针、神阙灸、激光疗法、拔罐疗法、红外线照射疗法、穴位贴敷疗法等。

六、醒脑开窍法

小儿若胎禀不足，脑发育不良，早产或受产伤，后天养护不当，或有遗传夙根等原因，会造成脑性瘫痪、癫痫、小儿精神障碍等神经精神疾病，针灸治疗需予醒脑开窍，宁神止痫，可首选头皮针。

头皮针治疗线分布在头皮有发部位，其治疗作用和大脑皮层的功能相对应，针刺顶中线、顶颞前斜线、顶颞后斜线、额中线、额旁1线、额旁2线及新治疗区：言语区、声音形成区、癫痫区、制癫区等治疗线，可疏通全身经络，治疗四肢瘫痪，恢复语言功能、止痛等；并可配以肩髃、曲池、内关、合谷、环跳、阳陵泉、侠溪、内关、水沟、廉泉等其他经穴联合应用。

《医林改错》说："灵机记性不在心而在脑。"脑，属奇恒之腑，又名髓海。脑是精神活动的枢纽，脑主精神活动的机能出现异常，意识思维及情志方面就会出现病变。因此，治疗小儿精神疾病除了宁心安神法外，还应用醒脑开窍法。同理，其首选疗法还是头皮针。

除了头穴，针刺其他头部腧穴也有对脑部疾病醒脑开窍、安神增智、定惊止痫等近治作用，如百会、强间、后顶、上星、水沟、印堂、风府、风池、哑门等都可选用。手三阳经从手走头，足三阳经从头走足，手足三阳经和入络于脑的督脉均有醒脑开窍的作用，也可选用。

值得一提的是，冠以"脑""神"之类穴名的腧穴，也有醒脑开窍的作用，如脑户、脑空、神庭、神道、神门、本神、神阙等。这绝非文字游戏，其实是古人对临床实践的一种总结，是中医用功能来命名腧穴的一种方法。如神庭穴，位于脑海前庭，居面之上部，《续博物志》曰："面者，神之庭也。"故名，为治疗神识之证要穴。脑户为督脉上头通脑之门，又与足太阳膀胱经在此交会，足太阳经上额交巅入络脑，还出别下颌，当由本穴透出下行，故名"脑户"，可治脑神之疾。脑空穴位于头后，内应大小脑之夹间，即脑之空隙处。"脑常空，则智多"。治疗意念之病，脑空实为佳穴。

醒脑开窍针灸手法补虚泻实，可用电针、刺血、埋线等疗法。也可采用贴敷疗法、激光疗法、拔罐疗法、红外线照射疗法等，虚证可以用灸法。

七、调督通脉法

"督"指督脉，"脉"是经脉、络脉，即指经络，"调督通脉"是指调整、疏通督脉和经络的意思。针灸调督通脉的主要手段有充髓壮骨、活血祛瘀、通经活络、泻实补虚等。

督脉为奇经八脉之一，循行于背部正中，入络于脑，与脑、髓联系密切，因此脑、髓为病，可通过调整、疏通督脉来治疗；督脉与手足六阳经交会于大椎，故称"阳脉之海"，因此，调整、疏通督脉也能对全身阳经气血起调节作用。小儿脑性瘫痪、痿证（小儿麻痹症）等，宜取督脉的百会、风府、大椎、水沟、神庭、身柱、至阳及属督脉的头穴顶中线、顶颞前斜线、顶枕线（百会——脑户）等醒脑开窍、疏通全身经络和强脊壮腰或缓急止痉双向调节，针行强刺激或平补平泻，头皮针用抽提法加导引，宜长留针；语言不利可选哑门、风府、脑户和头皮针额中线、额旁1线（右）等醒脑开窍，强刺激、不留针，额中线用抽提法配合语言训练，长留针；癫痫可选脊中、筋缩、身柱、大椎、风府、脑户、强间、前顶、神庭等，以止痫定痫，平补平泻，除头皮腧穴外均不留针；小儿惊痫可取囟会、大椎、神庭、百会等，中等刺激；小儿病久阳气受损，形气羸弱，腰脊四肢痿软，可取本经的百会、命门、（腰）阳关、悬枢、脊中、身柱等益气升阳、强脊壮腰，针用补法或灸法。

疏通华佗夹脊穴，同样可起到调整、疏通督脉的效果。上肢疾病可取胸椎1~3夹脊，下肢疾病可取腰椎1~5夹脊，胸椎疾患可取胸椎夹脊，中等刺激不留针，也可选取几组用电针治疗。除婴幼儿外，也可施用拔罐法。

疏通经络是针对经络不通而言。小儿经络不通，其因或有瘀阻，或有湿滞，或有痰结，或有寒凝或有风侵等，使小儿头面、躯干和四肢，或痛，或痿，或酸胀麻木、屈伸不利，针灸疏通经络的目的，就是调和气血，疏利枢机，舒筋通痹，祛邪补正，润养经脉。选穴时，可辨证取穴，如《素问·痿论》："治痿独取阳明。"取内关可开心窍，改善小儿语言不利等。也可根据"经脉所过，主治所及"的原理循经取穴，如冲阳是足阳明胃经原穴，足阳明绕行鼻眼、口部，故可治小儿面瘫。亦可根据腧穴的近治作用、远治作用和腧穴的双向良性调节作用及部分腧穴的特殊作用来选取，以期取得最佳的效果。如脑发育不良可取神庭、本神、四神聪、脑户、脑空等头部腧穴来醒脑开窍；取位于手腕的大陵可治小儿癫痫等。

在针灸方法上，婴幼儿宜浅刺不留针；后遗症可强刺激或用电针加拔罐，头皮针宜长留针配合导引，痉挛性瘫痪可用皮肤针叩刺劣势侧，虚者可用灸法。

八、制阳益阴法

刘完素提出的"小儿病者纯阳，热多冷少"和朱丹溪提出的小儿"阳常有余，阴常不足"是小儿疾病的基本特征。

"凡诊病施治，必须先审阴阳，乃为医道之纲领……医道虽繁，而可以一言蔽之者，曰阴阳而已。"（《景岳全书·传忠录上·阴阳》）阴阳失调是疾病的基本病机，阴阳偏盛偏衰和互损是疾病的基本表现形式，因此，恢复阴阳的协调平衡，是针灸治疗疾病的基本原则之一。

小儿体属纯阳，"阳常有余"致阳偏胜，阳胜之热为实热，针灸的治疗法则是"实则泻之"，泻其实热，损其有余，调整阴阳的偏盛偏衰和互损，恢复其协调平衡，即《素问·至真要大论》所说"谨察阴阳所在而调之，以平为期"之意。如急惊风是婴幼儿常见急证之一，乃婴童纯阳之体复感热邪，阳更偏盛而热化，高热、神昏、抽搐、颈项强直、牙关紧闭等险象环生，针宜急泻偏盛之阳。取大椎、十宣、太冲、合谷等清除实热，或用三棱针点刺耳背显露的静脉血管出血数滴泻热。小儿好发鹅口疮、口疮等疾，此属阳偏盛导致的实热证，宜取曲池、合谷点刺泻热，或就近取水沟、下关、颊车等穴点刺，耳穴埋籽取口、舌、心、脾等。

小儿"阴常不足"，多见肺阴虚、脾阴虚、肾阴虚，发热是其主要表现。其治疗法则是"虚则补之"，滋阴制阳，"壮水之主，以制阳光"。如慢惊风属肝肾阴虚、虚风内动者可取肾俞、肝俞、太溪、太冲等育阴潜阳，滋水涵木；小儿阴虚咳嗽，则宜取肺俞、太渊、心俞、膏肓俞、脾俞、太溪等，施以补法，并可耳穴埋籽肺、神门等；小儿阴虚便秘，补阴宜取脾俞、胃俞、大肠俞、上巨虚和耳穴直肠下段、皮质下、大肠等。因小儿"阳常有余，阴常不足"，患儿一旦邪去热退进入恢复期或痊愈后，往往还会留下阴虚之证，针灸同样应予滋阴益精，固本培元。

同时，由于"阳胜则阴病"，若在阳盛而出现阴虚时，应兼顾其不足，在"实则泻之"的同时配以太溪、复溜、肾俞、三阴交等滋阴的穴位，针用补法；若是以阴虚为主的阴阳两虚证，则当补阴为主，兼以补阳，取关元、志室、命门、神阙等，施以补法，或用温灸、贴敷等法。

|第二章|
针灸治疗儿科病证的处方规律

处方用穴是针灸获得疗效的基础，处方是否正确，用穴是否得当，直接关系到针灸临床的疗效优劣和取效的快慢。小儿针灸处方用穴有同于其他各科处方用穴的一般规律，但也有其自身的特点。

第一节　小儿针灸的处方特点

小儿针灸的处方特点，一是虽同样采取针灸方法治疗，但就针灸对象而言，是小儿，不是成人，小儿在体质状况、发病病种、病因病机及疗程疗效等，都与成人有别。二是治疗对象同是小儿，但就使用方法而言，是针灸，不是药物，针灸处方包括选穴、配穴和被选腧穴所采用的针灸方法、补泻方法、留针时间、疗程等。同时，针灸有侵入和不侵入小儿身体的多种不同方法可以采用，疗效有或无均会立竿见影，小儿对针灸疗法有怕痛、恐惧的心理等种种特点。

一、选穴少而精

取穴少而精，是小儿针灸处方的一大特点。小儿体禀纯阳，生机蓬勃，发育迅速，脏气清灵，针感反应强烈，能较快得气，易趋康复，因此，针灸取穴只需少而精，轻病即可痊愈，重病也能获效；同时，因为许多小儿疾病临床表现相对集中，主证突出，也为针灸处方选穴提供了少而精的基础和条件。如小儿多见的时行疾病，主证都有发热，因此，清热为处方第一选项，这时只要及时选取大椎、曲池、合谷等穴，就能很快退热，若有高热，可加十宣和相应井穴、耳尖等点刺放血，也能迅速得到控制，高热一退，病情就会缓解。

小儿"稚阴稚阳"，脏腑娇嫩，形气未充，不宜攻伐太过，针灸时取穴少而精，也是有效地避免伤及小儿正气、影响其生长发育的处方特色。

二、所选腧穴相对集中

小儿发病原因与成人相比较有其特异性，病因相对集中、明确、单纯，主要有外感六淫、疠气，饮食，神志内伤，胎产损伤及禀赋因素等。因此，其主要病种也相对集中单一，以外感、时行疾病，脾胃肠道疾病、神志疾病和胎产禀赋疾病等较为常见。而这几类主要疾病虽各有临床特点和传变规律，但同一疾病系统所表现的临床症状相似，故处方时所选腧穴也相对较为集中。如外感、时行疾病常选风门、大椎、列缺、尺泽、鱼际、太渊、合谷、曲池、风池等解表、止咳、平喘和泻热为主，脾胃肠道疾病则多选中脘、内关、足三里、天枢、阴陵泉、内庭等穴健脾消食、止呕止泻为主，而神志疾病多选水沟、内关、神庭、神门、大陵等醒脑开窍、养心安神为主等。所选腧穴相对集中，有利于临床时方便处方，方便执行，缩短操作时间，减轻儿童恐惧心理，提高依从性。

三、处方以四肢腧穴和耳穴、头穴为主

小儿针灸选穴，多选四肢腧穴为主，尤其是选十二经脉在四肢肘、膝关节以下的腧穴。一是作用广泛，因为"经脉所过，主治所及"，只要本经循行所及，头面五官、躯干、内脏等远隔部位的组织、器官、脏腑的病症都可治疗，有的甚至具有影响全身的作用。二是可选择性强，五输穴、原穴、络穴、下合穴、郄穴、八脉交会穴等有独特治疗效果的特定穴，都在四肢部位，可供选择的余地大。三是便于操作，因为小儿天生怕痛，对针灸心存恐惧，哭闹起来不能自制，不便操作，而四肢容易固定，腧穴容易定位，刺入深度容易掌握，远离患儿内脏，不构成任何威胁，故处方时更适宜于小儿的选择。

耳针和头皮针疗法属针灸微针系统，痛微效捷，适应证广，操作方便，无损伤小儿内脏、器官之虑，也不会发生折针、弯针等意外，只要消毒规范，相对安全，十分适宜于对小儿疾病的治疗，且容易被小儿接受，故在小儿针灸处方中，也较多应用。值得注意的是，囟门未闭的婴儿，不宜使用头皮针疗法，针刺时必须避开此处。

四、选择适应小儿特点的针灸方法

针灸是一种非药物疗法，它可分为侵入性和非侵入性两大类。侵入性的有毫针刺法、直接灸、电针、温针、火针、穴位埋线、皮内针、皮肤针、穴位注

射、三棱针等方法，所用针具要侵入小儿皮肤；非侵入性的有温灸、药物贴敷、穴位激光照射、红外线穴位照射、腧穴磁疗、拔火罐等疗法，所用的针灸方法不侵入皮肤。由于小儿形气未充，机体柔弱，肌肤薄嫩，尤其是躯干部分，内有五脏六腑，十分娇嫩，加上小儿对针灸心存恐惧、怕痛，哭闹起来不能自制，故操作起来会给术者带来很多困难，若有闪失，极易发生意外，可能会给小儿内脏造成伤害，因此，选择针灸疗法时，要适应小儿特点。一般四肢穴、头穴、耳穴采用侵入性和非侵入性的针灸方法，都相对安全；而躯干部位的腧穴，则尽量采用非侵入性的针灸方法，可防止意外发生。若必须在躯干部位腧穴采用侵入性的针灸方法，则须在处方中严格掌握刺入深度和各种方法的注意事项，并在操作时严格执行。

五、留针时间和疗程短

由于小儿疾病传变快，加上针灸效果立竿见影，故处方中制定疗程宜短不宜长，一要中病即止，二要随病情变化而及时调整处方用穴和补泻方法。针对小儿对针灸有怕痛、恐惧心理，制定处方时，毫针一般不留针，若有必要留针的话，留针时间也不宜过长，并要求有大人监护，以防折针、滞针、弯针、断针等意外发生。同时，执行处方时，务必要求取穴准、操作手法稳，以求达到处方所预期的疗效要求。

第二节　小儿针灸的选穴规律

一、对症定位，远近结合

小儿疾病，在明确病位以后，处方时一般针对其症状，以"远""近"结合的方法取穴。所谓远近结合，就是利用腧穴的近治作用和远治作用的基本规律来选取穴位。一切腧穴都有治疗该穴所在部位及邻近组织、器官局部病症的作用，这就是腧穴的近治作用，如奇恒之腑——脑，深藏于头部，主司精神活动，精神、意识、思维、记忆、语言、情志等都由脑主宰。当小儿意识、思维及情志方面出现异常、发生病变，我们就可以通过头部腧穴百会、神庭、四神聪、脑户、脑空等穴位进行治疗；又如小儿面神经麻痹，就可取患侧面颊的阳白、攒竹、四白、地仓、颊车等穴位进行治疗。

所谓远治作用，就是十四经穴不仅能治局部病症，还可以治疗本经循行所及的远隔部位的组织、器官、脏腑的病症，有的甚至具有影响全身的作用。如足少阴肾经之"井"涌泉穴在足底，可治足心热痛，同时，足少阴肾经循行于下肢内侧，贯脊属肾，络膀胱……循喉咙，挟舌本，故有治小便不利、咽痛、失音等功能，且可治疗小儿惊风、癫痫等全身性的疾患。

由此可见，小儿很多疾病对应明确的病位，不但可以就近取穴，而且可以远道取穴，都可以取得良好的效果，同时，为了提高疗效，缩短疗程，针灸临床中更多的是采取远近结合的取穴方法，如小儿腮腺炎，该病以耳下腮部肿胀疼痛为其主要特征，在针灸处方时，可同时选用小儿耳朵和腮部附近的颊车、翳风、角孙、耳和髎等穴，还可以选用绕耳而行的手、足少阳经在肘、膝以下的腧穴外关、关冲和侠溪、丘墟等。

二、辨证选穴，标本兼配

症状是疾病的病理反应，而不是疾病的本质，一种疾病可以出现多种症状，一个症状也可以出现在多种疾病之中，所以对错综复杂的症状应加以分析，这就是辨证。临床中，许多小儿病证，如发热、昏迷、抽搐、惊风、贫血、多动、抽动、发育不良等属全身性病证，因无法辨位，不能选择定位以远近结合的方法选穴，而必须根据病证的性质，按脏腑、经络的归属进行辨证分析，然后按经选穴。如小儿抽动障碍，若肝肾不足，元神失养，归肝肾二经，应以肝肾二经选穴为主；若心脾亏虚，血虚生风，归心脾二经，则在心脾二经选穴为主。又如小儿慢惊风，若土虚木乘，木旺化风，归肝脾二经，在足太阴和足厥阴二经选穴为主，以扶土抑木；若脾肾阳虚，阳气不运，归脾肾二经，则在足太阴和足少阴二经选穴为主，以温补脾肾，回阳救逆；若肝肾俱虚，阴虚风动，归肝肾二经，就在肝肾二经选穴为主，以滋水涵木，育阴潜阳。

同时，除了根据病证的性质，按脏腑、经络的归属进行辨证分析，按经选穴外，还应结合临床，辨证选经取穴。如上述小儿腮腺炎，除选经脉所过的手足少阳经外，因风温疫毒袭表，气血壅滞，当选手阳明大肠经穴合谷、商阳等解表散风，清热解毒；若邪毒内陷心肝，突现壮热、头痛、项强、惊厥，甚至昏迷，则当选水沟、内关、太冲、商阳、少商、曲池等多经的清热解毒穴和醒脑开窍穴治之，不可拘泥。

《素问·标本病传论》说："病有标本，刺有逆从，知标本者，万举万当，不知标本，是谓妄行。"标本含义广泛，在小儿针灸临床时，自当细加辨识。一般而言，正气为本，邪气为标；病因为本，症状为标；先病为本，后病为标；旧病为本，新病为标；缓证为本，急证为标。厘清标本后，即可根据病情的标本，在处方配穴时，按照"急则治其标，缓则治其本"的原则，缓急有序地配穴治疗，切不可自乱分寸。再以小儿腮腺炎为例，当温毒在表，腮部肿胀时，局部取穴、循经取穴都对，但邪毒内窜少阳表里经厥阴时，此足厥阴肝经循少腹络阴器，若邪毒蕴结不散，会致睾丸肿胀疼痛或少腹疼痛，这就成了后病，就应以后病为标，急治为要，选足厥阴肝经腧穴以清肝泻火，活络止痛；若患儿高热不退，烦躁不安，甚至神昏、嗜睡，反复抽搐，此乃邪陷心肝之险急重症，也是后病，当速用息风开窍之穴以治标救急。

当然，急则治标是在紧急情况下的一种权宜之计，而治本才是治病的根本目的。治其病因，症状可解，治其先病，后病可除。如胃阴不足引起的小儿厌食症，只需取胃俞养胃滋阴、生津润燥，足三里养胃行气，太溪滋阴降火治其本，胃燥既润，则水谷能进，厌食自除。小儿"稚阴稚阳"，"肺常不足""脾常不足""肾常虚""阴常虚"是其生理特点，也是很多小儿疾病的病因，辨证所求之本，值得临床重视。

临床上，还有标本俱急、标本俱缓的状况，这将不允许标本独治，也无分先治后治，而必须标本兼治。如小儿慢惊风，该病来势缓慢，或因急惊未愈，正虚邪恋，虚风内动；或因先天不足，后天失调，精、气俱虚，而致筋脉失养，风邪入络；或因暴吐暴泻等大病之后，津液受损，脾阳胃阴俱虚，木乘土虚，肝旺化风而致等，临床表现肢体拘挛、强直、抽搐等风动症状和形神疲惫、语言低怯、潮热虚烦等气阴亏虚症状俱见，治疗时就当标本兼顾，息风止痉和补益气血并用，才能收效。

三、常见对症腧穴和特殊效穴的选配

（一）常见对症腧穴

每种药物都有自己的药性、归经和功效，腧穴和药物一样，每个腧穴也有自己的穴性和功效，可供小儿针灸处方时选配。现将小儿临床常见症状的对症选穴举例如下。

发热：大椎、曲池、合谷、外关。

惊厥：水沟、承浆、合谷、太冲、筋缩、阳陵泉。

昏迷：水沟、十宣、十二井、涌泉。

虚脱：灸气海、关元、神阙、百会，针内关、足三里。

咳嗽：列缺、身柱、肺俞、太渊。

气喘：膻中、鱼际、定喘、肺俞、肾俞。

痰多：中脘、足三里、丰隆。

多汗：合谷、复溜。

盗汗：阴郄、后溪、照海。

失眠：百会、神门、神庭、太溪、三阴交、内关、心俞、肾俞。

抑郁：百会、印堂。

呕吐：内关、中脘、足三里。

黄疸：至阳、太冲、阳陵泉、足三里、阴陵泉。

泄泻：关元、天枢、足三里、上巨虚、下巨虚。

便秘：内关、支沟、天枢、足三里、大横。

腹胀：中脘、内关、公孙、足三里、上巨虚、下巨虚。

遗尿：关元、三阴交、肾俞、足三里。

皮肤瘙痒：血海、曲池、合谷、太冲、三阴交、风市。

目赤肿痛：印堂、耳尖、太阳（均点刺出血），攒竹、太冲、行间。

口臭：大陵、劳宫、合谷、内庭。

咽喉肿痛：少商、内关、合谷、鱼际。

失语：廉泉、合谷、哑门、内关、通里。

（二）特殊效穴

某些穴位是经历代医家长期临床实践观察，对于某种病证或某一症状具有特殊的作用的经验穴，有的是老穴发现了新作用，有的是新发现的特殊效穴，大都为经外奇穴。现举例供小儿临床针灸处方时选配。

四缝穴

定位：在手第2至第5指掌侧，近端指关节横纹中央，为手三阴经所过之处。

功效：消食化积，祛痰导滞；解热除烦，通畅百脉，调和脏腑。

主治：小儿疳证、厌食症、腹泻、夜游、消渴病、百日咳、哮喘等。

操作方法：皮肤局部消毒后，用三棱针或粗毫针针刺0.1~0.2寸，刺后挤出黄白色黏液，每日1次，直到针刺后不再有黄白色液体挤出为止。

出处：《医经小学》。

脐中四边穴

定位：腹中部，当脐中上、下、左、右各1寸处（包括脐上水分和脐下阴交穴）。

功效：调理肠胃，祛积滞，止泄泻。

主治：小儿泄泻，疳积虚实夹杂证。

操作方法：直刺0.2~0.5寸，或三棱针点刺出血，重则每日1次，轻则隔日1次。

出处：江苏省中医学校（现南京中医药大学）编《针灸学》。

发际穴

定位：头额部，前发际之中点处。

功效：定惊安神，疏风明目。

主治：小儿风痫。

操作方法：平刺，针尖向上透刺神庭或向下透刺印堂，针刺0.3~0.5寸，局部麻胀。

出处：《太平圣惠方》。

角孙

定位：手少阳三焦经。折耳郭向前，当耳尖直上入发际处。

功效：清热散风，消肿止痛。

主治：腮腺炎。

操作方法：平刺0.3~0.5寸，或三棱针点刺出血，或用灯火灸。

出处：

①李传兴，胡德华.灯火灸角孙穴治疗腮腺炎334例.湖北中医杂志.1988（6）：49.

②连维真.点刺角孙治痄腮.四川中医.1989（2）：45.

归来

定位：脐中下4寸，前正中线旁开2寸。

功效：活血化瘀，调经止痛。

主治：小儿腹股沟疝。

操作方法：直刺0.8~1.2寸。

出处：《针灸学报》。

悬命

定位：口腔内，上唇系带的中央。

功效：救逆安神。

主治：小儿惊痫。

操作方法：直刺0.1~0.2寸，或三棱针点刺出血或挑刺。

出处：《备急千金要方》。

耳尖

定位：在耳郭上方，折耳向前，耳郭上方的尖端处。

功效：泻热凉血，明目。

主治：小儿高热、急性结膜炎、睑腺炎。

操作方法：直刺0.1~0.2寸，或三棱针点刺挤压出血。

出处：《奇效良方》。

百虫窝

定位：屈膝，在大腿内侧，髌底内侧端3寸，即血海上1寸。

功效：活血祛风。

主治：小儿荨麻疹、风疹、皮肤瘙痒症、湿疹。

操作方法：直刺0.5~0.8寸。

出处：《针灸大成》。

大敦

定位：足大趾末节外侧，距趾甲角0.1寸。

功效：苏厥逆，清神志，调经和营。

主治：婴幼儿嵌顿疝。

操作方法：

①针刺，平补平泻，得气后加艾条灸，并辅以局部轻轻按摩，直至被嵌塞物还纳为止。

②用复方氯丙嗪穴位注射，两侧各注入0.05~0.1mL，同时配合手法复位。

出处：

①应浩.针灸大敦穴治疗嵌顿疝.中国针灸，1982，2（4）：34.

②李宗俊.穴位注射治疗婴幼儿嵌顿疝36例.上海针灸杂志，1992，11（1）：22.

第三章
针灸治疗儿科病证的常用腧穴定位

第一节 头颈部常用腧穴定位

头颈部常用腧穴定位见图3-1。

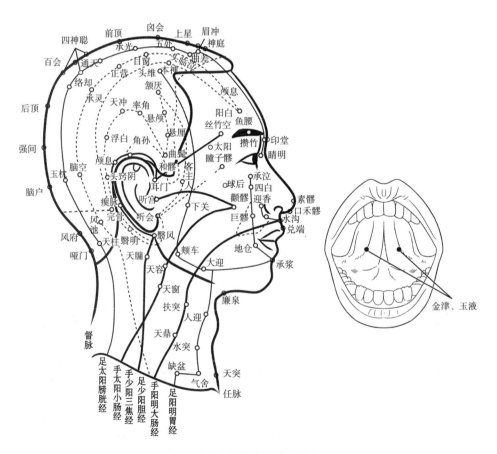

图3-1 头颈部常用腧穴定位

百会　督脉。头顶正中线与两耳尖连线交点处。

注：有报道称本穴对小儿惊厥、高热惊风、小儿遗尿、小儿脱肛等均有显著疗效。

四神聪　经外奇穴。当百会前后左右各1寸，共4个穴位。

注：有报道称本穴对病毒性脑炎后遗症、夜尿症有效。

上星　督脉。头部前正中线入发际1寸处。

正营　足少阳胆经。当前发际上1.5寸，头正中线旁开2.25寸。

五处　足太阳膀胱经。当前发际正中直上1寸，旁开1.5寸。

承光　足太阳膀胱经。当前发际正中直上2.5寸，旁开1.5寸。

通天　足太阳膀胱经。当前发际正中直上4寸，旁开1.5寸。

头窍阴　足少阳胆经。当耳后乳突的后上方，天冲与完骨的中1/3与下1/3交点处。

完骨　足少阳胆经。当耳后乳突的后下方凹陷处。

印堂　督脉。两眉毛内侧的正中间。

注：有报道称本穴对过敏性鼻炎、慢性鼻炎、小儿夜啼有显著疗效。

睛明　足太阳膀胱经。目内眦角稍上方凹陷处。

注：有报道称本穴对急性结膜炎、青少年近视、遗尿有效。学龄期前儿童不宜针刺。

攒竹　足太阳膀胱经。在眉毛内端，入眉毛约1分处。

阳白　足少阳胆经。眉上1寸，正对瞳孔直上。

太阳　经外奇穴。眉梢与目外眦之间，向后约一横指的凹陷处。

注：有报道称本穴对急性结膜炎、睑腺炎有效。

球后　经外奇穴。眶下缘外1/4与内3/4交界处。

注：学龄期前儿童不宜针刺。

瞳子髎　足少阳胆经。目外眦旁，当眶外侧缘处。

丝竹空　手少阳三焦经。在面部，当眉梢凹陷处。

鱼腰　经外奇穴。瞳孔直上，眉毛中。

承泣　足阳明胃经。瞳孔直下，眼球与眶下缘之间。

注：有报道称本穴治疗近视有较好疗效。学龄期前儿童不宜针刺。

四白　足阳明胃经。瞳孔直下，当眶下孔凹陷处。

巨髎　足阳明胃经。瞳孔直下，平鼻翼外缘处，当鼻唇沟外侧。

迎香　手阳明大肠经。在鼻翼外缘中点旁，当鼻唇沟中。

水沟 督脉。人中沟上1/3与下2/3交界处。

注：有报道称本穴对小儿高热惊厥疗法显著。

承浆 任脉。颏唇沟的正中凹陷处。

下关 足阳明胃经。耳前方，当颧弓与下颌切迹所形成的凹陷中。

注：有报道称本穴对过敏性鼻炎、慢性鼻炎有效。

颧髎 手太阳小肠经。目外眦直下，颧骨下缘凹陷处。

注：有报道称本穴对鼻旁窦炎、过敏性鼻炎、慢性鼻炎、上颌窦炎、萎缩性鼻炎等有效。

地仓 足阳明胃经。口角外侧旁0.4寸，上直瞳孔。

颊车 足阳明胃经。下颌角前上方约一横指，当咀嚼时咬肌隆起，按之凹陷处。

耳门 手少阳三焦经。耳屏上切迹的前方，下颌骨髁状突后缘，张口有凹陷处。

注：有报道称本穴对链霉素性耳聋有显著疗效。

听宫 手太阳小肠经。耳屏前，下颌骨髁状突的后方，张口呈凹陷处。

注：有报道称本穴用激光治疗仪照射对小儿耳聋有效。

听会 足少阳胆经。耳屏间切迹的前方，下颌骨髁状突的后缘，张口有凹陷处。

翳风 手少阳三焦经。耳垂后方，下颌骨与乳突之间凹陷处。

注：有报道称本穴对小儿腮腺炎疗效显著。

角孙 手少阳三焦经。折耳郭向前，当耳尖直上入发际处。

注：有报道称本穴治疗小儿腮腺炎用灯火灸、指压法、三棱针点刺出血、火柴点灸、穴位注射等多种方法均有效。

颅息 手少阳三焦经。当角孙与翳风之间，沿耳轮线的上、中1/3的交点处。

瘈脉 手少阳三焦经。耳后乳突中央，当角孙与翳风之间，沿耳轮线的中、下1/3的交点处。

翳明 经外奇穴。风池与翳风连线之中点。

风池 足少阳胆经。当枕骨之下，与风府相平，胸锁乳突肌与斜方肌上端之间凹陷处。

注：有报道称本穴对新生儿先天性斜颈、儿童肌性斜颈有效。

哑门 督脉。项后发际正中直上0.5寸，第1颈椎下。

注：有报道称本穴分别用针刺和穴位注射法治疗小儿智力低下均有效。

风府 督脉。当后发际正中直上1寸，枕外隆凸直下，两侧斜方肌之间凹陷处。

脑户 督脉。当后发际正中直上2.5寸，风府上1.5寸，枕外隆凸上缘凹陷处。

神庭 督脉。当前发际正中直上0.5寸。

素髎 督脉。在面部，当鼻尖的正中央。

廉泉 任脉。在颈部，当前正中线上，喉结上方，舌骨上缘凹陷处。

金津、玉液 经外奇穴。正坐张口，舌卷向后方，于舌面下，舌系带两旁之静脉上取穴。左称金津，右称玉液。

第二节　胸腹部常用腧穴定位

胸腹部常用腧穴定位见图3-2。

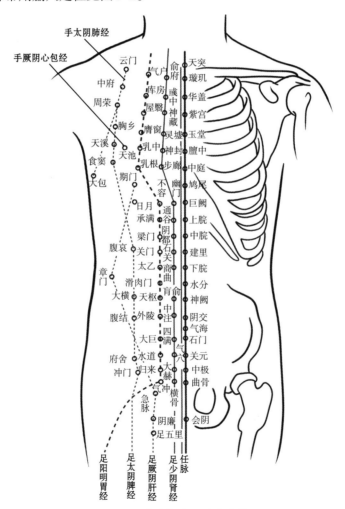

图3-2　胸腹部常用腧穴定位

天突 任脉。胸骨切迹上缘中央凹陷处。

注：有报道称本穴对百日咳、慢性咽喉炎、支气管哮喘、上呼吸道感染效果较好。本穴学龄前儿童不宜针刺。

膻中 任脉。前正中线上，平第4肋间，两乳头连线的中点。

注：有报道称本穴对支气管哮喘、支气管炎有较好疗效。

鸠尾 任脉。前正中线上，胸剑结合部下1寸。

中脘 任脉。前正中线上，当脐中上4寸。

气户 足阳明胃经。在胸部，当锁骨中点下缘，前正中线旁开4寸。

神阙 任脉。脐中央。

注：有报道称本穴对婴幼儿腹泻、泄泻、腹痛、荨麻疹有效。

水分 任脉。在上腹部，前正中线上，当脐中上1寸。

滑肉门 足阳明胃经。在腹中部，当脐中上1寸，距前正中线2寸。

四满 足少阴肾经。在下腹部，当脐中下2寸，前正中线旁开0.5寸。

中注 足少阴肾经。在下腹部，当脐中下1寸，前正中线旁开0.5寸。

商曲 足少阴肾经。在下腹部，当脐中上2寸，前正中线旁开0.5寸。

阴都 足少阴肾经。在下腹部，当脐中上4寸，前正中线旁开0.5寸。

梁门 足阳明胃经。脐中上4寸，前正中线旁开2寸。

天枢 足阳明胃经。脐中旁开2寸。

注：有报道称本穴对小儿腹泻、急性肠炎有较好疗效。

带脉 足少阳胆经。在侧腹部，章门下1.8寸，当第11肋骨游离端下方垂线与脐水平线的交点上。

章门 足厥阴肝经。在侧腹部，当第11肋游离端的下方。

期门 足厥阴肝经。在胸部，当乳头直下，第6肋间隙，前正中线旁开4寸。

气海 任脉。脐中下1.5寸。益气助阳，调理下焦。

关元 任脉。脐中下3寸。

注：有报道称本穴对小儿遗尿有显著疗效。

水道 足阳明胃经。脐中下3寸，前正中线旁开2寸。

归来 足阳明胃经。脐中下4寸，前正中线旁开2寸。

中极 任脉。脐中下4寸。

大横 足太阴脾经。脐旁4寸，腹直肌外缘。

注意：凡针刺下腹部穴位，应嘱患儿排空小便。

第三节　背腰部常用腧穴定位

背腰部常用腧穴定位见图3-3。

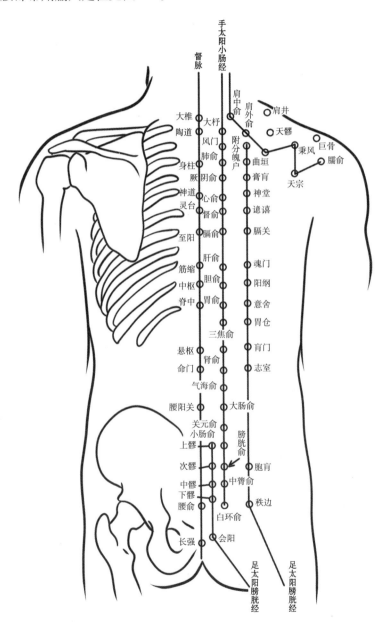

图3-3　背腰部常用腧穴定位

大椎 督脉。后正中线上，第7颈椎棘突下凹陷中。

注：有报道称本穴治疗小儿感冒发热、扁桃体炎、哮喘、荨麻疹、过敏性鼻炎、癫痫等均有显著疗效。

定喘 经外奇穴。大椎旁开0.5寸。

筋缩 督脉。后正中线上，第9胸椎棘突下凹陷中。

灵台 督脉。后正中线上，第6胸椎棘突下凹陷中。

神道 督脉。后正中线上，第5胸椎棘突下凹陷中。

身柱 督脉。后正中线上，第3胸椎棘突下凹陷中。

陶道 督脉。后正中线上，第1胸椎棘突下凹陷中。

肩井 足少阳胆经。前直乳中，大椎与肩峰端连线的中点上。

注：有报道称本穴治疗小儿斜颈、睑腺炎有效。

天宗 手太阳小肠经。肩胛冈中点与肩胛骨下角连线的上1/3与中1/3交点处。

大杼 足太阳膀胱经。第1胸椎棘突下，旁开1.5寸。

风门 足太阳膀胱经。第2胸椎棘突下，旁开1.5寸。

注：有报道称本穴治疗小儿风寒感冒、哮喘、遗尿及过敏性鼻炎、慢性鼻炎，效果满意。

肺俞 足太阳膀胱经。第3胸椎棘突下，旁开1.5寸。

注：有报道称本穴治疗小儿反复发热、过敏性鼻炎、肺炎、急慢性咳喘有显著疗效。

心俞 足太阳膀胱经。第5胸椎棘突下，旁开1.5寸。

膈俞 足太阳膀胱经。第7胸椎棘突下，旁开1.5寸。

注：有报道称本穴对荨麻疹、血小板减少性紫癜、糖尿病、头痛有效。

肝俞 足太阳膀胱经。第9胸椎棘突下，旁开1.5寸。

胆俞 足太阳膀胱经。第10胸椎棘突下，旁开1.5寸。

脾俞 足太阳膀胱经。第11胸椎棘突下，旁开1.5寸。

注：有报道称本穴对血小板减少性紫癜、糖尿病、高脂血症有效。

胃俞 足太阳膀胱经。第12胸椎棘突下，旁开1.5寸。

肾俞 足太阳膀胱经。第2腰椎棘突下，旁开1.5寸。

大肠俞 足太阳膀胱经。第4腰椎棘突下，旁开1.5寸。

小肠俞 足太阳膀胱经。骶正中嵴旁1.5寸，平第1骶后孔。

膏肓 足太阳膀胱经。第4胸椎棘突下，旁开3寸。

命门 督脉。第2腰椎棘突下凹陷中。

注：有报道称艾灸本穴可用于输液反应抢救。

长强 督脉。尾骨尖端下方，尾骨端与肛门连线的中点。

注：有报道称本穴对婴幼儿腹泻、肛裂、痔疮、遗尿、癫痫有良好效果。

腰奇 经外奇穴。在骶部，当尾骨端直上2寸，骶角之间凹陷中。

夹脊 经外奇穴。第1胸椎至第5腰椎棘突下两侧，后正中线旁开0.5寸，一侧17个穴位。

注：有报道称本穴对小儿厌食症、遗尿有效。

第四节 上肢部常用腧穴定位

上肢部常用腧穴定位见图3-4。

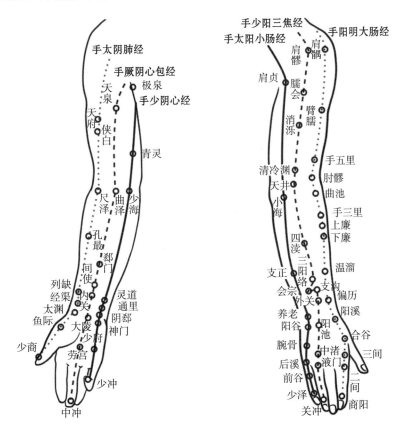

图3-4 上肢部常用腧穴定位

肩髃 手阳明大肠经。三角肌上，臂外展，或向前平伸时，当肩峰前下方凹陷处。

肩髎 手少阳三焦经。肩髃后方，当臂外展时，于肩峰后下方呈现凹陷处。

肩贞 手太阳小肠经。在肩关节后下方，臂内收时，腋后纹头上1寸（指寸）。

极泉 手少阴心经。上臂外展，在腋窝顶点，腋动脉搏动处。

曲池 手阳明大肠经。肘横纹外侧端，屈肘，当尺泽与肱骨外上髁连线中点。

尺泽 手太阴肺经。肘横纹中，肱二头肌肌腱桡侧凹陷处。

注：有报道称本穴对小儿百日咳、吐泻、急性扁桃体炎、支气管炎疗效较好。

孔最 手太阴肺经。前臂掌面桡侧，当尺泽与太渊连线上，腕横纹上7寸处。

支正 手太阳小肠经。在前臂背面尺侧，当阳谷与小海的连线上，腕背横纹上5寸。

支沟 手少阳三焦经。阳池与肘尖的连线上，腕背横纹上3寸，尺骨与桡骨之间。

外关 手少阳三焦经。阳池与肘尖的连线上，腕背横纹上2寸，尺骨与桡骨之间。

郄门 手厥阴心包经。曲池与大陵的连线上，腕横纹上5寸，掌长肌腱与桡侧腕屈肌腱之间。

间使 手厥阴心包经。曲池与大陵的连线上，腕横纹上3寸，掌长肌腱与桡侧腕屈肌腱之间。

偏历 手阳明大肠经。屈肘，在前臂背面桡侧，当阳溪与曲池连线上，腕横纹上3寸。

内关 手厥阴心包经。曲泽与大陵的连线上，腕横纹上2寸，掌长肌腱与桡侧腕屈肌腱之间。

列缺 手太阴肺经。前臂桡侧缘，桡骨茎突上方，腕横纹上1.5寸，桡肌与拇长展肌腱之间。

注：有报道称本穴对小儿遗尿、流行性腮腺炎、哮喘疗效满意。

阳池 手少阳三焦经。在腕横纹中，当指伸肌腱的尺侧缘凹陷处。

阳溪 手阳明大肠经。在腕横纹桡侧，手拇指向上翘起时，当拇长伸肌腱与拇短伸肌腱之间的凹陷中。

养老 手太阳小肠经。在前臂背面尺侧，当尺骨小头近端桡侧凹陷中。

通里 手少阴心经。在前臂掌侧，当尺侧腕屈肌腱的桡侧缘，腕横纹上1寸。

阴郄 手少阴心经。在前臂掌侧，当尺侧腕屈肌腱的桡侧缘，腕横纹上0.5寸。

神门 手少阴心经。腕掌侧横纹尺侧端，尺侧腕屈肌腱的桡侧凹陷处。

大陵 手厥阴心包经。在腕掌横纹的中点，当掌长肌腱与桡侧腕屈肌腱之间。

合谷 手阳明大肠经。第1、2掌骨之间，第2掌骨桡侧的中点。

鱼际 手太阴肺经。手拇指本节（第1掌指关节）后凹陷处，约当第1掌骨中点桡侧，赤白肉际处。

劳宫 手厥阴心包经。第2、3掌骨之间偏于第3掌骨，握拳屈指时中指尖处。

后溪 手太阳小肠经。微握拳，第5掌指关节后的远侧掌横纹头赤白肉际处。

注：有报道称本穴对小儿惊厥、荨麻疹、睑腺炎疗效较好。

液门 手少阳三焦经。手背第4、5指间，指蹼缘后方赤白肉际处。

中渚 手少阳三焦经。环指本节（掌指关节）的后方，手背第四、五掌骨间凹陷处。

少商 手太阴肺经。手拇指末节桡侧，距指甲角0.1寸。

注：有报道称本穴对小儿重症肺炎所致的高热惊厥、急性扁桃体炎、腮腺炎、睑腺炎，疗效显著。

商阳 手阳明大肠经。在手食指末节桡侧，距指甲角0.1寸。

少泽 手太阳小肠经。小指末节尺侧，距指甲角0.1寸。

注：有报道称本穴对小儿膈肌痉挛有效。

中冲 手厥阴心包经。在手中指末节尖端中央。

八邪 经外奇穴。微握拳，在手背侧，第1至第5指间，指蹼缘后方赤白肉际处，左右共8个穴位。

注：有报道称本穴对小儿咳喘、百日咳有效。

十宣 经外奇穴。仰掌，十指微屈。在手十指尖端，距指甲游离缘0.1寸，左右共10个穴位。

注：有报道称本穴对小儿惊风疗效较好。

四缝 经外奇穴。仰掌伸指。在第2至第5指掌侧，近端指关节的中央，一侧4个穴位。

注：有报道称本穴对小儿哮喘、百日咳、小儿厌食、小儿疳积、小儿腹泻、夜游症、小儿消渴病、皮肤瘙痒、惊证，疗效较好。

第五节 下肢部常用腧穴定位

下肢部常用腧穴定位见图3–5。

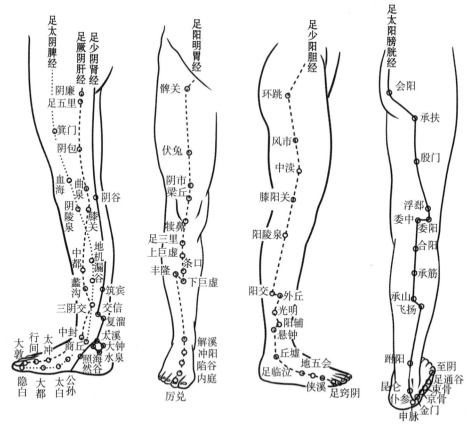

图3–5 下肢部常用腧穴定位

环跳 足少阳胆经。侧卧，伸直下面腿，屈上腿呈90°，臀部股骨大转子最高点与臀裂上端连线的外1/3与内2/3交点处。

秩边 足太阳膀胱经。在臀部，平第4骶后孔，骶正中嵴旁开3寸。

殷门 足太阳膀胱经。在大腿后面，臀下横纹的中点。

委中 足太阳膀胱经。在腘窝横纹中点，当股二头肌腱与半腱肌腱的中间。

承山 足太阳膀胱经。在小腿后面正中，委中与昆仑之间，当伸直小腿或足跟上提时，腓肠肌肌腹下出现尖角凹陷处。

风市 足少阳胆经。在大腿外侧中线上，腘横纹上9寸。或直立时两手下垂，中指尖处。

伏兔 足阳明胃经。在大腿前面，当髂前上棘与髌底外侧端的连线上，髌底上6寸。

梁丘 足阳明胃经。屈膝，在大腿前面，当髂前上棘与髌底外侧端的连线上，髌底上2寸。

犊鼻 足阳明胃经。屈膝，在膝部，髌骨与髌韧带外侧凹陷中。

阳陵泉 足少阳胆经。在小腿外侧，腓骨小头前下方凹陷处。

足三里 足阳明胃经。在小腿前外侧，当犊鼻下3寸，距胫骨前缘一横指（中指）。

阑尾 经外奇穴。在小腿前侧上部，当犊鼻下5寸，胫骨前缘旁开一横指。

上巨虚 足阳明胃经。在小腿前外侧，当犊鼻下6寸，距胫骨前缘一横指（中指）。

下巨虚 足阳明胃经。在小腿前外侧，当犊鼻下9寸，距胫骨前缘一横指（中指）。

丰隆 足阳明胃经。在小腿前外侧，当外踝尖上8寸，条口外，距胫骨前缘二横指（中指）。

光明 足少阳胆经。在小腿外侧，外踝尖上5寸，腓骨前缘。

丘墟 足少阳胆经。在足外踝的前下方，当趾伸肌腱的外侧凹陷处。

阴陵泉 足太阴脾经。在小腿内侧，胫骨内侧髁后下方凹陷处。

曲泉 足厥阴肝经。在膝内侧，屈膝，当膝关节内侧面横纹内侧端，胫骨内侧髁的后缘，半腱肌、半膜肌止端的前缘凹陷处。

蠡沟 足厥阴肝经。在小腿内侧，当足内踝尖上5寸，胫骨内侧面的中央。

三阴交 足太阴脾经。在小腿内侧，足内踝尖直上3寸，胫骨内侧缘后方。

复溜 足少阴肾经。在小腿内侧，太溪直上2寸，跟腱的前方。

太溪 足少阴肾经。在足内侧，内踝后方，当内踝尖与跟腱之间的凹陷处。

照海 足少阴肾经。在足内侧，内踝尖下方凹陷处。

昆仑 足太阳膀胱经。在足部外踝后方，当外踝与跟腱之间凹陷处。

解溪 足阳明胃经。在足背与小腿交界处的横纹中央凹陷处，当拇长伸肌腱与趾长伸肌腱之间。

足临泣 足少阳胆经。在足背外侧，当第4跖趾关节的后方，小趾伸肌腱的外侧凹陷处。

侠溪 足少阳胆经。在足背外侧，当第4、5趾间，趾蹼缘后方赤白肉际处。

太冲 足厥阴肝经。在足背侧，当第1跖骨间隙的后方凹陷处。

行间 足厥阴肝经。在足背侧，当第1、2趾间，趾蹼缘的后方赤白肉际处。

大敦 足厥阴肝经。在足大趾末节外侧，距趾甲角0.1寸。

内庭 足阳明胃经。在足背，当第2、3趾间，趾蹼缘后方赤白肉际处。

注：有报道称对小儿吐乳疗效显著。

悬钟 足少阳胆经。在小腿外侧，外踝尖上3寸，腓骨前缘。

注：有报道称本穴为治疗贫血常用穴。

公孙 足太阴脾经。在足内侧缘，第1跖骨基底部的前下方。

太白 足太阴脾经。在足内侧缘，当第1跖趾关节后下方赤白肉际凹陷处。

大都 足太阴脾经。在足内侧缘，当第1跖趾关节前下方赤白肉际凹陷处。

隐白 足太阴脾经。在足大趾末节内侧，距趾甲角0.1寸。

涌泉 足少阴肾经。在足底部，卷足时足前部凹陷处，约当足底2、3趾趾缝纹头端与足跟连线的前1/3与后2/3交界处。

注：有报道称本穴对小儿高热惊厥、小儿呕吐、小儿夜啼、口疮、口腔溃疡有显著疗效。

八风 经外奇穴。在足背侧，第1至第5趾间，趾蹼缘后方赤白肉际处，一足4穴，双足共8个穴位。

第六节　常用耳穴定位及主治

常用耳穴定位见图3-6。

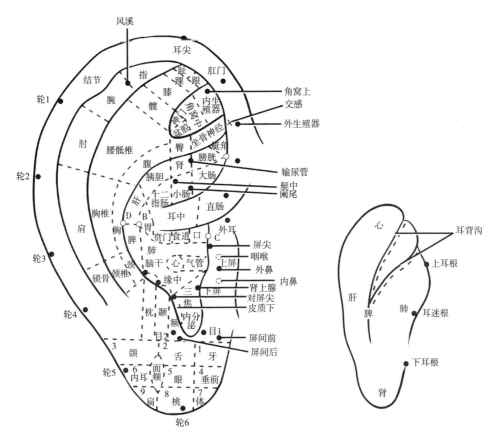

图3-6 常用耳穴定位

一、耳轮穴位

耳尖 在耳郭向前对折的上部尖端处。主治发热、高血压、神经衰弱、头痛、睑腺炎、急性结膜炎、风疹等。

直肠 在耳轮脚棘前上方的耳轮处。主治便秘、腹泻、脱肛、痔疮等。

肝阳 在耳轮结节处。主治肝气郁结、肝阳上亢。

二、耳舟穴位

指 在耳舟上方处。主治腕部疼痛。

腕 在指区的下方处。主治腕部疼痛。

风溪 在耳轮结节前方，指区与腕区之间。主治荨麻疹、皮肤瘙痒、过敏性鼻炎、哮喘。

肘　在腕区的下方处。主治肘部疼痛。

肩　在肘区的下方处。主治肩部疼痛。

三、对耳轮穴位

踝　在对耳轮上脚的内上角。主治踝关节扭伤。

膝　在对耳轮上脚中1/3处。主治膝关节疼痛。

髋　在对耳轮上脚下1/3处。主治髋关节疼痛、腰骶部疼痛。

交感　在对耳轮下脚末端与耳轮内缘相交处。主治消化、循环系统功能失调，自主神经功能紊乱，急惊风，哮喘。

腹　在对耳轮体前部上2/5处。主治腹痛、腹胀、腹泻、急性腰扭伤。

腰骶椎　在对耳轮体部上2/5处。主治腰骶部疼痛。

四、三角窝穴位

神门　在三角窝内，对耳轮上脚的下、中1/3交界处。主治失眠、多梦、痛证、咳嗽、哮喘、眩晕、戒断综合征、神经衰弱、高血压等。

五、耳屏穴位

肾上腺　耳屏前方有2个隆起的尖端，下面一个即是。如耳屏呈单峰状，则在其下缘稍偏外侧。主治各种炎症、腮腺炎、间日疟、低血压、昏厥、过敏性休克、过敏性皮炎、咳嗽、哮喘、咽炎、急性结膜炎等。

内鼻　在耳屏内侧面下1/2处，肾上腺穴的内侧。主治鼻炎、鼻衄、感冒等。

外鼻　在耳屏外侧面中部。主治鼻疖、鼻部痤疮、鼻炎等。

屏尖　在耳屏游离缘上部尖端。主治发热、牙痛、腮腺炎、咽炎、扁桃体炎、结膜炎。

咽喉　在耳屏内侧面上1/2处。主治咽喉肿痛、声音嘶哑、失语、慢支哮喘等。

屏间前　在屏间切迹前方，耳屏最下部。主治眼病。

六、对耳屏穴位

脑干　在轮屏切迹正中处。主治脑膜刺激征、癫痫、精神分裂症及低热等。

缘中（曾用名：脑点） 在对耳屏游离缘上，对屏尖与轮屏切迹之中点处。主治遗尿、烦躁不安、智能发育不全、角弓反张、内耳眩晕症等。

枕 在对耳屏外侧面的后上方，缘中穴前下方，对耳屏软骨边缘处。主治头痛、头晕、哮喘、癫痫、面肌抽搐、神经衰弱、屈光不正等。

额（曾用名：晕点） 部位在对耳屏外侧面的前下方，对耳屏软骨边缘，同皮质下穴相对。主治额窦炎、头痛、头晕、失眠、多梦等。

皮质下（曾用名：兴奋点、卵巢、睾丸） 在对耳屏内侧面。主治神经症、精神分裂症、癔症、失眠、多梦、炎症、痛证等。

屏间后 在屏间切迹后方，对耳屏前下部。主治眼病。

对屏尖 在对耳屏游离缘的尖端。主治哮喘、腮腺炎、皮肤瘙痒、睾丸炎等。

七、耳甲穴位

口 在耳轮脚下缘前1/3处，外耳道口的外上方。主治口腔溃疡、牙周炎、舌炎、面瘫、戒断综合征、疲劳等。

食道 在耳轮脚下方中1/3处。主治食管炎、食管痉挛。

贲门 在耳轮脚下方后1/3处。主治贲门痉挛、神经性呕吐。

胃（曾用名：幽门、下垂点） 在耳轮脚消失处。若耳轮脚延伸至对耳轮不消失，则取从外耳道口上方之耳轮脚部位至对耳轮内缘之间的外2/3处。主治胃痛、食欲不振、消化不良、恶心呕吐、前额痛、癫痫、癔症、精神分裂症、失眠等。

十二指肠 在耳轮脚上方后部。主治十二指肠球部溃疡、胆囊炎、腹胀、腹泻、腹痛等。

小肠 在耳轮脚上方中部。主治消化不良、腹痛、心动过速、心律不齐等。

大肠 在耳轮脚上方前部。主治腹泻、便秘、痢疾、咳嗽、痤疮。

膀胱 在对耳轮下脚下方中部。主治膀胱炎、遗尿、腰痛、坐骨神经痛、后头痛。

肾 在对耳轮上、下脚分叉处下方的耳甲艇部。主治慢性虚弱性疾病、泌尿系统疾患、头昏、头痛、失眠多梦、耳聋耳鸣、神经衰弱等。

胰胆 在耳甲艇后上部，肝和肾区之间。主治胆囊炎、胆道蛔虫病、带状疱疹、中耳炎、听力减退、口苦、胁痛。

肝 在胃穴的外上方，耳甲艇后下方。主治胁痛、眩晕、神经官能症、抽搐、多动、癫狂、肝病、眼疾等。

脾 在耳甲腔的后上方。主治食欲不振、腹胀、腹泻、便秘、癫狂、出血性疾病等。

心 在耳甲腔正中凹陷处。主治神经衰弱、癫、狂、癔症、失眠、多梦、多汗、盗汗、心悸、气短等。

气管 在心区与外耳门之间。主治咳嗽、气喘、急慢性咽喉炎。

肺 心、气管处的周围。主治咳喘、胸闷、声音嘶哑、皮肤瘙痒、荨麻疹、便秘、自汗盗汗、鼻炎。

三焦 在外耳门后下方，肺与内分泌区之间。主治便秘、腹胀、水肿、耳鸣、耳聋、糖尿病。

内分泌 在屏间切迹内，耳甲腔的前下部。主治过敏性疾病、痤疮、疟疾、糖尿病等。

八、耳垂穴位

眼 在耳垂正面中央部。主治假性近视、目赤肿痛、迎风流泪。

扁桃体 在耳垂正面下部，即耳垂7、8、9区。主治扁桃体炎、咽炎。

舌 在耳垂正面前上部，即耳垂1区。主治舌炎、口腔炎。

内耳 在耳垂正面后中部，即耳垂6区。主治内耳眩晕症、耳鸣、听力减退。

面颊 在耳垂正面，眼区与内耳之间。主治周围性面瘫、三叉神经痛、痤疮、扁平疣。

第七节　常用头穴国际标准线定位及主治

一、额区

额区常用头穴国际标准线定位见图3-7。

额中线 在额部正中发际内，自发际上0.5寸，即神庭穴起，沿经向下1寸的直线。属督脉。主治神志病，头、鼻、舌、咽喉病等。

额旁1线 在额部额中线的外侧，直对眼内角，自发际上0.5寸，即眉冲穴起，沿经向下1寸的直线。属足太阳膀胱经。主治肺、支气管、心等上焦病证。

额旁2线 在额部额旁1线的外侧，直对瞳孔，自发际上0.5寸，即头临泣穴起，沿经向下1寸的直线。属足少阳胆经。主治脾、胃、肝、胆、胰等中焦病证。

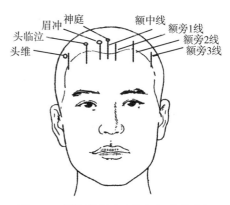

图3-7 额区常用头穴国际标准线定位

额旁3线 在额部，额旁2线的外侧，直对眼外角，即在本神穴与头维穴之间，头维穴内侧0.75寸、发际上0.5寸的点起，向下1寸的直线。属足少阳胆经和足阳明胃经。主治肾、膀胱、泌尿生殖系统等下焦病证。

二、顶区

顶区常用头穴国际标准线定位见图3-8。

顶中线 在头顶部正中线，自百会穴至前顶穴。属督脉。主治腰、腿、足病，如瘫痪、麻木、疼痛，以及皮层性多尿、脱肛、小儿遗尿、高血压、头顶痛等。

顶颞前斜线 在头顶部侧面，即自头顶部前神聪穴（百会穴前1寸）至颞部悬厘穴的斜线。此线斜穿督脉、足太阳膀胱经、

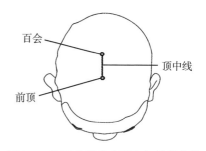

图3-8 顶区常用头穴国际标准线定位

足少阳胆经。可将全线分为5等份，上1/5主治对侧下肢和躯干瘫痪，中2/5主治上肢瘫痪，下2/5主治中枢性面瘫、运动性失语、流涎、脑动脉粥样硬化等。

顶颞后斜线 在头顶部侧面，即自头顶部百会穴至颞部曲鬓穴的斜线。此线斜穿督脉、足太阳膀胱经、足少阳胆经。可将全线分为5等份，上1/5主治对侧下肢和躯干感觉异常，中2/5主治对侧上肢感觉异常，下2/5主治头面部感觉异常。

顶旁1线 在头顶部，顶中线外侧，两线相距1.5寸，即自承光穴起沿经往后引一直线，长1.5寸。属足太阳膀胱经。主治腰、腿、足病证，如下肢瘫痪、

麻木、疼痛等。

顶旁2线 在头顶部，顶旁1线外侧，两线相距0.75寸，即自正营穴起沿经往后引一直线，长1.5寸。属足少阳胆经。主治肩、臂、手病证，如上肢瘫痪、麻木、疼痛等。

三、颞区

颞区常用头穴国际标准线定位见图3-9、图3-10。

颞前线 在头部侧面，颞部两鬓内，即自颔厌穴至悬厘穴连一直线。属足少阳胆经。主治偏头痛、运动性失语、周围性面神经麻痹和口腔疾病等。

颞后线 在头部侧面，颞部耳尖直上方，即自率谷穴至曲鬓穴连一直线。属足少阳胆经。主治偏头痛、眩晕、耳聋、耳鸣等。

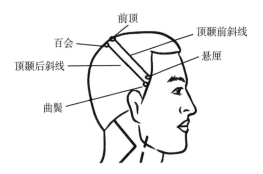

图3-9 颞区常用头穴国际标准线定位1

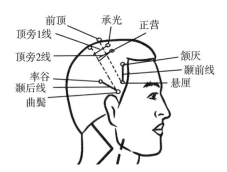

图3-10 颞区常用头穴国际标准线定位2

四、枕区

枕区常用头穴国际标准线定位见图3-11。

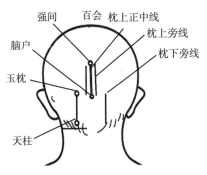

图3-11 枕区常用头穴国际标准线定位

枕上正中线 在枕部，为枕外粗隆上方正中的垂直线，即自强间穴至脑户穴。属督脉。主治眼病、腰脊痛等。

枕上旁线 在枕部，与枕上正中线平行，往外旁开0.5寸。属足太阳膀胱经。主治皮层性视力障碍、白内障、近视等眼病，腰肌劳损等。

枕下旁线 在枕部。为枕外粗隆下方两侧各2寸长的垂直线，即自玉枕穴向下引一直线，止于天柱穴。属足太阳膀胱经。主治小脑疾病引起的平衡障碍症状，后头痛等。

第八节 腕踝针的定位及主治

腕踝针共有12个刺激点，6个在腕部，6个在踝部。以下定位及主治仅限本书引用的穴位。

一、腕部

腕部常用腕踝针穴位定位见图3-12。

上1~上6位于腕横纹上2寸（相当于内关穴与外关穴）位置上，环绕腕部一圈处，从腕部掌侧面的尺侧转到腕背部尺侧。内侧面从尺骨到桡骨方向依次划分为1区、2区、3区；外侧面从桡骨到尺骨方向依次划分为4区、5区、6区。

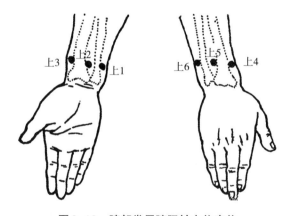

图3-12 腕部常用腕踝针穴位定位

上1 在小指侧的尺骨缘与尺侧腕屈肌腱之间。主治前额部头痛、眼病、鼻病、三叉神经痛、面肿、前牙痛、流涎、咽炎、气管炎、恶心、呕吐、心脏病、高血压、眩晕、盗汗、寒战、失眠、癔症、荨麻疹、皮肤瘙痒症等。

上2 在腕掌侧面的中央，掌长肌腱与桡侧腕屈肌腱之间。即内关穴部位。主治颞前部痛、后牙痛、腮腺炎、颌下肿痛、胸痛、胸闷、回乳、哮喘、手掌心痛、指端麻木等。

上3　在桡动脉与桡骨缘之间。主治面颊、侧胸及左上肢、右上肢3区内的病症，如偏头痛、牙痛、耳鸣、肩关节疼痛、高血压、侧胸痛、拇指和食指扭挫伤等。

上4　手心向内，在拇指侧的桡骨内外缘之间。主治头顶痛、耳痛、耳鸣、耳聋、下颌关节功能紊乱、肩周炎（肩关节前部痛）、胸痛。

上5　腕背面的中央，即外关节的部位。主治颞后部痛、落枕、肩痛、肩周炎（肩关节外侧部痛）、上肢感觉障碍（麻木、过敏）、上肢运动障碍（瘫痪、肢颤、指颤、舞蹈症）、肘关节痛、腕和指关节痛、手部冻疮等。

上6　在距小指侧尺骨缘1cm处。主治后头部、脊柱颈胸段及左上肢、右上肢6区内的病症。如后头痛、颈项强痛、落枕、胸背痛、腕关节肿痛、小指麻木不仁等。

二、踝部

踝部常用腕踝针穴位定位见图3-13。

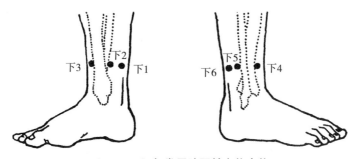

图3-13　踝部常用腕踝针穴位定位

下1~下6共6个刺激点位于内、外踝最高处上3寸（相当于悬钟穴与三阴交穴）位置上，环绕踝部一圈处，从跟腱内侧起向前转到外侧跟腱。内侧面从足跟到足趾方向依次划分为1区、2区、3区；外侧面从足趾到足跟方向依次划分为4区、5区、6区。

下1　靠跟腱内缘。主治上腹部胀痛、脐周围痛、急性肠炎、痛经、白带多、遗尿、阴部瘙痒症、足跟痛等。

下2　在内侧面中央，靠胫骨后缘。主治肝区痛、少腹痛、过敏性肠炎等。

下3　胫骨前嵴向内1cm处。主治膝关节（内缘）痛等。

下4　胫骨前缘与腓骨前缘的中点。主治股四头肌酸痛、膝关节痛、下肢感觉障碍（麻木、过敏）、下肢运动障碍（瘫痪、肢颤、舞蹈病）、趾关节痛等。

下5 在外侧面中央，靠腓骨后缘。主治腰痛、坐骨神经痛、膝关节痛、踝关节扭伤等。

下6 靠跟腱外缘。主治急性腰扭伤、腰肌劳损、痔疮、骶髂关节痛、坐骨神经痛、腓肠肌痛、脚前掌痛等。

第四章
儿科病证的刺法灸法特色

人天生怕痛，小儿尤甚。故在选用小儿针法灸法时，应尽量考虑安全、从简、轻巧、快捷、痛微（最好无痛），甚而舒适的方法为要。

第一节　毫针毛刺法和半刺法

毫针是临床应用最为广泛的一种针具，适用于全身穴位。除毫针的基本操作技术外，毫针毛刺法和半刺法特别适宜于小儿针灸，其操作方法介绍如下。

一、毛刺法

针具选用0.20mm×0.25mm的毫针，针刺深度为浅刺2~3分，以针尖刚刺入表皮、针体悬垂于体表而不脱落为度。临床用于多种慢性病和皮肤病，如面瘫、近视、肋间神经痛、胃肠疾病、神经性皮炎、皮肤瘙痒症、局部麻木不仁（浮痹）等，尤其适合于婴幼儿。局部皮肤有溃疡或损伤者不宜使用；不宜用力过重，刺破皮肤，引起出血。

二、半刺法

因其刺仅及皮且迅速出针，故名半刺。针具选用32号0.5~1寸针，针刺深度为患儿同身寸之0.5分或1分，浅刺后迅速出针，不予留针，刺激量宜小，手法宜轻。临床多用于治疗与肺脏有关的感冒、咳嗽、痰喘等疾患，宣泄在表之邪，亦可治疗腹泻、小儿脑性瘫痪、面神经麻痹、眼肌麻痹、突发性耳聋、遗尿、湿疹、荨麻疹、流行性腮腺炎、扁桃体炎等疾病。

三、毫针刺法注意事项

（1）小儿针刺不易与医者配合，针前尽量做好患儿的思想工作，以配合治疗；对于不能配合的患儿，请医护人员和家长协助固定。

（2）医者必须掌握较为熟练的针刺技术，尽量缩短针刺时间，减轻患儿的痛苦。

（3）严格掌握针刺角度和深度，小儿不宜深刺，尤其是胸背部有重要脏器的穴位；囟门未闭头顶穴位禁针。

（4）小儿多惧针，针刺过程常哭闹，对得气感觉不能描述或描述失真，医者需仔细感知手下针感，切勿强求得气而针刺过深，刺伤血管肌肉组织。

（5）少数患儿因初诊心理紧张，或低血糖状态，出现晕针情况的，应立即退去所有针，仰卧躺平，饮温开水，充分休息，症状完全消失后方可离开诊室。

（6）一般不留针，对于在头部腧穴等留针时间长的患儿，出针时务必清点核对针数，以免发生意外误伤。

（7）出针时如遇滞针，用手指在附近部位按压，或在邻近部位再刺一针，消除肌肉痉挛，不可强力硬拔。

第二节　灸　法

灸法是用艾绒或药物为主要灸材，点燃后放置腧穴或病变部位，进行烧灼和熏烫，借其温热刺激及药物作用温通气血、扶正祛邪，以防治疾病的一种方法。《灵枢·官能》载："针所不为，灸之所宜。"可见灸法是针灸治疗的另一重要方面，其适应范围一般以虚证、寒证和阴证为主。多数小儿惧针，针刺治疗不易取得其配合，而灸法无痛且舒适，尤其适合小儿。

一、艾炷灸

艾炷灸就是将艾绒制成大小不等的圆锥艾炷，置于穴位上点燃施灸。每燃尽一个艾炷，则称一壮。制作艾炷的方法，一般用手捻，将艾绒搓紧，捻成上尖下大的圆锥状。如搓成如蚕豆大者为大艾炷，常用于隔物灸；如黄豆大或杏核大者为中炷，常用于无瘢痕灸；如麦粒大者为小炷，常用于瘢痕灸（麦粒灸）。现介绍小儿针灸临床中的几种常用灸法。

1.无瘢痕灸　主要是麦粒灸。具体操作方法：将艾炷做成麦粒大小，选好穴位，以75%酒精消毒，在穴位上涂敷大蒜液或凡士林，使艾炷黏附，用线香或火柴点燃，使之均匀向下燃烧，当患儿感到烫或哭闹时即用镊子将艾炷夹去。

麦粒灸以局部发生红晕不起泡为度，小儿灸量以1~3壮为宜。此法灼痛时间短，患儿易于接受，适用于气血两虚、小儿发育不良及虚寒性轻证，或哮喘、支气管炎等慢性疾病的防治。

2.隔物灸 又称"间接灸"，就是用药物将艾炷与施灸穴位皮肤隔开，常用的药物有生姜、大蒜、葱、附子、盐等。

（1）隔姜灸：将鲜生姜切成厚约0.3cm的片状，用针扎数个孔，置于施灸腧穴上，在姜片中心放点燃后的大、中艾炷施灸。此法具有解表散寒、温中止呕的功效，临床常用于感冒、呕吐、腹泻、腹痛等属外感风寒湿者。

（2）隔蒜灸：将鲜大蒜切成厚约0.3cm的薄片，用针扎数个孔，放在施灸穴位上，大、中艾炷点燃放在蒜片中心施灸。每施灸3~4壮后换去蒜片，继续灸治。或将新鲜大蒜捣成蒜泥，置于施灸处，在蒜泥上铺上艾绒或艾炷，点燃施灸。此法具有消肿散结止痛的功效，临床常用于痈、疽、疮、疖、疣及腹中积块等。

（3）隔盐灸：将纯净干燥食盐纳入脐中，填充脐孔，上置艾炷施灸。小儿皮肤娇嫩，可在食盐上放置姜片施灸，避免食盐受热爆烫皮肤。此法具有回阳救逆的功效，临床常用于急性腹痛、吐泻、痢疾、脱证等。

二、艾条灸

可用市售艾条施灸。

1.温和灸 将艾条一端点燃，对准施灸部位，距皮肤2~3cm，至皮肤稍呈红晕为度。对于昏厥或局部知觉减退的小儿，医者可将食、中两指，置于施灸部位两侧，这样可通过医者手指的感觉来测知患儿局部受热程度，以便随时调节施灸距离，掌握施灸时间，防止烫伤。临床适用于一切灸法主治病证，还常用于保健。

2.雀啄灸 施灸时，将点燃的一端与施灸部位的皮肤并不固定在一定距离，而是像鸟雀啄食一样，一上一下活动施灸。另外也可以均匀地上、下或左右方向移动或反复旋转施灸。一般每穴灸3~5分钟，医者用手指感知施灸局部皮肤温度，防止烧伤皮肤。多用于感冒、哮喘、遗尿、胎位不正等病证。

三、温针灸

温针灸是针刺与艾灸相结合的一种方法，适用于既需要留针，又须施灸的疾病。操作方法：在针刺得气后，将毫针留在适当的深度，在针柄上捏一小团艾绒点燃施灸，或在针柄上穿置一段长1~2cm艾条施灸，直到艾绒或艾条烧完为止，使热力通过针身传入体内，达到治疗目的。此法适用于大多数小儿虚寒性病证。

四、灯火灸

清代陈复正《幼幼集成》认为灯火灸为"幼科第一捷法"。指用灯心草蘸植物油点火后在穴位上直接点灼的灸法。操作方法是：选择烧灼穴位，用龙胆紫药水或有色水笔做标记，将灯心草剪成2~3cm的小段，用镊子或者止血钳夹住灯心草，蘸取适量麻油。点燃灯心草一端，迅速敏捷地向选定穴位或部位点灸烧灼，常可听到"啪"的一声，迅速离开。无如此声，当即重复一次。一般每次每穴1~2次即可。主治腮腺炎、急性扁桃体炎、小儿惊风、抽搐等病证。

五、注意事项

（1）施灸前做好解释工作，消除患儿恐惧心理。

（2）高热、神昏、抽搐、极度虚弱者禁灸，囟门未闭的小儿一般不灸头顶部穴位。

（3）施灸过程医者需集中注意力，随时感知灸火温度，防止温度过高烫伤皮肤，防止灸火掉落烧坏衣物、被褥等。

（4）晕灸现象极少出现，如遇晕灸，处理方法同晕针。

第三节　拔罐法

拔罐法安全无痛，操作简单，可用于治疗大多数小儿疾病。

玻璃罐和竹罐多用95%酒精点燃后在罐内燃尽空气，迅速将罐扣在应拔的部位上即可吸住，是常用的拔罐方法，近年又有透明塑料抽气罐，吸拔在穴位或疼痛部位，使用比较方便。

小儿拔罐一般留罐3~5分钟，待拔罐范围部位的皮肤充血出现瘀血时，将罐取下，时间不宜过长，以免起泡；婴幼儿一般不宜。

附：刺络拔罐法

刺络拔罐法是一种将针刺和拔罐相结合的方法。即在应拔罐部位的皮肤消毒后，先用三棱针点刺出血或用皮肤针叩刺，然后将点燃的火罐吸拔于点刺的部位上，使之出血，以加强刺血（刺络）治疗的作用。一般针后拔罐留置3~5分钟，亦可稍长，然后将罐起下，擦净血迹。临床上常用于小儿发热、感冒、咳嗽等急性病及外感表实证。

第四节　头皮针抽提法

头皮针抽提法是笔者总结提炼出来的一种行针手法，它采用《头皮针穴名国际标准化方案》的治疗线，其操作手法是：在针尖刺入帽状腱膜下层后，使毫针与头皮呈15°~30°角，在腱膜下层进入皮肤0.5~1寸（13~25mm），指下有不紧不松的感觉和一种吸针感。然后进行行针操作，即用爆发力向外速提3次（约5秒钟），每次至多提出1分（2.5mm）许，又缓插至1寸，如此反复运针10遍，共计约5分钟。

头皮针抽提法源于明代徐凤《针灸大全·金针赋》，由抽添法演化而成。"抽添即提按出纳之状，抽者提而数拔也；添者按而数推也"。抽提法是以向外抽提，"一抽数抽"的手法动作为主要特点，以紧提慢按为主。属小幅度提插手法范畴，是为泻法。抽提法的操作要领有二：一是力度，必须将全身的力量集中于手指，然后形成爆发力向外抽提；二是速度，即瞬间速度要快，但最好针体又不动，每次至多抽出1分（2.5mm）许，而不能将针体大幅度抽出。这样，才能保持较大的刺激量，又减少疼痛，有利于反复抽提和长时间留针，维持刺激量。有研究认为："刺激量与疗效关系密切，针刺间隔时间过长，疗程过短，刺激量过小，都可影响疗效。"而头皮针抽提法，不仅有较大的刺激量，而且还有利于配合肢体运动，通过边行针、边运动、长留针、常运动，从而产生较强的针刺效应，是一种省时、省力、痛微、效捷的运针手法。是笔者常用的头皮针手法。

小儿神经精神疾患首选头针疗法，如小儿脑性瘫痪、急性偏瘫、脑炎后遗症、脑积水、癫痫、抑郁症、自闭症、儿童精神分裂症、注意力缺陷多动症、抽动秽语综合征等。头针亦有提高智力的作用，对先天禀赋不足、生长发育迟缓的小儿有一定疗效。此外，还可治疗胃肠疾病、过敏性疾病等。

注意事项：

（1）囟门未闭的小儿头顶部穴线不宜用针刺，不能配合的小儿不宜留针。

（2）高热、昏迷、血压过高时不用头皮针，头颅手术部位及头皮有严重感染、创伤、瘢痕处不宜针刺。

（3）注意针刺角度和深度，破皮的角度稍大，可减少疼痛感；进针过程如遇阻力和疼痛，将针退出少许，改变角度后再刺入。

（4）留针期间若头皮局部疼痛、沉重感难以忍受，甚至牵动面部、牙关，只需将针稍向外提，即可解除。

（5）出针时用棉花按压针孔，防止出血，清点针数，切勿漏针。

第五节　耳穴压丸法

耳穴压丸法是在耳穴表面贴敷小颗粒药物，以刺激耳穴的一种简易方法。临床上常用王不留行籽，有制作好的贴剂市售。自制方法：将医用胶布或麝香镇痛膏剪成小方块（0.5cm×0.5cm），用镊子取大小适宜的王不留行籽贴于小胶布中央，备用。选准耳穴，皮肤消毒后，对准穴位贴好，用手指按压固定，一般可有胀痛感。嘱患儿或家长每天按压3次，每次按压以耳郭发红，自觉耳郭轻微发烫为度，3~5天更换1次。少数患儿对胶布过敏，可选用防过敏的胶布。一旦发现患儿耳部红肿，立即停止使用耳穴，避免加重感染。一般每次贴敷一侧耳穴，交替使用。主要用于扁桃体炎、高热、假性近视、过敏性疾病、疟疾、腮腺炎、腹泻、便秘、头痛、失眠及神经、精神疾病等。

第六节　三棱针、皮肤针刺法

一、三棱针刺法

用三棱针刺破患者身体上的一定穴位或浅表血络，放出少量血液治疗疾病的方法叫三棱针疗法。近代又称为"放血疗法"。三棱针疗法具有开窍泻热、消肿止痛的作用，一般用于小儿疾病属实证或本虚标实证。本法只要操作熟练，动作轻巧，疼痛一瞬即过，却可迅速取效。

三棱针一般分为点刺、散刺、刺络、挑刺等方法进行操作。为达到有效出血，减少患儿疼痛，针前应充分挤压按揉皮肤，将血液推向点刺部位。如耳尖放血前，由下往上按揉耳轮，从耳垂推至耳尖，反复操作至耳郭明显充血。

三棱针主要适用于高热、咽喉肿痛、疳积、中暑、痤疮等，并常用于急症的治疗。

二、皮肤针刺法

皮肤针刺法是用皮肤针扣刺皮部，以治疗疾病的方法。操作方法为用腕部的弹力，均匀而有节奏地叩打皮肤，一般每分钟叩打100次左右。以局部皮肤潮红为度。其操作要点为灵活运用手腕力量，垂直扣刺，均匀柔和用力，对皮肤轻微刺激。皮肤针采用浅刺法，小儿易接受。

皮肤针用于头痛、痴呆、脑瘫、腹痛、荨麻疹、肌肤麻木、斜视、近视等。

三、注意事项

（1）对皮肤和针具严格消毒，尽量使用一次性器具，针前检查针具是否完好，尤其是梅花针，针头和针柄连接处有松动的应及时更换，方可使用。

（2）扣刺和点刺动作宜快，运用手腕的巧力，与皮肤接触时间越短，疼痛越轻。

（3）三棱针疗法针尖要刺中小血管，避开动脉，出血量不宜过多，如不慎刺中动脉，立即用干棉球按压止血。

（4）有出血倾向和过度虚弱的小儿不宜使用本法，局部皮肤有溃疡、瘢痕的禁用。

（5）针前做好解释工作，避免小儿过度紧张或晕血造成晕针。

（6）创面较大的皮肤针后严格消毒，以防感染。

第七节　皮内针法

皮内针是以特制的小型针具（分颗粒型和揿针型）固定于腧穴的皮内或皮下，进行较长时间埋藏的一种治疗方法。又称为埋针法。此法基本无痛，适合儿童应用。

针刺前针具和皮肤进行常规消毒。施术时以小镊子或持针钳夹住针柄，将针尖对准所选的穴位垂直刺入，然后以小方块胶布粘贴固定。可用于面部及耳穴等须垂直浅刺的部位，治疗慢性疾病及疼痛性疾病。

埋针时间的长短可根据季节及病情而定，热天一般留针1~2天，冷天可留置3~7天。慢性疼痛性疾病留针时间可较长。留针期间可经常按压埋针处，一般每天可按压3~4次，每次1~2分钟，以加强刺激，增加疗效。

第八节　穴位贴敷法

穴位贴敷疗法指在某些穴位上贴敷药物，通过药物和腧穴的共同作用以治疗疾病的一种方法。其中某些刺激性的药物（如毛茛、斑蝥、白芥子、甘遂、蓖麻子等）捣烂或研末，贴敷穴位，可引起局部发疱化脓如"灸疮"，则称为"天灸"或"自灸"，现代也称发疱疗法。穴位贴敷疗法既有对穴位的刺激作用，又通过皮肤对药物有效成分的吸收，发挥明显的药理效应，因而具有双重治疗作用。此法一般无危险性和毒副作用，较为安全、简便、无痛，且小儿对针灸治疗和服中药常不予配合，尤宜采用贴敷疗法。临床不仅用于如哮喘等慢性疾病的治疗，还可用于防病保健。

一、贴敷药物

临床上有效的汤剂、丸剂，一般都可以熬膏或研末作腧穴贴敷。正如《理瀹骈文》所云，"外治之理即内治之理，外治之药亦即内治之药，所异者，法耳"。但贴敷用药又有如下特点。

（1）应有通经走窜、拔毒外出之品为引，现在常用的有冰片、麝香、丁香、花椒、白芥子、姜、葱、蒜、肉桂、细辛、白芷、皂角等。

（2）多选气味俱厚之品，有时甚至选力猛有毒的药物，如生南星、生半夏、川乌、草乌、巴豆、斑蝥、附子、大戟等。

（3）选择适当溶剂调和贴敷药物或熬膏，以达药力专、吸收快、收效速的目的。醋调贴敷药，有解毒、化瘀、敛疮等作用，虽用药猛，可缓其性。酒调贴敷药，则有行气、通络、消肿、止痛作用，虽用药缓，可激其性。油调贴敷药，又可润肤生肌。常用溶剂有水、白酒、黄酒、醋、姜汁、蜂蜜、蛋清、凡士林等。

二、药物制作

可将药物研成末备用，治疗时，脐部可直接填放，其他部位可加适量的溶剂调拌，常用的溶剂为姜汁，制成丸、糊、膏、饼剂贴敷。

三、操作方法

贴敷药物之前，定准穴位，局部要洗净、擦干、消毒，然后贴敷在腧穴上或病变局部，再用专供贴敷穴位的特制敷料或胶布固定。一般情况下，刺激性小的药物，每隔1~2天换药1次，刺激性大的药物，应视患儿的反应和发疱程度确定贴敷时间，数分钟和数小时不等，如需再贴敷，应待局部皮肤基本恢复正常后再敷药。

第九节　穴位注射法

穴位注射疗法又称为"水针"，是将小剂量药液注入穴位、压痛点或反应点以防治疾病的一种治疗方法。在药物吸收过程中，通过药物对穴位的刺激和针刺的双重作用，增强刺激量，以提高疗效。目前已成为针灸临床治疗的重要方法之一。

一、注射器具

临床小儿常用的注射器为1mL、2mL、5mL；常用针头为4~5号普通注射针头。

二、常用药物

1.**中药制剂**　如丹参注射液、当归注射液、参麦注射液、川芎嗪注射液、银黄注射液等。

2.**西药**　如维生素B_1注射液、维生素B_{12}注射液及维生素C注射液，利多卡因、阿托品以及其他药物制剂。

三、操作方法

操作时在穴位局部消毒后，持注射器对准穴位或阳性反应点，垂直皮肤进针，快速刺入皮下，然后将针缓慢推进，达一定深度后，进行缓慢的提插，获得得气感，回抽无血后，再将药液注入。小儿注射一般多选四肢部穴位和肌肉丰厚处，注射剂量每穴0.5mL，较小儿酌情减量。

四、注意事项

（1）注意药物保质期，2种以上药物混合使用时，掌握配伍禁忌。

（2）针前必须做皮试，皮试阳性者不可应用。

（3）避开大血管和神经干，背部和重要脏器相应体表部位不宜针刺过深，以免刺伤内脏。

（4）为减轻药液进入身体时的疼痛感，可适当放慢推针速度，一手在穴位旁轻轻循按。

第十节　电针法

电针法是用电针治疗，输出脉冲电流，通过毫针等作用于人体经络腧穴，以治疗疾病的一种方法。治疗时选择不同电针波形，可提高治疗效果，临床治疗小儿疾病时被广泛采用。

密波能降低神经应激功能，常用于止痛、镇静、缓解肌肉和血管痉挛，也用于针刺麻醉等。疏波刺激作用较强，能引起肌肉收缩，提高肌肉韧带张力。常用于治疗痿证及各种肌肉、关节、韧带的损伤。疏密波能促进代谢、血液循环，改善组织营养，消除炎症、水肿等。常用于外伤、关节炎、痛症、面瘫、肌肉无力等。

断续波刺激作用较强，能提高肌肉组织的兴奋性，对横纹肌有良好的刺激收缩作用。常用于治疗痿证、瘫痪。一般持续通电15~20分钟，5~10天为1个疗程，每日或隔日1次，急症可每日2次，疗程间隔3~5天。

注意事项：

（1）电针治疗使用前必须检查其性能是否良好，并选择好波形。

（2）调节输出量前，确保各开关在零位，开机后，缓慢调节输出强度，从小到大，切勿突然增大，以免发生意外。

（3）靠近延髓、脊髓等部位使用电针时，电流量宜小，不可过强刺激。

（4）体弱、饥饿、过饱、过劳等，不宜使用电针。狂躁、多动型的精神疾病患者使用电针时，必须有人看护。

第十一节　腧穴激光照射法

腧穴激光照射法，是利用低功率激光束直接照射腧穴以治疗疾病的一种方法，可替代针刺而对穴位起刺激作用。激光具有单色性好、相干性强、方向性优和能量密度高等特点，并且具有热效应、机械效应、电磁效应等生物效应。完全无痛。

医学上常用的激光治疗仪有氦-氖（He-Ne）激光腧穴治疗仪、二氧化碳激光腧穴治疗仪和掺钕钇铝石榴石激光腧穴治疗仪等。

He-Ne激光器应发射出红色的光束，其光斑对准需要照射的穴位直接垂直照射，光源至皮肤的距离为8~100cm，每次每穴照射5~10分钟，共计照射时间一般不超过20分钟，每日照射1次，10次为1个疗程。

第十二节　腧穴埋线法

腧穴埋线法是将药线埋入穴位，利用药线对穴位的持续刺激作用以治疗疾病的一种方法。临床最常选用羊肠线，其治疗作用相当于针灸数十次的疗效。可用于小儿单纯性肥胖、癫痫等慢性病证。

一、操作方法

医者双手、埋线部位、器械均常规消毒；局部麻醉（每穴用0.5%~1%的盐酸普鲁卡因或利多卡因做皮内麻醉）；将羊肠线剪成2~3cm的线段，用镊子夹持从穿刺针尖部装入套管；推动针芯，验证线段出针是否顺利；将线段全部装入，针尖斜面不宜有线外露。医者左手握固埋线部位，右手持穿刺针斜面向下，用力钻捻刺入皮下，然后转动穿刺针使斜面向上，再用力刺进，达到预定深度，左手固定针芯，右手外拉套管，直至针头的凸凹对齐，说明羊肠线已全部出管而置于穴位，再外拉针芯，用酒精棉球按紧埋线部位，右手将穿刺针全部拔出。如无出血，随用含碘伏棉球敷于针眼，用方形胶布贴敷。如有出血，用碘伏棉球按压片刻，出血即止，然后用胶布贴敷。若需第2次埋置，须20天后，并要错开原来针眼，一般可连续3次。

二、注意事项

（1）局部麻醉不可过深，以免降低疗效。

（2）严格无菌操作。

（3）一次埋线，取穴一般以5个为限。

（4）术后发生针眼疼痛、体温变化、异物过敏者，需及时处理；埋线处酸、胀、重为正常针感，数天后可自行消失。

第十三节　腕踝针法

腕踝针疗法是一种皮下针刺疗法，它是由第二军医大学附属长海医院神经内科张心署教授自1966年至1975年，在电刺激疗法治疗以神经症为主的经验基础上，受传统的经络学说及耳针、穴位针刺法的启发，经过反复实践而形成的一种新的针刺疗法。

操作方法：选定进针点后，皮肤常规消毒，用28号或30号1.5寸针，医者左手固定进针点上部（拇指拉紧皮肤），右手拇指在下，食、中指在上夹持针柄，针与皮肤呈15°~30°角，快速刺入皮下，然后将针放平，使针身呈水平位沿真皮下进入1.2~1.4寸，以针下有松软感为宜。不做捻转提插。若患者有酸、麻、胀、沉感觉，说明针体深入筋膜下层，进针过深，需要调针至皮下浅表层。针刺方向一般朝上，如病变在四肢末端则针刺方向朝下。针刺沿皮下浅表层进达一定深度后留针20~30分钟。一般隔日1次，10次为1个疗程。急症可每日1次。

选进针点时，对局部病证，选病证所在的同侧分区的进针点，对全身性病证，如失眠、盗汗等可选两侧相应进针点。

| 第五章 |
儿科病证的针灸治疗

第一节　肺系疾病

一、感冒

【概述】

感冒是小儿最常见的呼吸道疾病，临床以发热、鼻塞流涕、喷嚏咳嗽、头痛、周身不适等为主要特征。感邪之后传变迅速，易于出现夹痰、夹滞、夹惊的复杂病情。

本病一年四季均可发生，以春冬两季和气候骤变时更易发病。其病因多为感受风邪，常兼杂寒、热、暑、湿、燥等，甚或感受时邪疫毒。小儿脏腑稚嫩，形气未充，一旦气候变化，外邪侵袭，则肺卫失宣，发为感冒。

中医古籍又称感冒为"伤风""冒风"，根据病情轻重不同分为普通感冒和时行感冒，前者由感受六淫之邪而发病，一般无传染性，临床症状较轻；后者由感受时行疠气而发，具有传染性，临床症状较重。《幼科释谜·感冒》说："感冒之原，由卫气虚，元府不闭，腠理常疏，虚邪贼风，卫阳受撼。"说明小儿感冒与小儿卫气不足有密切的关系。感冒的病位在肺，与肝脾也密切相关。

西医急性上呼吸道感染、流行性感冒及其他急性传染病早期表现感冒特征者，临床需注意鉴别，避免失治误治。

【临床表现】

感冒主要以发热、恶风寒、鼻塞流涕、头痛、喷嚏等症为主要临床表现，多兼咳嗽，口渴喜饮，可伴呕吐、腹泻、饮食不振、睡卧不安或发生高热惊厥。另有风邪夹暑、夹湿、夹燥的相关症状。实验室相关检查提示：病毒感染者血白细胞总数正常或降低；细菌感染者白细胞总数及中性粒细胞计数均升高。咳嗽、痰多等患者，胸部X线检查可见肺纹理增粗。

时行感冒起病急，全身症状重，肺部症状轻，多有高热，甚至由高热引起的惊厥。

【辨证分型】

中医对本病辨证，首先，要辨普通感冒与时行感冒。普通感冒症状较轻，少有传变；时行感冒病情较重，发病急，全身症状显著，可以发生传变，化热入里，继发或合并他病，具有广泛的传染性，流行性。

其次，区别风寒、风热和暑湿兼夹之证。

1.风寒证 恶寒重，发热轻，无汗，鼻塞，流清涕，喷嚏，咳嗽，吐痰清稀，口不渴或渴喜热饮，头痛，舌苔薄白，脉浮紧，指纹浮红。

2.风热证 恶寒轻，发热重，微有汗，头痛，鼻塞，流浊涕，喷嚏，咳嗽，吐痰黄稠，咽部红肿疼痛，口干而渴，渴喜冷饮，舌质红，苔薄白或薄黄，脉浮数，指纹浮露，色较红赤。

3.暑湿兼夹证 周身酸楚，呕吐、泄泻，苔厚腻，脉滑。

根据季节特点，冬春二季多为风寒、风热感冒，夏季多为暑邪感冒。

再次，辨夹痰、夹滞、夹惊的兼证，痰多、食滞、惊吓的兼证较易区别。

【针灸处方】

[毫针刺法]

取穴：大椎、风池、风门、曲池、合谷。风寒加肺俞；风热加外关；咳嗽加列缺；鼻塞加迎香；头痛加太阳；咽喉痛加鱼际或少商；食滞加中脘、足三里；腹胀便溏加天枢、上巨虚；夹暑加支沟；胸闷呕恶加内关。

操作：治疗前患者需排空大小便，常规消毒后，采用平补平泻手法，针感以酸胀为度。每穴留针20分钟。

疗程：每天1次，5次为1个疗程。

[头皮针疗法]

取穴：额中线、额旁1线。有中焦症状加额旁2线。

操作：针尖方向均由上往下，快速进针，针进帽状腱膜下层后，用抽提法做适当抽提，留针2小时以上。

疗程：隔日1次，5次为1个疗程。

[耳针疗法]

取穴：肺、气管、内鼻、咽喉、内分泌。

操作：耳尖点刺出血。余穴用王不留行籽贴压，耳郭常规消毒后，将备制的粘有王不留行籽的小方块胶布，贴压于耳穴上，贴压时注意药籽对准穴位，胶布不能潮湿污染，以免贴压不紧。如局部皮肤出现粟粒样丘疹，并伴有痒感时应停用。嘱患儿每天自行按压数次，发作时可连续按压。

疗程：每日1次，两耳交替，10次为1个疗程。

[腧穴贴敷疗法]

取穴：大椎、风池、神阙。

药物制备：将生姜、葱白各50g，切碎和食盐热炒，用纱布包好备用。

操作：用时敷于上述穴位，用胶布固定，每次贴敷2~3小时。

疗程：每日换敷2次。5天为1个疗程

[灸法]

取穴：大椎、风池、肺俞、神阙、风门、列缺。

操作：用艾卷灸或隔姜灸，每穴姜片上的艾炷灸1~2壮，以表面皮肤潮红为宜。多用于风寒感冒。

疗程：每日1~2次，10次为1个疗程。

[拔罐疗法]

取穴：大椎、风门。

操作：拔罐3~5分钟。

疗程：每日1次，5次为1个疗程。

[刺络疗法]

取穴：风门、少商。加减：风寒加风池，风热加大椎，高热加耳尖，咽喉痛加商阳。

操作：大椎挑刺出血，余穴点刺出血，数滴即可。

疗程：每日1次，3次为1个疗程。

[腧穴激光照射疗法]

取穴：大椎、风门、合谷、鱼际、肺俞。

操作：用He-Ne激光器照射，激光波长632.18nm，功率（5.0±0.5）mW，光斑直径（1.0±0.2）cm，垂直照射2~3分钟。

疗程：每天1~2次，5次为1个疗程。

【评述】

（1）针灸治疗感冒有较好疗效，尤其能解除鼻塞、发热、头痛等症状，如果能配合中药治疗，疗效会更好。

（2）了解当地流行病发病情况，以排除某些前驱症状与感冒症状相似的急性传染病，如流行性脑脊髓膜炎、流行性乙型脑炎、流行性腮腺炎等。同时要注意预防其并发症的发生，切不可延误治疗，常见的如肺炎、心肌炎、肾炎、面神经炎等。

（3）保持居室通风，加强儿童体育锻炼，多晒太阳，感冒流行期间不带孩子去人多拥挤的公共场合，室内可用食醋50mL加水熏蒸进行空气消毒。

（4）感冒期间忌食辛辣刺激食物，多食蔬菜水果、稀饭等清淡食物，多饮热开水。

（5）体虚易感冒的儿童平时可常灸大椎、百会等穴强壮身体，增强免疫力。

（6）食疗参考方：

红糖姜茶：生姜10g加红糖适量，再加大蒜3瓣，加水200mL，煮10分钟，分服。

【针灸治疗的优势】

小儿脏腑娇嫩，肺常不足，易受外邪侵袭而感冒。针灸治疗感冒，重在解表祛邪，主要是通过经络、腧穴的作用来达到治疗的目的。如太阳主一身之表，外感风寒先犯太阳而伤肺，故针灸会取足太阳经的风门、肺俞等穴以解表宣肺。大椎是督脉经穴，系六阳之会，纯阳主表，故可取之以解表祛邪。表邪得解，则感冒诸症自除。且据仇裕等实验研究表明，针刺大椎不仅能减轻感冒症状，而且能通过保护人体正气来促使机体驱除致病因子达到治本的目的。同时，笔者还发现针刺或艾灸均能明显提高巨噬细胞吞噬活性，从而有利于病毒的清除。这就是针灸魅力之所在。

针灸治疗感冒，分轻重缓急，轻症感冒，只要用艾条温灸，小儿舒适而愿接受，治疗可在睡眠中完成，且疗效甚佳。重症感冒，则需对症取穴，急则治标，首先解决发热、头痛、咽痛等小儿较为痛苦的症状，刺络、拔罐等方法对其极为有效。若选穴准确，操作熟练，整个治疗过程也会在患儿不知不觉中完成，且效如桴鼓。然后治疗鼻塞、咳嗽、呕恶、腹胀等，一般可采用温灸、拔罐、贴敷、耳压、激光照射等无痛的治疗方法，选择余地很大，患儿容易接受，同样收效。

有的家长一旦遇到儿童感冒，会首先想到服用或注射抗生素，意欲尽快退热，殊不知对病毒性感冒，抗生素根本起不了作用。其他药物虽然也有较好的解热镇痛作用，但可能有嗜睡、恶心、呕吐等副作用，对儿童消化系统和肝肾损害很大，故不宜轻易使用，所以建议小儿感冒选择针灸治疗。

二、支气管哮喘

【概述】

支气管哮喘是一种支气管过敏反应性疾病，临床以气急伴有哮鸣音并以呼气性困难为主要特征。其病因还不十分清楚，大多认为与多基因遗传有关，约40%的患者有家族史，同时受遗传因素和环境因素的双重影响。是儿童常见的慢性呼吸道疾病之一，尤以婴幼儿及学龄前期儿童最为多见。发病率发达国家高于发展中国家，城市高于农村。有关全国五大城市的调查资料显示：13~14岁学生的哮喘发病率为3%~5%。

经常反复发作，病程较长。四季都有，好发于春秋两季。

本病患儿素有遗传宿根或为过敏体质，遇上寒温失常和气候骤变而引发，鱼腥发物、花粉、绒毛、油漆及特殊气味等也是诱发因素。故须重视预防，及时治疗，若久病失治，频繁发作，长期反复不愈，则可成为终生痼疾。

"哮喘"病名首见于《丹溪心法·喘论》，并且已经认识到"哮喘专主于痰"。明代鲁伯嗣《婴童百问·第五十六问》指出小儿哮喘的发病"有因惊暴触心，肺气虚发喘者，有伤寒肺气壅盛发喘者，有感风咳嗽肺虚发喘者，有因食咸酸伤肺气发虚痰作喘者，有食热物毒物，冒触三焦，肺肝气逆作喘者"。西医学对哮喘的认识包括支气管哮喘、咳嗽变异性哮喘、喘息性支气管炎、嗜酸性粒细胞增多症、过敏性鼻炎哮喘综合征等，其发病机制不完全清楚。多数人认为，哮喘与变态反应、气道炎症、气道反应性增高及神经等因素相互作用有关。

【临床表现】

本病以发作时喉中哮鸣有声，呼吸气促困难，甚则喘息不能平卧为主要表现。

多数患儿在哮喘典型发作前有先兆症状，如眼痒、鼻咽痒、咳嗽、喷嚏、流涕、胸闷等，某些患儿表现为揉眼、搓鼻等。典型发作时喘促、气急、喉间哮鸣音、呼气延长，甚则鼻翼扇动、张口抬肩，严重者烦躁汗出、口唇发绀、面色苍白。胸部多饱满，听诊两肺布满哮鸣音。在缓解期，哮喘患儿可无任何临床症状，活动无影响，或仅表现为过敏性鼻炎的症状。少数患儿可有胸部不适，肺内哮鸣音或有或无。发作期以邪实为主，缓解期以正虚为主，亦可出现虚实夹杂的复杂证候。

【针灸处方】

[**毫针刺法**]

取穴：定喘（大椎穴旁开0.5寸）、鱼际、足三里、太溪（均为双侧）。发作期加天突。痰多而浓加膻中、丰隆。鼻塞流涕加迎香。缓解期加肺俞、脾俞、肾俞、关元。

操作：常规消毒。均宜轻刺，适当做以手法。定喘穴直刺0.3~0.5寸，捻转泻法，风寒加温针；鱼际直刺0.5~0.8寸，针尖直对手心，不提插捻转；足三里直刺0.5~0.8寸，捻转补法，可加温针；太溪直刺0.3~0.5寸，捻转补法；天突穴用半刺法，不留针；膻中平刺0.3寸；丰隆直刺0.5~0.8寸，捻转泻法；迎香直刺0.1~0.3寸，不留针；肺俞、脾俞斜刺0.3~0.5寸，轻施捻转补法后不留针；肾俞直刺0.5~0.8寸，捻转补法；关元用艾卷灸或隔蒜灸、隔姜灸。

疗程：每日1次，5天为1个疗程。

[**头皮针疗法**]

取穴：额旁1线（双）、额中线、额旁2线（双）、额旁3线（双）。

操作：常规消毒。额区各线均在发际上0.5寸进针，破皮后针进帽状腱膜下层，针尖向下，刺入1寸，行抽提法，令患儿憋气、呼气，做深呼吸运动。留针2~8小时。

疗程：每日1次，5天为1个疗程。

[**耳针疗法**]

取穴：气管、肺、肾上腺、风溪、内分泌、神门、对屏尖。

操作：用王不留行籽贴压。耳郭常规消毒后，将备制的粘有王不留行籽的小方块胶布，贴压于耳穴上，贴压时注意药籽对准穴位，胶布不能潮湿污染，以免贴压不紧。如局部皮肤出现粟粒样丘疹，并伴有痒感时应停用。嘱患儿每天自行按压数次，发作时可连续按压。

疗程：两耳隔日交替，10次为1个疗程。

[**腧穴贴敷疗法**]

方1

取穴：大椎、肺俞（双）、膏肓俞（双）。喘甚加天突，纳差痰多加足三里、丰隆，体虚加关元、肾俞。

药物：白芥子30g，甘遂15g，细辛30g，丁香15g，肉桂15g。上药共研细末，使用前用姜汁调成稠膏状，做成直径约1cm的药饼，备用。贴敷时也可加麝香少许，效果更佳。

操作：贴敷药物之前，用温水将穴位局部洗净，或用酒精棉球擦拭干净，然后将药饼摊于油纸上，贴敷在穴位上，用胶布固定。也可直接用胶布或用专供贴敷穴位的特制敷料固定。一般每次贴敷2~6个小时，但也要视小儿感觉而定，如果贴敷后局部有烧灼疼痛难忍感，可提前揭下，如果局部有轻微温热、发痒等感觉，则可多贴敷几个小时。同时，由于夏日天气炎热，汗水较多，要及时观察是否脱胶落下，若脱落要马上予以补贴。

疗程：冬天发作的最好在盛夏季节的"三伏天"使用，头伏、中伏、末伏各贴1次，1年共贴敷3次，连续贴敷3年为1个疗程。夏天发作的最好在隆冬季节的"三九天"使用，每伏各贴1次，1年共贴敷3次，连续贴敷3年为1个疗程。不分季节者，可随发作而贴敷。

方2

取穴：双侧涌泉。

药物制备：将中药桃仁、杏仁、栀子和糯米共研成细末，调成糊状后备用。

操作：局部常规消毒后，敷于穴位上（桃仁灸），12小时取下。

疗程：每日1次，连续贴敷5次为1个疗程。

[**腧穴注射疗法**]

方1

取穴：

①定喘、膻中。

②气会、气户。

药物：0.1%肾上腺素注射液、B族维生素注射液等。

操作：常规消毒。

①用0.1%肾上腺素，于哮喘发作时两穴各注入0.1~0.2mL。

②用B族维生素注射液等注射于两穴。

疗程：隔日1次，3次为1个疗程。

方2

取穴：天突。

药物：鱼腥草注射液。

操作：患儿取头向后悬垂仰卧位，头与胸部近似垂直，以天突穴为进针点，常规消毒后,用2mL注射器抽取鱼腥草注射液2mL,以7号针头紧贴于胸骨后平行于胸骨进针1~1.2cm,回抽无回血,快速推入药液后,迅速拔针。

疗程:每日1次,3次为1个疗程。

[腧穴埋藏疗法]

取穴:定喘、身柱、膻中、天突。

操作:每次选一对穴,用猪、羊、马等肾上腺,去色膜,切成高粱米大,低温冷藏5~7天,高压消毒,低温保存,每次埋入穴位内1小块。

疗程:每周1次,1个月为1个疗程。

注:本法适用于儿童期。

[艾灸疗法]

取穴:大椎、肺俞、风门、膏肓俞、肾俞、气海、太渊、膻中、足三里。

操作:温和灸。每次4~5穴,每穴灸10~20分钟。

疗程:每日或隔日1次,10次为1个疗程。

注:本法适用于缓解期或冬病夏治的辅助治疗。

[皮肤针疗法]

取穴:

①发作期:胸、腰部,前后肋间,剑突下,孔最穴,大、小鱼际,气管两侧。重点胸、腰、肋间。

②缓解期:脊柱两侧,气管两侧,前后肋间,剑突下,颌下。重点脊柱两侧的阳性物处。

操作:常规消毒。根据小儿的耐受程度,缓解期叩打手法宜轻,以局部皮肤潮红为度;发作期叩打手法宜中、重度刺激,以局部皮肤潮红、有丘疹或明显发红,但一定要让患儿能忍受,下次乐于接受为度。

疗程:隔日1次,10次为1个疗程。

注:本法适用于儿童期。

[腧穴激光照射疗法]

取穴:

①天突、膻中、定喘、肺俞。

②耳穴平喘、肺、内分泌、肾上腺。

操作:用小功率He-Ne激光固定照射,也可用光导纤维对准穴位照射2~4穴,或分组交替照射。每穴6~8分钟。

疗程：每日1次，10~15次为1个疗程。休息1周后继续第2疗程。

注：本法适用于间歇期及缓解期。

[**腧穴割治疗法**]

取穴：定喘、膻中。

操作：常规消毒后局麻，用小尖头手术刀割开长0.5~1cm、深0.4~0.5cm的切口，挑去皮下少量脂肪组织，并用止血钳略加按摩刺激，然后压迫止血，一般不必缝合，创口作消毒处理，并将切口创面对齐挤合，切口上盖上一块小纱布，用胶布固定即可。约1周愈合。

疗程：治疗1次，如有效者可再重复1~2次。再割治时，可在第一次割治穴位旁0.5cm处切口。

注：本法适用于儿童期。

[**拔罐疗法**]

方1 闪火法

取穴：肺俞、膏肓。

操作：用闪火法拔罐，沿脊柱两侧移动。

疗程：每日2次，10日为1个疗程。

注：本法适用于间歇期及缓解期。

方2 走罐法

取穴：

①发作期：大椎及足太阳膀胱经和肋间隙。

②缓解期：大椎至命门督脉经上。

操作：

①发作期：背部走罐以麻油为介质，沿脊柱旁开2寸，从上至下走罐10次，再沿肋间隙的方向在上背部斜向走罐10次，最后将火罐吸定在双侧肺俞穴2~3分钟。

②缓解期：走罐从大椎穴开始，沿脊柱正中至尾骶部，直线来回滑动10次，最后停留在命门穴3分钟。

疗程：急性发作期每日1次，病情稳定后隔日1次，3个月为1个疗程。

[**刺络疗法**]

取穴：大椎、尺泽、肺俞。

操作：常规消毒。用三棱针点刺，辅助挤捏，令出血量达0.2~1mL。

疗程：隔日1次，3次为1个疗程。

注：本法适用于急性发作期。

[皮下留针疗法]

取穴：膻中。

操作：用直径0.3mm长0.125mm针灸针，在该穴自上向下平刺0.5寸，然后用胶布固定，留2~3天。

疗程：每周2次，1个月为1个疗程。

注：本法适用于虚性气喘。

[特殊腧穴]

取穴：制喘穴（位于骶尾椎尖端上3寸处）。

操作：按压或针刺可缓解喘息。

注：本法适用于急性发作。

【评述】

（1）针灸疗法治疗哮喘有较为满意的疗效。但本病是一种顽固性疾病，病程长，易复发，难以速愈，故要坚持按疗程治疗。若哮喘持续不解则有阳气暴脱之势，必须配合中西药物综合治疗。

（2）气候变化时做好保暖避风寒，感冒流行期间，要预防外感诱发哮喘，有外感时要及时治疗。发病季节要防止活动过度和情绪激动，以免诱发哮喘。

（3）要改善居室环境，保持空气流通、阳光充足；要加强体育锻炼，增强患儿体质，配合呼吸功能锻炼，如腹式呼吸、控制性深呼吸等，调养正气以增强适应能力。

（4）饮食宜清淡而富有营养，可常食苏子粥、豆汁、橘子等，忌食肥甘厚味、辛辣、生冷刺激性食物及海鲜、牛奶等易诱发哮喘的食物，多吃果蔬。对于过敏体质者，过敏原明确的，避免接触花粉、尘埃、油漆等诱发物，积极清除过敏原。

【针灸治疗的优势】

近年来，哮喘在小儿中的发病率呈上升趋势，严重影响患儿的健康成长，也给家长造成了经济和精神双重负担。哮喘患儿常有过敏性病史，且有一定的遗传因素，与体质相关，多为先天脾肾不足。

小儿"脾常不足"，脾虚不化水湿，生成痰饮，因此痰饮伏肺是哮喘发作的内在因素。"肺常不足"，卫外功能薄弱，易感外邪，感受外邪是小儿哮喘反复发作的主要外在因素。针灸对哮喘的治疗原则为未发以扶正气为主，既发以攻邪气为急。充分体现了中医辨证论治的特色。哮喘间歇期和缓解期，和在好发季节前作预防性治疗，取大椎、肺俞、足三里、肾俞、关元、脾俞等穴，针刺结合灸法，以补益肺脾肾之气和调节阴阳，这正是中医"治未病"思想的体现。同时，针灸的疗效也被现代研究所证实，针刺疗法确有止咳化痰平喘的作用，通过一些客观指标分析，针刺可改善微循环，改善肺功能最大呼气流速，调整皮质醇的含量，减低嗜酸粒细胞含量，提高免疫功能。

"冬病夏治"治疗本病疗效最肯定。哮喘好发于冬季，而利用夏日腠理大开之机在穴位上贴敷药物，可充分使药物的有效成分在皮肤吸收，发挥明显的药理作用，又有穴位的刺激作用，起到双重治疗效果。药物经皮肤吸收，极少通过肝脏，也不通过消化道，可避免肝脏及各种消化酶、消化液对药物成分的分解破坏，又避免了药物对胃肠的刺激而产生的一些不良反应，贴敷过程中患儿又无所畏惧，因此十分适宜于稚弱幼童的治疗，冬病夏治实为针灸治疗哮喘一绝。

同时，随年龄增长，小儿正气渐充，针灸单独治疗或辅助药物治疗，可以减轻西药如糖皮质激素等毒副作用，配合中药，可以控制哮喘发作。

三、肺炎喘嗽

【概述】

肺炎喘嗽，是小儿常见的肺系疾病之一，为感受外邪，郁闭肺络所致。热、咳、痰、喘为肺炎喘嗽的典型症状，重者可见张口抬肩、呼吸困难、面色苍白或口唇发绀，相当于西医学中的小儿肺炎。肺炎喘嗽全年皆可发生，多发于冬春两季及气候骤变时，婴幼儿好发，一般发病较急，且年龄越小，病情越重，是造成婴儿死亡的第一位原因。本病可突然发生，亦可继于感冒、麻疹或者其他热性疾病过程中。

肺炎喘嗽发生的外因责之于外邪袭肺，或由其他疾病传变而来；内因责之于小儿正气虚损，卫外不固。外邪主要为风邪，小儿寒温失调，风邪夹寒夹热从皮毛口鼻而入，侵犯肺经所致。又因小儿形气未充，肺脏娇嫩，或先天禀赋不足，或后天喂养失宜，而致正气虚弱，易为外邪所中。本病的病位主要在肺，邪热闭肺为基本病机。若邪气盛或正气虚，病情进一步发展，常累及脾、心、肝诸脏。

【临床表现】

肺炎喘嗽多发生于3岁以内的婴儿，发病比较急剧，本病临床征象不一。典型的肺炎喘嗽，临床以发热、咳嗽、痰壅、气急、鼻扇为主要症状；轻症可只有低热、咳嗽，而无气喘、鼻扇等症状；重症临床除见典型肺炎喘嗽的特征外，还可见呼吸困难，两胁扇动，口唇、爪甲青紫等。患有佝偻病，重度营养不良等体弱患儿可不发热或体温低于正常。变证则见脉搏疾数，肝脏增大，抽搐，昏迷等。

【辨证分型】

中医辨证肺炎喘嗽以辨风寒、风热以及证候的轻重为关键，后期辨阴虚、气虚。临床可分6型。

1.风寒闭肺型 证见恶寒发热，无汗，呛咳频作，痰白清稀，呼吸急促，口不渴，舌淡苔薄白，脉浮紧，指纹浮红。

2.风热闭肺型 证见发热恶风，头痛有汗，鼻塞流黄涕，咳嗽气喘，痰黄或黏稠，口渴引饮，甚或胸膈满闷，高热烦躁，咳嗽剧烈，气急鼻扇，面色红赤，大便秘结，舌红苔黄，脉浮数或数大，指纹紫滞。

3.痰热闭肺型 证见发热烦躁，咳痰黄稠，气息喘促，鼻翼扇动，喉间痰鸣，声如拽锯，张口抬肩，口唇发绀，面赤口渴，舌红苔黄腻而厚，脉滑数。

4.毒热闭肺型 证见高热持续，咳嗽剧烈，气急鼻扇，鼻孔干燥，面赤唇红，烦躁口渴，便闭溲赤，舌红而干，苔黄腻，脉滑数。

5.阴虚肺热型 证见病程较长，低热盗汗，面色潮红，干咳无痰，舌红而干，苔黄或光剥，脉细数。

6.肺脾气虚型 证见低热起伏不定，面色苍白无华，动则汗出，咳嗽，乏力，纳呆，便溏，舌淡苔白滑，脉细软。

7.变证

（1）心阳虚衰：突然面色苍白，口唇、肢端青紫发绀，呼吸困难加重，四肢厥冷，虚烦不安，脉细弱而疾数。

（2）邪陷厥阴：壮热，神昏谵语，四肢抽动，口噤项强，两目上视，舌绛，指纹青紫。

小儿为"纯阳"之体，"六气多从火化"，因而外感时邪易从热化，临床多见风热闭肺证，且容易出现邪毒内陷心肝之变证。

【针灸处方】

[毫针刺法]

取穴：大椎、尺泽、合谷、丰隆、足三里。辨证加减：高热加少商、曲池、耳尖。休克加素髎、大敦。咳嗽加列缺、肺俞。喘重加定喘、身柱。阳气虚脱加气海、关元、百会。

操作：常规消毒。大椎采用梅花刺（前后左右各加刺1针），尺泽、曲池、少商、耳尖在穴位处揉按起红晕后用三棱针点刺放血1~3滴，合谷、丰隆、列缺、肺俞、定喘、身柱均直刺不留针，素髎、大敦疾进疾出，气海、关元、百会、足三里用补法。

疗程：每日1次，10次为1个疗程。高热用刺络疗法，热退即停。

[刺络疗法]

取穴：大椎、尺泽、肺俞、鱼际、委中。

操作：大椎、肺俞用三棱针散刺，加拔火罐。尺泽、委中，静脉络放血。鱼际找青紫静脉络针刺出血。

疗程：隔日1次，2次为1个疗程。

[耳针疗法]

取穴：肺、气管、咽喉、对屏尖、屏尖、肾上腺、耳尖、内分泌。

操作：耳郭常规消毒。屏尖、肾上腺、耳尖点刺放血，余用针灸针捻转进针，刺入耳软骨而不刺透为度，不留针。

疗程：每日1次，5次为1个疗程。

[腧穴贴敷疗法]

取穴：风门、肺俞、膏肓俞（均双侧）、阿是穴（湿啰音显著处）。

药物制备：将炙白芥子、延胡索、细辛、葶苈子各等份，共研细末，用姜汁调成糊状，搓成2cm直径的药丸，备用。

操作：治疗时，将备用药丸贴敷于上述诸穴。

疗程：每日1次，每次2~3小时，5次为1个疗程。

[腧穴注射疗法]

方1

取穴：肺俞、定喘、孔最。

药物：20%银黄注射液。

操作：常规消毒。用20%银黄注射液按穴位注射操作规程，每穴注射0.2mL。

疗程：每日1~2次，3日为1个疗程。

方2

取穴：肺俞、脾俞、定喘、肾俞。

药物：毛冬青注射液。

操作：常规消毒。取毛冬青注射液2mL，分别注射肺俞穴、脾俞穴，喘促甚者加用定喘穴，病程长、反复发作者加用肾俞穴。每天选2穴，每穴注射1mL。有发热者予以退热对症处理。

疗程：每日1次，3次为1个疗程。

[**腧穴激光照射疗法**]

取穴：天突、肺俞、膻中、定喘、肾俞，发热加大椎。

操作：He-Ne激光穴位照射。采用HNZS1-2型治疗仪，波长632.8nm，最大输出功率25mW，工作电流15~20mA，原光束垂直照射，距离1m，输出功率12~15mA。每穴2分钟，每次4~6穴。

疗程：每日1次，5次为1个疗程，疗程间隔5天。

[**艾灸疗法**]

取穴：肺俞、定喘、膻中、中府。

操作：隔药灸。先将生大黄末10g、侧柏叶10g、生枳实末10g、青萝卜中节3寸、生姜1块、带根葱白3寸、黄酒1杯加防风6g共捣烂，置锅内炒至微黄，待温度适宜时用5~8cm²（可根据患儿大小增减）的纱布分包，厚度约6mm，轮流敷后背胸前，并用艾条轮灸肺俞、定喘、膻中、中府穴。治疗时，先使患儿呈侧卧位，最好于睡眠状态。前胸、后背用75%酒精消毒后，将药包先置于背部肺俞、定喘穴及其周围，然后用艾条以肺俞、定喘穴为主做环状熏灸，距药包7~10cm。医师右手拿艾条，左手置于药包及周围皮肤上，使温度适宜，以免灼伤患儿，15分钟后取下。再使患儿取仰卧位，将药包敷于胸前艾灸，以膻中、中府穴为主做环状熏灸，方法同上，约15分钟后，见患儿鼻尖及面部有汗则停止施灸。灸后继续用药包敷胸4~6小时，自行揭下，并用温开水清洗干净局部皮肤。

疗程：每日1次，8天为1个疗程。

[**拔罐疗法**]

方1

取穴：阿是穴（肩胛双侧下部）。

操作：闪火法，拔2~3分钟。

疗程：每日1次，5次为1个疗程。

注：此法用于帮助肺炎后期湿性啰音吸收。

方2

取穴：定喘、大椎、风门、肺俞、脾俞、肺底部阿是穴。

操作：根据病情每次取3~5个穴位拔罐，肺部啰音重者取背部阿是穴。罐的口部要求光滑平整，5岁以下小儿用口径为4cm左右的小罐，7岁以上可用口径为5cm中罐。拔罐时先在取穴区域快速闪罐10~15次（1岁以内婴儿不用闪罐），待局部皮肤潮红，再留罐3~5分钟。取罐之后，在患儿背部啰音区做TDP照射，TDP距皮肤高度为30~40cm，以患儿皮肤温热不烫为度，时间为20~30分钟。1岁以内患儿皮肤娇嫩，照射时间不能超过20分钟。

疗程：每日1次，10次为1个疗程。

［**腧穴红外线照射疗法**］

取穴：大椎、肺俞、身柱。

操作：红外线照射10~20分钟。

疗程：每日1次，10次为1个疗程。

【评述】

（1）本病预后与年龄大小、体质强弱、感邪轻重、护理是否得当密切相关。一旦出现相关症状应及时就医，若治疗得当，预后良好。对重症肺炎应加强巡视观察，密切注意体温、呼吸、神情、气色等变化。必要时，可日针2次，控制症状，并注意口鼻清洁，保持患儿气道畅通，随时吸痰。若现危象，如有条件应中西医结合治疗针药并用，则能收到更好的疗效。

（2）发热时以流质、半流质饮食为宜，给予富有营养的清淡食品，多给优质蛋白，多食富含维生素的果蔬，忌食油腻及刺激性食品，以防助热生痰，多饮水，补充液体。

（3）保持卧室清洁，空气流通，感冒流行期间，避免去人多拥挤的公共场所。

（4）气候骤变时要注意保暖，感冒多发季节注意防感冒变生肺炎。

（5）提供几个食疗方，供参考。

①姜葱粥：生姜5g、连须葱白2根，先将生姜捣烂，连须葱白切碎，与糯米一起煮粥，熟时加入米醋，趁热服之。

②枇杷叶粥：枇杷叶去毛，煎煮取汁，加入粳米煮粥热饮。

③贝母炖梨：贝母5g，和梨同炖，食梨。

【针灸治疗的优势】

小儿肺炎喘嗽的发病率高。在我国儿科住院患者中，肺炎喘嗽患儿占1/4~1/2，临床应予重视。本病的典型症状是热、咳、痰、喘，而针灸对退热、止咳、祛痰、平喘有其独特的方法和疗效。如中医退热的原则是"热则寒之"，即热性病证出现热象，用寒凉方药来治疗，而针灸非也，它是用"盛则泻之"的方法，此"盛"乃邪盛，是用毫针或三棱针等针具，对十宣、委中、少商、中冲等一些具有泻邪作用的穴位，采用提插、捻转或点刺放血等泻法，来疏泄病邪，达到退热的目的。不但能很快地热清邪祛，而且无寒凉功伐太过而损伤小儿脾胃之虑，更无西药的毒副作用之忧。

同时，少数肺炎喘嗽患儿，由于肺脾气虚，肺气宣发肃降功能减弱，出现咳嗽气喘迁延等症状，西药对此往往缺乏有效方法，针灸则可选取肺俞、足三里等具有补益作用的腧穴施以补法，培补肺气，健脾益中；若久病肾不纳气者，则可用肾俞、太溪等穴补肾纳气等，既可扶正祛邪，又补不恋邪。这是针灸治疗小儿肺炎喘嗽的又一大优势。

此外，中药治疗肺炎喘嗽有很好的方药疗效，但肺炎喘嗽好发于婴幼儿，而婴幼儿对服中药有一定的排斥心理，加上中药汤剂也会给治疗带来不便，而针灸则无此局限性，采用穴位贴敷、激光腧穴照射等具有无痛、无创伤、无全身毒副作用疗法，患儿和家长较易接受。故也具有一定的优势。

四、咳嗽

【概述】

咳嗽是小儿肺系疾患中的一种常见病证。咳指有声无痰，嗽指有痰无声，有声有痰谓之咳嗽。因二者常多同时出现，故多通称"咳嗽"。不论何种原因所致的小儿咳嗽，皆和肺脏有关。小儿咳嗽可分为外感咳嗽和内伤咳嗽，临床外感咳嗽为多见。

中医认为咳嗽病位主要在肺，由肺失宣肃所致。因肺为娇脏，外合皮毛，小儿形气未充，肌肤柔嫩，卫外功能较差，易为外邪所侵，故小儿咳嗽以外感为多，内伤者少。外邪中风为百病之长，寒热之邪夹风邪侵袭人体。风为阳邪，化热最速，故小儿风寒咳嗽多病程短暂。辨证时，首先辨外感、内伤，其次辨寒热、虚实。从起病缓急，病程长短，是否伴有表证及咳嗽的状态、频率、痰的色、量及性状可以区分。

本证一年四季均可发生，以冬春两季多见，气候变化时易发生。多数预后良好，少数病久迁延，可出现并发症，影响小儿的身心健康。

【临床表现】

本病以有咳声或伴有咳痰为主要临床表现。常发生于感冒后。

外感咳嗽还常伴有咽痒咽痛、鼻塞流涕、头身疼痛、恶寒发热等表证证候；如为湿热咳嗽，则伴胸闷纳呆、恶心欲呕等；内伤于热的咳嗽伴有发热口渴、烦躁不安、小便黄大便干的表现；内伤于痰湿的伴有胸闷纳呆、困倦乏力。发热或病程较长的小儿咳嗽应行胸部X线或血常规、痰培养等检查。

【辨证分型】

中医将本病分为外感咳嗽和内伤咳嗽。

1. 外感咳嗽

（1）风寒型：证见咳嗽频作，咽痒声重，痰白稀薄，鼻塞流涕，恶寒无汗，或全身酸痛，舌苔薄白，脉浮紧。

（2）风热型：证见咳痰不爽，痰黄黏稠，不易咳出，口渴咽痛，鼻流浊涕，伴有发热头痛，舌红苔薄黄，脉浮数。

2. 内伤咳嗽

（1）痰热型：证见咳嗽痰多，黏稠难咳，伴发热口渴，烦躁不宁，小便黄大便干，舌红苔黄，脉滑数。

（2）痰湿型：证见咳嗽痰多，色白而稀，胸闷纳呆，困倦乏力，舌淡苔白，脉滑。

（3）阴虚型：证见干咳无痰，或痰少而黏，不易咯出，口咽干燥，喉痒声嘶，手足心热或午后潮热，舌红少苔，脉细数。

【针灸处方】

［毫针刺法］

取穴：肺俞、列缺、鱼际、合谷、足三里、丰隆。外感风寒加大椎、风门；外感风热加尺泽、曲池。痰热加尺泽、阴陵泉；痰湿加太渊、脾俞、中脘；阴虚加膏肓俞、太溪、三阴交。

操作：常规消毒。肺俞、足三里、脾俞、中脘、丰隆、太渊、膏肓俞、太溪、三阴交补法，余用泻法；外感风寒咳嗽，大椎、风门可用温灸。以上可留针10~20分钟。

疗程：每日1~2次，10次为1个疗程。

[耳针疗法]

取穴：肺、气管、对屏尖、神门、肾上腺。

操作：耳郭常规消毒。以毫针刺入，产生胀感，不留针。或以王不留行籽贴压。双耳同时取穴。

疗程：每日1次，5次为1个疗程。

[头皮针疗法]

取穴：额旁1线（双）、额中线。

操作：针尖向下。快速破皮后，针进腱膜下层1寸，行抽提法，可配合深呼吸、拍背和吞咽等动作。留针2小时以上。

疗程：隔日1次，10次为1个疗程。

[电针疗法]

取穴：定喘、肺俞、尺泽、鱼际。

操作：常规消毒。以脊柱为界分左右两侧，定喘、肺俞一组，尺泽、鱼际一组，疏密波，通电20分钟，中等刺激。

疗程：每日或隔日1次，10次为1个疗程。

[腧穴贴敷疗法]

取穴：大椎、肺俞、风门、定喘、膻中、足三里、丰隆。

药物制备：将等量白芥子、甘遂、细辛、丁香、延胡索共研细末，加入姜汁或蒜汁，调成糊状，制成直径为0.8cm的圆饼，备用。

操作：治疗时将药饼贴敷于上穴，用胶布固定，保留6~8个小时，有皮肤灼痛者即可揭去。

疗程：每隔2~3天贴敷1次，5次为1个疗程。

注：此法也可用于冬病夏治治疗慢性咳嗽。

[腧穴激光照射疗法]

取穴：定喘、风门、肺俞、合谷、列缺。

操作：用He-Ne激光器照射，激光波长632.8~650nm，输出功率5~15mW，每穴照射5分钟。

疗程：每日2次，症状改善后改每日1次，5~10次为1个疗程。

[腧穴注射疗法]

方1

取穴：大椎、风门、定喘、肺俞、脾俞、膻中、孔最、尺泽、足三里、丰隆。

药物：人胎盘组织液。

操作：常规消毒。按穴位注射法常规注射，每次选2~4穴，每穴注射0.5~1mL。注射时注意小儿不能吵闹乱动，以防发生意外。

疗程：隔日1次，10次为1个疗程。

方2

取穴：肺俞、厥阴俞。病程长者加心俞。

药物：无水酒精或95%酒精、10%普鲁卡因。

操作：无水酒精或95%酒精90mL，加入10%普鲁卡因10mL。按穴位注射操作规程，每穴注射0.3~0.5mL。

疗程：隔日1次，2~4次为1个疗程。

［**皮肤针疗法**］

取穴：后颈部（颈5~7两侧）、气管两侧、天突、手太阴肺经体表循行路线。

操作：常规消毒后用梅花针叩刺，中等度刺激，叩至局部皮肤有潮红、丘疹，但不出血。

疗程：每日1次，3次为1个疗程。

［**艾灸疗法**］

取穴：风门、大椎、身柱、膏肓俞、膻中、中脘、尺泽、丰隆、太渊、足三里、三阴交、太溪。

操作：艾卷灸。每次4~5个穴，每穴20分钟。

疗程：每日或隔日1次，10次为1个疗程。

［**腧穴红外线照射疗法**］

取穴：大椎、风门、肺俞、膏肓俞、身柱、脾俞、肾俞、中府、膻中、中脘。

操作：背部腧穴和胸腹部腧穴分别照射20分钟。

疗程：每日或隔日1次，10次为1个疗程。

［**刺络拔罐疗法**］

取穴：风门、肺俞。

操作：常规消毒后用三棱针散刺，每穴各5次，再用火罐闪罐3次，然后留罐3~5分钟。

疗程：每周2次，10次为1个疗程。

［拔罐疗法］

取穴：大椎、肺俞、定喘、身柱、风门、膻中。

操作：闪火法，每次3~5分钟。背部腧穴也可走罐。

疗程：每日1次，10次为1个疗程。

【评述】

（1）针灸治疗小儿咳嗽疗效较为满意。与拔罐、穴位贴敷等疗法结合，对小儿咳嗽疗效更好。若有发热、咳声剧烈、病程较长者，应注意结合其他方法治疗。

（2）注意小儿咳嗽与咳嗽变异性哮喘的鉴别，一旦确诊咳嗽变异性哮喘，需按哮喘治疗。

（3）气候变化气温骤变时，及时添加衣物，防止感冒。

（4）避免辛辣香燥生冷等刺激性食物、刺激性气味、冷空气、烟尘等刺激咽喉，运动或哭闹过多等也可诱发咳嗽，应予适当控制。

（5）饮食宜清淡而富有营养，多饮水，咳嗽期间多食梨汁、萝卜冰糖汁等。

【针灸治疗的优势】

小儿咳嗽被认为是一种保护性呼吸反射动作，它是许多肺系疾病的常见症状，也可单独作为病证出现。治疗时往往会不当使用抗生素，而易致患儿抵抗力下降，病程延长，咳嗽反复发作，影响了小儿的身体健康和生长发育。针灸治疗小儿咳嗽注重辨病与辨证结合，取穴远近结合，治疗上初期宣肺止咳，中期健脾化痰，后期养阴润肺。针刺多采用点刺或速刺，患儿易于接受，也可结合腧穴贴敷、拔火罐等其他针灸疗法，共奏宣肺降气，利咽止咳之效。各种针灸治疗方法因操作简单、疗效确切，易于被患儿和家长所接受，不失为一种小儿咳嗽治疗的好方法。

第二节　脾胃疾病

一、泄泻

【概述】

泄泻是以大便次数增多，粪质稀薄或如水样为主症的一种儿科常见病。古人将大便溏薄者称为"泄"，大便如水注者称为"泻"。西医称之为小儿腹泻。2

岁以下的婴幼儿发病率最高，小于1岁者约占50%。一年四季均有发生，以夏秋两季多见。多因外感风寒暑湿邪气，导致脾运失常而致，或过伤乳食、瓜果生冷，或过服寒凉药物，或抗生素应用不当，致元气耗损，脏腑虚寒所致。

中医认为，泄泻之本在于脾虚。脾虚湿困是基本病机。小儿脾常不足，易于感受风寒湿之邪，或内伤乳食及难以消化之物伤及脾胃，脾胃纳运失常，清浊难分，不能化水谷精微，致清阳不升，浊阴不化，水湿为患，合污而下发为泄泻。

泄泻轻症及时治疗，预后良好；若起病急骤，或病程迁延，可造成营养不良，影响小儿生长发育，而形成疳证。

【临床表现】

大便次数增多，每日3~5次，多则十余次。便质呈水样便、泡沫便、黏液便，精神不振，少尿或无尿，腹胀或腹痛。腹痛时患儿突发啼哭，两手握拳，屈腰，蹬足，肠鸣，汗出，可伴呕吐。

轻症腹泻，大便多为黄色或绿色，并伴有轻微呕吐。便前有腹痛，哭闹不安等症状，一般不发热，精神和食欲尚好。重症腹泻，亦称"中毒性消化不良"，一日之内腹泻十余次，甚至数十次水样便，有时带有黏液，常伴有频繁呕吐，烦躁不安，精神不振和口渴，可出现脱水、酸中毒、电解质紊乱现象，不及时抢救甚至危及生命。

【辨证分型】

中医临床辨证首先分清病情轻重。轻者便次不多，精神状态较好，重者便次频多，精神不振，伴呕吐、烦躁不安、腹痛惊厥、四肢不温等变证。其次根据粪便性状与症状表现，分清寒热虚实。

1. 泄泻常证

（1）伤食型：证见大便稀溏且夹有奶瓣或未消化的食物残渣，脘腹胀痛，痛则欲泻，泻后痛减，粪便酸臭如败卵，嗳气酸馊，或欲呕吐，不思乳食，矢气频频，夜寐不安，舌苔厚腻，脉滑，指纹色紫。

（2）风寒型：证见大便清稀，多泡沫，臭气不甚，兼恶寒发热，舌苔白腻，脉濡，指纹色红。

（3）湿热型：证见便质稀薄，或如蛋花汤，或有黏液，泻下急迫如水注，色黄而臭，神疲食少，口渴烦躁，小便短黄，舌苔黄腻，脉滑数。

（4）脾虚型：证见大便稀溏，久泻不愈，多见于食后作泻，色淡不臭，反复发作，面黄肌瘦，神疲倦怠，舌淡苔白，脉濡。

（5）脾肾阳虚型：证见久泻不止，完谷不化，或伴脱肛，形寒肢冷，面色苍白，睡时露睛，舌淡苔白，脉弱无力。

2.泄泻变证

（1）气阴两伤型：证见泻下无度，精神不振，四肢乏力，囟门眼眶凹陷，皮肤干燥消瘦，口渴引饮，小便短赤，甚至无尿，唇红而干，舌红少津，苔少或无苔，脉细数。

（2）阴竭阳脱型：证见泻下不止，次频量多，精神萎靡，表情淡漠，面色苍白青灰，四肢厥逆，舌淡苔白，脉沉细欲绝。

【针灸处方】

［头皮针疗法］

取穴：额旁2线（双）。

操作：常规消毒。行半刺法，不出血或微出血均可。

疗程：每日1~2次，3天为1个疗程。

［毫针刺法］

方1 梅花形刺法

取穴：脾俞、胃俞、肾俞、梁门、足三里、水分、天枢。

操作：常规消毒。各穴均用梅花形（前后左右各加1针）针刺，不留针。

疗程：每日1次，3次为1个疗程。

方2 辨证取穴法

取穴：中脘、天枢、足三里。发热加大椎、曲池；呕吐加内关、上脘；食伤加四缝；风寒加合谷、水分；湿热加太白、内庭；脾虚加脾俞；惊厥加大敦、行间；气阴两虚加气海、肾俞、太溪；阴竭阳脱加百会、关元。

操作：常规消毒。实证用泻法，虚证用补法或加灸。

疗程：每日1~2次，3天为1个疗程。

方3 半刺法

取穴：天枢（双）、会阳（双）、单侧足三里及其对侧内庭（如病情重者，足三里及内庭均取双侧）。

操作：常规消毒后进行针刺，浅入疾出不留针，如拔毛之状。

疗程：视患儿病情，每天1~2次，3次为1个疗程。

［腧穴贴敷疗法］

取穴：神阙。

药物制备：将公丁香、肉桂各20g，白胡椒30g，共研细末，再加入冰片5g研匀，备用。

操作：治疗时先洗净小儿脐部，酒精常规消毒后，将上药填满肚脐，胶布固定。

疗程：每日换药1次，5次为1个疗程。

注：本法适用于寒湿型、阳虚型，湿热型忌用。

[**耳针疗法**]

取穴：大肠、小肠、脾、胃、交感、内分泌。

操作：耳郭常规消毒。以毫针刺入，产生胀感，不留针。或以王不留行籽贴压。双耳同时取穴。

疗程：每日1次，5次为1个疗程。

[**割治疗法**]

取穴：第11胸椎棘突旁开3~4cm，或鱼际。

操作：常规消毒后，自第11胸椎棘突开始，向左或右割3~4cm，破皮见血为度，割治鱼际穴，刀口呈纵线，即与肌纤维走行一致，破皮见血为度。

疗程：割治1次，若未愈，5天后再行1次。

[**腧穴激光照射疗法**]

取穴：中脘、气海、天枢、神阙。

操作：用He-Ne激光器照射，激光波长632.8~650nm，输出功率20mW，每穴5分钟。

疗程：每日2次，5~10次为1个疗程。

[**腧穴注射疗法**]

取穴：足三里。

药物：山莨菪碱（654-2）注射液。

操作：常规消毒。按腧穴注射常规，每次每穴0.2~0.5mg/kg注于足三里穴。

疗程：每日1次，3次为1个疗程。

[**艾灸疗法**]

方1　艾卷灸

取穴：天枢、气海、神阙、关元、足三里、三阴交。

操作：选2~3穴（一般腹部2穴、腿部1穴），每穴温灸5分钟。

疗程：每日1次，5次为1个疗程。

方2 隔盐灸

取穴：神阙。

操作：洗净脐孔后，加入细盐至与脐孔平，在盐上放一直径约1cm、长1~2cm的艾炷，点燃灸之，患儿感觉灼痛时可将艾炷移开，在盐上面加0.3cm左右厚的生姜片继续灸之，直至艾炷熄灭。连灸2~3壮。婴幼儿可配合喂奶，或在熟睡中进行。或充分暴露神阙穴，在穴中放入适量医用盐。医者点燃艾条，右手持艾条悬灸，左手固定穴位周围皮肤，温度以左手感觉温和为宜，灸15~30分钟。

疗程：每日1次，5次为1个疗程。

方3 灯草灸法

取穴：长强。

操作：取灯草蘸茶油点燃一端，在长强穴施灯草灸。

疗程：若1次不能止泻，隔三五天再灸1次。

方4 铺灸法

取穴：

①胃肠穴区：以足阳明胃经足三里、上巨虚、条口、丰隆、下巨虚等处的腧穴及其循行线为中心向左右两侧各延伸1.5~2cm。

②神阙穴区：以任脉神阙穴为中心、以1~1.5cm为半径所覆盖的任脉气海、阴交、水分和足少阴肾经肓俞等穴。

操作：

①胃肠穴区铺灸法：患儿取俯卧位，将洞巾铺于下肢部，只暴露施术部位，棉签蘸姜汁擦拭穴区，并将铺灸药末（苍术、白术、茯苓、山药、葛根、车前子各100g，桔梗、炙甘草各50g）均匀覆盖在穴区局部皮肤上，厚度为1~2cm。将姜泥做成和穴区大小等同的长方体置于药末之上，长宽和穴区一致，厚度0.8~1.2cm。再将精制艾绒制成边长为3cm左右的正三棱锥形艾炷，置于长方体姜泥之上，正三棱锥形艾炷的长度和宽度以略小于长方体姜泥的宽度和长度为宜，棉签蘸取95%酒精均匀地涂于艾炷上缘，点燃艾炷，自然燃烧，以温热感至患儿能忍受为度。待患儿因温度太高无法忍受时，取掉燃烧的艾炷，再换新艾炷，每次3~5壮。最后去净艾炷灰，保留药末与姜泥，以胶布固定。待其热感消失后，去掉所有铺灸材料，灸疗完成。

②神阙穴区铺灸法：除患儿选择仰卧位外，其余操作均同上。

疗程：每日施灸1次，7次为1个疗程。

方5　火柴灸法

取穴：主穴为长强，配穴为肾俞、脾俞。

操作：点燃火柴对准穴位迅速灸点，手法要轻，刹间离穴，此时可听到响声，灸点后有米粒大瘢痕，一般不须处理。

疗程：每日1次，3次为1个疗程。

［刺络疗法］

方1

取穴：四缝。

操作：点刺挤出黄白色黏稠液体，或刺络纹，挤出血液少许。

疗程：视泄泻轻重每日1~2次，5次为1个疗程。

方2

取穴：尾穷穴（在尾骨尖上方1寸处及其旁开各1寸处，共3穴）。

操作：常规消毒，三棱针点刺出血。

疗程：隔日1次，5次为1个疗程。

［拔罐疗法］

取穴：神阙、脾俞、胃俞、大肠俞、膈俞。

操作：闪火法。神阙不留罐，余穴留罐2~3分钟。

疗法：每日1次，5次为1个疗程。

【评述】

（1）用半刺法额旁2线治疗婴幼儿腹泻，尤其是单纯性腹泻，疗效屡治不爽，实为简便灵验安全之法，故本书列为主穴，以作推荐。针灸其他疗法治疗小儿泄泻也同样疗效可期。

（2）泄泻治疗贵在及时，较易恢复。若泄泻严重者，应视病情变化，及时配合输液补水等药物对症治疗。

（3）随着生长发育，小儿脾胃功能渐强，泄泻的发生次数会有所减少。

（4）注意饮食卫生，切忌暴饮暴食，食品应新鲜、清洁，煮熟后方可食用。

（5）提倡母乳喂养，添加辅助食品时，需循序渐进，从稀到稠，从细到粗，习惯一种食物再加另一种食物。

（6）患病期间控制饮食，适当减少进食，视病情可短时间禁食，有利于康复。

（7）及时添加衣物，避免风寒湿邪侵袭，尤其要做好腹部保暖。

（8）患儿每次大便后，要用温水洗净臀部，涂些甘油、爽身粉，并及时更换尿布。

（9）食疗参考方：

①山药饼：山药、芡实、莲子，按3：2：1的比例，磨成细粉，每餐用2~3匙，加白糖适量，水调成饼状，蒸熟作点心吃。

②乌梅汤：乌梅5~15个，加水500mL，煎汤，加适量红糖，代茶饮用。

③薏米扁豆粥：薏米、扁豆适量煮粥喝。

【针灸治疗的优势】

小儿泄泻通过辨证分型针灸治疗，效果较好。针灸治疗小儿泄泻具有疗程短、疗效佳、安全、便捷，操作简便等优势，可避免服药之苦，易被儿童接受。但取效的关键在于准确辨证的基础上，合理取穴，正确实施补泻手法。针灸取穴以脐周、脐中、足三里等穴为主，起到理脾胃、调气血、补虚弱的作用。有研究表明，针刺天枢、足三里等穴能增强机体的免疫功能，促进气血生成，增强白细胞吞噬能力。

二、食积

【概述】

食积，又称"积滞"。是因小儿喂养不当，内伤乳食，致乳食停聚中脘，积而不化，伤及脾胃所引起的一种小儿常见的胃肠病证。与西医学消化不良相近。本病一年四季皆可发生，夏秋季节更易发生，暑湿易于困遏脾气。小儿各年龄阶段皆可发病，但以婴幼儿多见。食积可分为伤乳和伤食，临床以伤食者多见，常与感冒、泄泻、疳证合并出现。若食积日久，迁延失治，脾胃功能严重受损，导致小儿营养缺乏，阻碍生长发育，转化成疳证，故前人有"积为疳之母，无积不成疳"之说。

中医认为，本病的病因主要是乳食内积，损伤脾胃，或素体脾胃虚弱，运化失司，而致乳食停滞为积。小儿饥饱不能自知，若食乳过量，冷热不调，皆能停积脾胃，壅而不化，气滞不行，成为积滞。乳食停积中焦，胃失和降，气逆于上，则呕吐酸臭不消化之物；脾失运化，升降失常，气机不利，出现脘腹胀痛，大便不利，臭如败卵；或积滞壅塞，腑气不通，而见腹胀腹痛，大便秘结之症。食积日久，损伤脾胃，脾胃虚弱，运纳失常，复又生积；亦有先天不足，病后失调，脾胃虚弱，胃不腐熟，形成虚中夹实之象。

【临床表现】

食积主要临床表现以不思乳食，食而不化，脘腹胀痛，嗳腐吞酸，甚则吐泻酸臭，大便溏泄或便秘，臭如败卵，并夹杂不消化食物为特征，舌苔黄腻或腐腻。若积滞日久化热后，还可出现夜卧不宁、睡喜伏卧、辗转反侧、手足心热、排气恶臭等症状。多数患儿有伤乳、伤食史。大便检查，有不消化食物残渣或脂肪球。

【辨证分型】

小儿食积辨证关键在于辨虚实。实证病程短，脘腹胀痛拒按，食入即吐，大便秘结，舌质红苔厚腻；虚证病程较长，脘腹胀满喜按，面色萎黄，神疲形瘦，大便溏薄或完谷不化，舌淡胖苔薄白。

临床分为以下2型：

1.乳食内积型 证见呕吐酸馊乳食，腹部胀痛拒按，大便酸臭以食物残渣为主，小便短黄，食欲不振或拒食，或兼有低热，舌红苔腻，脉滑数。

2.脾虚夹积型 证见面黄肌瘦，体倦乏力，卧不安寐，不思乳食，腹满喜按，大便溏薄，舌淡苔白腻，脉细而滑。

【针灸处方】

[**毫针刺法**]

方1 辨证选穴法

取穴：中脘、足三里。乳食内积加天枢、上巨虚；脾虚夹积加脾俞、胃俞、气海；积滞化热加曲池、内庭；烦躁不宁加神门。

操作：常规消毒。中等刺激，不留针。中脘、足三里、脾俞、胃俞、气海施补法，天枢、上巨虚、内庭、曲池行泻法，神门平补平泻。

疗程：每日或隔日1次，10次为1个疗程。

方2 脐周四穴法

取穴：下脘、气海、天枢（双）。

操作：患儿取仰卧位或家长抱患儿成半仰卧位，严格消毒脐周皮肤，选用2~3寸26号毫针，垂直捻转进针，深度1.5~2.5寸左右（视患儿胖瘦），进针后捻转数次，然后顺时针方向旋转针体数周，直到针体转不动为止，反方向轻轻松开针体，重复以上手法3次，出针。针刺穴位顺序为：气海、右天枢、下脘、左天枢。针刺完毕，用碘伏棉球覆盖针孔，纸质胶布固定。

疗程：隔日1次，10次为1个疗程。

方3 阴中隐阳针法

取穴：足三里、梁门、中脘、天枢、梁丘、脾俞、胃俞、章门。

操作：患儿仰卧位或俯卧位，取穴分两组轮流使用并常规消毒。阴中隐阳针法为先泻后补，根据穴位的可刺深度，分浅（5分）、深（1寸）操作，进针后先深层行泻法，紧提慢插6次，再退针到浅层行补法，紧插慢提9次，均不留针。

疗程：每日1次，10日为1个疗程。

注：本法尤适用于脾虚食积发热，日久致脾胃虚寒者。

［刺络疗法］

取穴：四缝。

操作：常规消毒。用三棱针点刺后挤出少量黄白色透明状黏液或出血。

疗程：每日或隔日1次，3次为1个疗程。

［耳针疗法］

取穴：小肠、胃、皮质下、大肠、脾、内分泌。

操作：所取穴位严格消毒后，用0.5寸毫针快速刺入，不留针。或用王不留行籽贴压。左右交替，每日按压3~5次。

疗程：每日1次，5次为1个疗程。

［头皮针疗法］

取穴：额旁2线（双）、额顶线中1/3段（神庭至前顶3等分中间段）、额中线。

操作：常规消毒后，采用0.22mm×25mm不锈钢毫针，针尖方向由上往下，行抽提法，结合按摩腹部。间歇动留针2小时以上。

疗程：每日1次，5次为1个疗程。

［腧穴贴敷疗法］

方1

取穴：神阙、涌泉（双）。

药物制备：生栀子10g，研细末，加入面粉适量拌匀，加鸡蛋清适量调成糊状，做成3个药饼，备用。

操作：将药饼分别贴敷于脐部和足底，外用纱布覆盖，胶布固定。

疗程：每日换1次，3~5次为1个疗程。

方2

取穴：神阙。

药物制备：枳实15g，陈皮10g，川楝子15g，白芍20g，大黄3g，山楂10g，半夏5g，共研细末，装瓶备用。

操作：治疗时，每次用前取1.5g药粉填脐，外用胶布固定。

疗程：隔日更换1次，至愈为止。

［**艾灸疗法**］

取穴：天枢、足三里、神阙、四缝。

操作：温和灸。每穴施灸15~20分钟。

疗程：每日1次，5~7次为1个疗程。

［**拔罐疗法**］

取穴：中脘、天枢、脾俞、胃俞、大肠俞。

操作：闪火法。留罐3~5分钟。

疗程：每日1~2次，5次为1个疗程。

【评述】

（1）针灸通过消食导滞，调理脾胃，对食积治疗效果较好，疗程也短；且其他疗法效果不显，改用针灸疗法，仍可取得理想疗效。若食积兼有他症（如感冒等）时，应食积与他症同时治疗，方能更快收效。

（2）注意节制饮食，喂食宜定时定量，不应过饥过饱。不宜过食生冷、油腻的食物，不吃零食，纠正小儿偏食。

（3）提倡母乳喂养，根据年龄合理添加辅食，不宜过早添加。提倡合理喂养。

（4）做好腹部保暖，防止腹部受凉影响脾胃功能。素体脾胃虚弱的患儿可常按摩腹部，每次顺时针逆时针各2分钟。

（5）食疗参考方：

①山楂蜜饯：山楂500g、蜂蜜250g。先将山楂洗净，去掉果核，然后放入砂锅内，加水适量，煮至呈糊状时加入蜂蜜，搅拌均匀后收汁食用。

②荸荠粥：鲜荸荠250g、粳米100g。先将荸荠洗净，去皮后切片与粳米一起煮成稀粥，温热食之。

③鸡内金鸡蛋羹：用鸡内金研成粉末调在鸡蛋羹里吃。

④白萝卜汤：将白萝卜洗净切块，煮汤喝。

（6）郭翔等运用阴中隐阳针法配合摩腹治疗小儿食积56例，治疗后，痊愈46例，好转7例，无效3例。其方法如下。

摩腹：用食、中、环、小指指腹或全掌贴于小儿腹部，作顺时针或逆时针方向摩腹5~10分钟。一般顺时针方向为泻，逆时针方向为补。

【针灸治疗的优势】

随着生活水平的提高，现代小儿饮食结构发生了很大变化，父母对其子女溺爱，嗜食肥甘厚味，导致小儿多因营养过度造成食滞中焦，影响小儿健康和生长发育。针刺治疗小儿食积的作用，是改善了小儿的消化、吸收及排泄功能。通过针刺脐周穴，可增强胃肠的蠕动功能以及小肠的吸收功能，有助于积食的消化吸收及加速体内积聚废物的排泄。有研究表明，针刺对机体各种消化液的分泌有促进作用，如针刺可使胃液酸度与胃酶活性提高，使唾液淀粉酶等多种消化酶分泌增加，活性增强，有利于食物的消化吸收；针灸还可使血清蛋白、白细胞的吞噬功能增强，有助于恢复因积滞引起的机体抵抗力下降，从而提高了杀菌抗炎作用。可见，针灸治疗本病，不仅起到了治疗效果，还防患未然，增强脾胃功能和机体抵抗力，可谓一举两得。同时，因服药对本病有呕吐、厌食等症状的患儿困难较大，故针灸不失为一种好的选择。

三、疳证

【概述】

疳证是小儿由于喂养不当，或多种疾病影响，导致脾胃功能受损，气液耗伤而形成的慢性疾病。本病发生无明显季节性，好发于幼弱小儿，以5岁以下小儿多见。疳证又称疳积，因其与积滞关系密切，故有"积为疳之母，无积不成疳"之说。

"疳"有两种含义，其一是"疳者甘也"，谓其因过食肥甘厚味所致；其二是"疳者干也"，指其证见气液干涸，形体消瘦，肌肤干瘪的临床特征。疳证病变在脾胃。主要因喂养不当，饥饱无度，或过食肥甘厚味、生冷之品，抑或乳食的质量、数量紊乱，发生伤乳、伤食，损伤脾胃，日久运化失职，水谷精微不能吸收，机体无以滋养，形成疳证。或其他疾病的影响，或病后调理不当，多见长时间的吐泻或慢性腹泻，耗伤津液，伤及脾胃，气血生化不足，形成疳证。

疳证是古代儿科四大要证之一，包括西医学的蛋白质－能量营养不良，维生素或微量元素缺乏等营养不良。因其严重影响小儿的生长发育，历代儿科医家对其十分重视。随着医疗卫生水平的提高，我国疳证的发病率已经明显下降，但由于家长喂养不当，饮食不节，过食肥甘厚味、生冷之品，或造成偏食、厌食，使脾胃受损。治疗方面也注重健运脾胃，而不是单以补益为主。

小儿各系统、器官正处于生长发育的关键时期，如营养缺乏或吸收不良，将影响患儿一生的健康，所以应及时诊治。

【临床表现】

疳证临床表现以形体消瘦、饮食异常、面黄发枯、精神萎靡或烦躁不安为主要特征。初期患儿体重不增，体格生长缓慢，常被家长忽视。后期则体重逐渐下降，皮下脂肪减少，形体逐渐消瘦，皮肤干枯，肚腹胀大，饮食异常，大便干稀不调，面色无华，啼哭无力，毛发稀疏、枯黄、肌肉松弛、萎缩。重者精神萎靡，反应迟钝，或好发脾气，烦躁易怒，睡眠不宁，或喜揉眉擦眼，或吮指、磨牙等。皮下脂肪消失殆尽时，面如老人，可发生水肿，多数从下肢开始，呈凹陷性，严重者全身水肿，头发干枯易断，心率减慢，血压偏低等。

【辨证分型】

临床辨证主要需辨明虚实和病情的轻重。按常证和兼证可有如下分型。

1. 常证

（1）疳气：形体略消瘦，面色萎黄无华，毛发稀少，厌食或食欲不振，精神欠佳，易发脾气，大便或溏或秘。

（2）疳积：形体明显消瘦，肚腹鼓胀，甚则青筋暴露，面色萎黄无华，毛发稀疏如穗，精神不振或易烦躁激动，睡眠不宁，或伴有动作异常，食欲减退或多吃多便。

（3）干疳：亦称"疳极"。极度消瘦，面呈老人貌，皮肤干瘪起皱，大肉脱，皮包骨，精神萎靡，啼哭无力，毛发干枯，腹凹如舟，大便溏薄或便秘，时有低热，口唇干燥。

2. 兼证

（1）眼疳：兼见两目干涩，畏光羞明，白膜遮睛，夜间视物不清。

（2）口疳：兼见口舌生疮，甚至糜烂，秽臭难闻，面赤唇红，烦躁哭闹。

（3）疳肿胀：兼见小便短少，大便溏薄，全身或四肢目胞浮肿，面色无华。

【针灸处方】

[**毫针刺法**]

方1

取穴：下脘、中脘、足三里、太溪、公孙。烦躁不安加内关、神门；脘腹胀满加四缝；气血亏虚加关元；大便稀溏加天枢、上巨虚；脾胃虚弱加脾俞、胃俞；虚脱加百会。

操作：常规消毒后点刺、浅刺，平补平泻，不留针。关元、脾俞、胃俞、百会针后加温和灸。

疗程：每日1次，10次为1个疗程。

方2

取穴：四缝。

操作：选取四缝穴（双侧），常规消毒，用0.40mm×13mm毫针点刺后出黄白色液体或少许血液，然后用消毒干棉球按压针孔。

疗程：每周1次，4次为1个疗程。

［腧穴贴敷疗法］

方1

取穴：涌泉（双）。

药物制备：将白矾、陈醋各适量，调成糊状，备用。

操作：治疗时，将上药敷于涌泉穴固定。

疗程：每日1次，10次为1个疗程。

注：本法适宜于虚寒型。

方2

取穴：涌泉、四缝。

药物制备：将中药桃仁、栀子等量研末，备用。

操作：取上药适量用蛋清调敷，贴敷于双侧涌泉穴24小时。

疗程：一般敷1次。病情严重者半月后重复1次。

［艾灸疗法］

方1　温和灸法

取穴：脾俞、胃俞、足三里。

操作：温和灸。每穴施灸5~10分钟。

疗程：每日1次，5~7次为1个疗程。

方2　灯火灸法

取穴：大敦、二间、足三里、四缝。

操作：灯火灸，每穴1~2次，

疗程：每日1次，10次为1个疗程。

方3　隔盐灸

取穴：神阙。

操作：隔盐灸，每次1~2壮。

疗程：每日1次，10次为1个疗程。

［**刺络疗法**］

取穴：四缝。

操作：常规消毒，毫针直刺0.1~0.2寸，或三棱针点刺，挤出少量黄色透明黏液或出血。

疗程：每周2次为1个疗程。

［**电针疗法**］

取穴：脐中四边穴（下脘、气海、双侧天枢）。

操作：常规消毒，采用0.25mm×25mm不锈钢毫针针刺得气后，四边穴中分上下、左右两组，用G6805电针治疗仪连接，疏密波，通电10~15分钟。

疗程：重者每日1次，轻者隔日1次，5次为1个疗程。

［**头皮针疗法**］

取穴：额旁2线（双）、额中线、顶中线、额旁3线（双）。

操作：常规消毒。针尖方向：额区治疗线由上往下，顶中线由前顶往百会。行抽提法，配合按摩腹部，间歇动留针2小时以上。

疗程：每日1次，5次为1个疗程。

［**皮肤针疗法**］

方1

取穴：华佗夹脊穴。

操作：常规消毒。用皮肤针由上而下反复叩击，至皮肤略红为度。

疗程：隔日1次，10次为1个疗程。

方2

取穴：第7颈椎至骶尾部督脉及两侧足太阳膀胱经循行的部位。

操作：患儿由其家长抱住，取俯卧位，将梅花针和取穴部位的皮肤消毒后，手握梅花针，自上而下，先从大椎至骶尾部沿脊柱作纵行轻叩，再分别叩刺两侧足太阳膀胱经循行的部位，反复轻叩3~4遍，叩刺强度为弱刺激，以局部皮肤略潮红为度。不要刺伤皮肤。

疗程：隔日1次，10次为1个疗程。

［**挑刺疗法**］

取穴：四缝、中脘、天枢。低热口渴配曲池；纳呆便溏配足三里；烦躁夜啼配内关；潮热配大椎。

操作：常规消毒后，以右手持4号或5号注射针头，左手固定取穴部位，针尖斜向浅刺入皮，挑起皮肤快速出针，出针时产生"噗"的响声为得法。

疗程：根据病情轻重，每日、隔日或3日挑刺1次，7~10日为1个疗程。

[**拔罐疗法**]

取穴：中脘、下脘、天枢、脾俞、胃俞、肾俞。

操作：闪火法。每穴拔3~5分钟。

疗程：每日1次，10次为1个疗程。

【评述】

（1）针灸治疗本病有较好疗效，针刺、温和灸、中药贴敷、神阙隔盐灸等疗法可配合应用，对疳证治疗效果更好。四缝穴为治疗本病经验穴，屡治屡验。

（2）对本病的预防和护理比治疗更为重要。要查明病因，积极治疗原发病，同时配合膳食疗法。选择高营养（即高蛋白、高维生素、高能量）、易消化的食物，少量多餐。根据病情轻重，消化功能的强弱，循序渐进逐渐补充到正常食量。

（3）多带小儿晒太阳，增强体质，保持室内空气清新。确保食物新鲜清洁，不食生冷变质乳食。

（4）提倡母乳喂养，不宜过早断奶，添加辅食不宜过早，适应一种辅食之后再添加另一种，循序渐进。

（5）纠正不良饮食习惯，家长不能溺爱子女，防止厌食、偏食。

（6）食疗参考方：

①化积蛋：使君子（去壳，炒香）和槟榔各半，共研细末，每次10g，早饭前蒸鸡蛋吃。

②蛤蟆汤：蛤蟆（蟾蜍亦可）剥去皮，煮成汤汁，每天吃2只。

③莱菔子散：莱菔子6g，研末，水调服。

④山药扁豆粥：鲜山药（去皮切片）30g，白扁豆15g，白米30g，同煮粥，加白糖适量食之。

【**针灸治疗的优势**】

《幼幼集成》有"夫疳之为病……皆真元怯弱，气血虚衰之所致也，究其病源，莫不由于脾胃"的说法。说明脾胃失调是形成疳证的主要原因，治疳重点在于调理脾胃，恢复运化，使水谷精微化生有源。针灸调理脾胃，取穴远近结合，手法补泻兼施，健脾消积双管齐下、标本共治，效果较为显著。针灸治疗方法也多种多样，如温和灸、穴位贴敷、拔罐疗法、激光腧穴照射等乐于被患儿接受，更有点刺四缝穴是针灸经验方，方法独特，疗效肯定，有研究表明针刺该穴能增加肠中胰蛋白酶、胰淀粉酶和胰脂肪酶（消化强度）的含量，促进肠管蠕动；动物实验表明，针刺家兔该穴，可使胰液分泌量增加，因此，针刺四缝穴能迅速改变消化不良小儿的临床症状，促进脾胃功能，增进食欲；并可使血清钙、磷上升，碱性磷酸酶活性降低，结果钙磷乘积增加，大大有助于患儿的骨骼发育与成长；而且还有提高脾虚患儿淋巴细胞转化的水平，增强患儿免疫功能的作用。总之，针灸对疳证的治疗，补不恋邪、泻不伤正，没有因服药而增加胃肠负担之虞，不仅疗效较好，副作用也小，取穴具有补气、理气、固气、调血的功能，增强脾胃运化功能的同时，也增强患儿的体质，值得推荐应用。

四、厌食

【概述】

厌食是小儿时期较常见的一种脾胃系病证，临床以较长时间厌恶进食，食欲不振或食量减少，甚至拒食为特征。长期厌食患儿形体日渐消瘦，可发展为疳证，严重者将影响体格发育和智力发展。随着现代生活水平的提高，该病患病率逐渐提高，各个年龄均可发病，尤以1~6岁儿童多见。多因喂养不当或饮食不节，影响脾胃功能，导致受纳运化失健而厌食。

厌食是单独存在的一个症状，西医称消化功能紊乱，这些症状不仅出现在消化系统疾病，且常出现在其他系统疾病时，尤其多见于中枢神经系统疾病或精神疾病。因此必须详细询问有关病史，积极治疗其原发疾病。

中医认为，厌食主要病机为喂养不当，损伤脾胃，或他病及脾，脾胃收纳运化功能失调，气机升降不利，胃气上逆，或先天不足，脾胃怯弱，或情志失调，易受惊恐惊吓，肝木乘脾而致。家长缺乏喂养经验，给小儿滋补肥甘厚味食品，或纵其所好，任其肆意索取零食，偏食，嗜食；或饮食无节制，饥饱无度，进食杂乱，从而损伤脾胃，影响脾胃的收纳运化功能，导致厌食。小儿体弱易感外邪，尤其是感受温热病邪后，津液耗伤，或用药不当，过于寒凉，或过于温燥，或病后调理不当，均可使脾胃气阴不足，收纳功能失调，产生不思饮食或厌食的症状。另外，小儿神气怯弱，卒受惊吓或打骂，或环境变迁，或所欲不遂，均可使情志怫郁，肝失调达，气机不畅，乘脾犯胃，形成厌食。总之，脾胃和则能知五谷饮食之味，脾胃不和，纳运功能失调，则致厌食。

【临床表现】

厌食临床主要表现为见食不食，食欲不振，甚至拒食等。厌食患儿虽然体格略消瘦，面色无华，但无大便不调、脾气急躁、精神萎靡和腹鼓作胀等疳证症状。常有喂养不当史，如进食无定时、定量，喜食甘甜厚味、生冷食品，喜吃零食，或偏食等。常兼见气虚或阴虚的不同证候，气虚患儿有懒言乏力，易汗出，面色萎黄，大便不实，夹有不消化食物残渣的表现；阴虚兼见口舌干燥，面色萎黄无光泽，皮肤干燥，便秘或大便干结，小便黄赤。

【辨证分型】

临床辨证主要可分为以下3型。

1.脾失健运型 证见面色少华，不思饮食，或食物无味，拒进饮食，形体偏瘦，精神状态一般无异常，大小便均基本正常，舌苔白或薄腻，脉尚有力。

2.胃阴不足型 证见口干多饮而不喜进食，皮肤干燥，缺乏润泽，大便多干结。舌苔多见光剥，亦有光红少津者，质偏红，脉细。

3.脾胃气虚型 证见精神较差，面色萎黄，厌食、拒食，若稍进饮食，大便中夹有不消化残渣，或大便不成形，容易汗出，舌苔薄净或薄白，脉无力。

【针灸处方】

[毫针刺法]

方1

取穴：脾俞、章门、足三里、公孙。脾失健运加阴陵泉、三阴交；胃阴不足加胃俞、太溪、内庭；脾胃气虚加中脘、胃俞。

操作：常规消毒，均浅刺不留针。章门向下斜刺，脾俞、胃俞向脊椎斜刺，余均直刺。内庭用捻转泻法，余穴均用捻转补法。

疗程：每日或隔日1次，10次为1个疗程。

方2

取穴：四缝、内关、中脘、足三里、三阴交、天突、天枢。

操作：取四缝穴，常规消毒。操作视患儿年龄大小而定，1岁之内的，以点刺不出血为度；1岁以上10岁以下的，点刺时以穴位出现白色透明或黄色黏液样物为度。点刺内关、中脘、足三里、三阴交、天突，伴有腹胀者点刺天枢。

疗程：每周1次，3~5次为1个疗程。

［耳针疗法］

方1

取穴：胃、脾、皮质下、小肠、神门。

操作：王不留行籽贴压，每日按压3~5次，每次3~5分钟。两耳轮换。

疗程：隔日1次，10次为1个疗程。

方2

取穴：双侧脾、胃、饥点、交感、皮质下、神门、大肠。

操作：消除耳郭污垢，常规消毒，找出压痛点，把王不留行籽用直径0.5cm的伤湿止痛膏固定在所选穴位上。用拇指和食指对压耳穴，手法逐渐由轻到重，使患儿产生酸、麻、胀痛感，以患儿能够承受为宜，每次按压2~3分钟，嘱其家属每日自行按压3~4次。同时，嘱家长要培养患儿良好的饮食习惯，不过食生冷、肥甘、辛辣之品。

疗程：3~4天更换1次，两耳交替施治。

［头皮针疗法］

取穴：额旁2线（双）、额中线。

操作：常规消毒。采用（0.22~0.25）mm×（25~40）mm毫针，针尖方向由上向下，行抽提法。留针2小时以上。配合按摩腹部运动。

疗程：隔日1次，10次为1个疗程。

［艾灸疗法］

方1

取穴：中脘、胃俞、脾俞、足三里、公孙、气海、阴陵泉。

操作：温和灸。每次3~4穴。

疗程：每日1次，10次为1个疗程，好转后可改为隔日1次。

方2

取穴：耳背中耳脾穴。

操作：先轻柔耳背（左），促使局部充血，局部皮肤常规消毒，将浸泡桐油的灯心草点燃，对准中耳脾穴爆1~2次。术后以创可贴贴敷，防水，防抓搔。

疗程：7日后不效者于右耳处再灸治1次，2次为1个疗程。

［腧穴贴敷疗法］

方1

取穴：神阙。

药物制备：槟榔10g，高良姜5g。共研末，备用。

操作：将患儿肚脐洗净后，把药末填入脐中，用纱布覆盖，并用胶布固定。

疗程：2日换药1次，5次为1个疗程。

方2

取穴：中脘、神阙、天枢。

药物制备：将中药沉香、焦山楂、神曲、陈皮、鸡内金各取等份，麦皮100g，加醋适量炒热，装入棉布袋中。

操作：将药袋放中脘、神阙、天枢穴位上，每次20分钟。小儿皮肤柔嫩，易损伤，用药过程中家长注意加强护理，防止烫伤。

疗程：每日2次，连续5~7天为1个疗程。

方3

取穴：神阙。

药物制备：将玄明粉6g、丁香3g、鸡内金10g、山楂30g、桃仁10g、砂仁10g、莱菔子10g、木香10g研成细末，备用。

操作：将上述中药粉3g用米醋调成丸状，敷神阙穴，胶布块固定24小时。

疗程：隔日1次，10次为1个疗程。

[**皮肤针疗法**]

取穴：脾俞、胃俞、三焦俞、华佗夹脊穴（7~17椎）、足三里。

操作：常规消毒。用皮肤针叩击，轻刺激。

疗程：隔日1次，10次为1个疗程。

[**穴位注射疗法**]

取穴：足三里。

药物：维生素B_{12}注射液。

操作：将维生素B_{12}注射液100mg加注射用水1mL，分别注入双侧足三里穴各半。

疗程：隔日1次，5次为1个疗程。

[**腧穴激光照射疗法**]

取穴：中脘、下脘、足三里。

操作：用He-Ne激光穴位照射，激光波长632.8~650nm，输出功率16mW，频率50Hz，每穴位照射20分钟。

疗程：每周1次，4次为1个疗程。

[刺络疗法]

取穴：承浆。

操作：常规消毒。点刺3~5mm。

疗程：每日1次，5次为1个疗程。

【评述】

（1）针灸治疗厌食在辨证准确的基础上，疗效确切，且安全无副作用。但若长期不愈，可致气血生化乏源，抗病能力下降，易于罹患他病，影响生长发育。

（2）家长不能溺爱小孩，应让其从小养成良好的饮食习惯，提倡母乳喂养，不盲目吃补药，防止过于滋腻，阻碍脾胃运化。

（3）营造轻松愉快的进食环境。小儿不愿吃某种食物时，家长要积极引导，进行心理疏导，不强求也不过分放纵。

（4）饮食要定时定量，多吃蔬菜、水果、粗粮等，少食巧克力、煎炸食物、碳酸饮料等。

（5）查明病因，积极治疗引起厌食的原发病。

（6）多晒太阳，加强体育锻炼，增强体质。常给小儿捏脊、摩腹、按揉足三里等，可促进胃肠蠕动，加强脾胃运化功能。

（7）食疗参考方：

①扁豆枣肉糕：白扁豆、薏米、山药、芡实、莲子各100g，大枣肉200g，焙干研为细末，加糯米粉500g，白糖150g，混匀后蒸糕或做饼，每天3次，每次30~50g，当点心食用。

②橘皮鲫鱼汤：鲫鱼1条，生姜30g，橘皮10g，胡椒1g，葱适量。将鲫鱼洗净，生姜洗净切片与各味药用纱布包好放入鱼腹内，加水适量，小火炖熟，加盐、葱少许调味，空腹喝汤吃鱼肉（须仔细挑去鱼刺）。分2次服，每日1剂，连服数天。

③麦芽粥：麦芽50g，粳米50g。煮粥食用。

④山楂片：市售山楂片即可。

【针灸治疗的优势】

近年来西医对小儿厌食的临床与实验研究认为，本病病因可能与体内缺乏微量元素锌有关，常用补锌药物治疗。但不适当地补锌或可抑制钙、铁等其他微量元素的吸收。而运用针灸治疗小儿厌食常可收到满意的效果，同时避免了其他的副作用。脾胃为后天之本，气血生化之源，而小儿又脾常不足，治疗时更应该注重强健脾胃，且治疗时"不在补脾重在运脾"。有研究发现针刺可促进消化腺的分泌，增强胃肠的消化吸收功能，提高机体对各种营养物质的吸收利用。

五、呕吐

【概述】

呕吐是小儿病证中的常见症状，以胃内容物由胃中经口而出者为其主证，它可以是很多疾病的一种表现。由胃失和降，气逆于上所致。有声无物谓之呕，有物无声谓之吐，二者常同时出现，故称之呕吐。乳婴儿常见哺乳后乳汁从口中吐出或者溢出者为吐乳。多因乳食过量或过急所致，此外，感受外邪、脾胃虚寒、暴受惊恐、蛔虫侵扰、肝气郁结等都可成为致病因素。

经常呕吐或长期反复呕吐，则损伤胃气，胃纳不足，导致水谷之海损伤，气血津液亏虚而影响小儿的生长发育。尤其在诊断不清楚时，应仔细询问病史及体格检查，并做相关辅助检查，以排除消化道、神经系统疾病及感染性疾病。西医常见小儿胃食管反流症、肠套叠、肥厚性幽门狭窄等引起呕吐者，应在积极治疗原发病的同时，参照本节进行对症治疗。

【临床表现】

小儿呕吐以乳食由口而出为主要临床表现。引起呕吐的原因不同，其临床表现亦不同。感受外邪者，呕吐伴有流涕、恶寒发热、头身不适等表证证候；乳食积滞者，呕吐乳片或不消化食物残渣，吐出为快，吐物酸臭，拒食拒乳，脘腹胀痛拒按等；脾胃虚寒者，呕吐物酸臭不甚，面色㿠白，神疲乏力，四肢欠温；暴受惊恐者，呕吐清涎，睡卧不安，惊惕哭闹。伴有高热抽搐或反复出现剧烈呕吐者，及时进行腹部X线和B超检查。

【辨证分型】

中医辨证小儿呕吐主要病机为胃失和降，气逆于上。引起呕吐的病因以感受外邪、乳食积滞、脾胃虚寒、暴受惊恐等为多见。临床辨证首先辨别外感、伤食，感受外邪伴有寒热表证，伤食者有饮食不节制，喂养方式不当，呕吐物酸臭，胃脘疼痛的症状。其次辨寒热虚实，食入即吐多为胃热呕吐，食后方吐，常属脾胃虚寒。

临床可分4型。

1.伤食型 证见吐出物多呈酸臭乳块或不消化食物，不思乳食，口气臭秽，大便秘结，舌苔厚腻。

2.胃热型 证见食入即吐，呕吐酸臭，口渴喜饮，身热烦躁，大便秘结，小便黄短，舌红苔黄，脉滑数。

3.胃寒型 证见病程较长，食久方吐，或朝食暮吐，多为清稀淡水，或不消化乳食，不酸不臭，面色㿠白，神疲乏力，四肢欠温，大便溏薄，小便清稀，舌淡苔白，脉细无力。

4.惊恐型 证见多发生于暴受惊吓之后，呕吐清涎，面色青或白，睡卧不安，或惊惕哭闹。

【针灸处方】

［毫针刺法］

方1

取穴：中脘、内关、足三里。外受风寒加大椎、合谷、风池；感受暑湿加胃俞、曲池；伤食加下脘、天枢；胃热加内庭；胃寒加上脘、脾俞、胃俞；惊恐加太冲、神门、阳陵泉。

操作：常规消毒。实证用泻法，虚证用补法，或可加温灸。

疗程：每日1次，5次为1个疗程。

方2

取穴：内庭（重者取双侧）。

操作：平仰取穴，常规消毒后，徐徐捻转进针0.2~0.5寸，得气后加速左右捻转，不留针。

疗程：每日1次，3次为1个疗程。

［头皮针疗法］

取穴：额中线、额旁2线（双）。

操作：常规消毒。针尖方向由上往下，行抽提法，留针2小时以上。

疗程：每日1次，5次为1个疗程。

［耳针疗法］

取穴：胃、口、食道、神门、肝、交感、皮质下。

操作：王不留行籽贴压，两耳轮换。每日按压3~5次，每次3~5分钟。

疗程：隔日1次，10次为1个疗程。

［腧穴贴敷疗法］

方1

取穴：中脘、神阙、足三里（双）。

药物制备：吴茱萸研成细末，用姜汁调成膏状，备用。

操作：治疗时将药膏敷于上穴，然后用纱布覆盖，胶布固定。

疗程：每日换药1次，5次为1个疗程。

方2

取穴：涌泉（双）。

药物制作：将明矾研成细末，备用。

操作：治疗时将明矾末与适量面粉、陈醋混合调成糊状，敷于涌泉穴，外用纱布覆盖，胶布固定，2小时可除去药物。

疗程：每日换药1次，5次为1个疗程。

方3

取穴：双侧内关、神阙。

药物制备：清半夏15g，厚朴8g，枳壳15g，桔梗8g，陈皮10g，藿香10g，佩兰8g，砂仁10g，白芷10g，威灵仙10g，焦三仙30g。上药共研细末，白醋调膏，备用。

操作：每次取适量敷于双侧内关和神阙，每次敷4~10小时，婴儿贴敷时间不超过4小时，嘱家长敷后频繁按揉患儿内关穴。

疗程：每日1次，3次为1个疗程。

［**艾灸疗法**］

取穴：中脘、章门、气海、足三里、内关、神门。

操作：温和灸。每次选3~4穴，每穴每次灸5~10分钟。

疗程：每日1次，5次为1个疗程。

［**腧穴激光照射疗法**］

取穴：中脘、内关、足三里。

操作：用He-Ne激光穴位照射，激光波长632.8~650nm，输出功率16mW，频率50Hz，每穴位照射5分钟。

疗程：每日1次，5次为1个疗程。

［**腧穴注射疗法**］

取穴：上脘、胃俞、足三里。

药物：维生素B_1、维生素B_{12}注射液或生理盐水。

操作：按穴位注射法常规操作，每穴注射0.5mL。

疗程：每日1次，5次为1个疗程。

［腧穴指压疗法］

取穴："火丁"（会厌软骨部位）。

操作：在患儿空腹2小时后采用董氏指压法治疗，医者剪净右手食指指甲，清洗干净，常规消毒后，指头蘸少量冰硼散，食指呈弯曲弓状伸入患儿舌根部，在"火丁"上按压瞬间即退出。如此完成一次治疗，压指后1小时才能进食。

疗程：间隔5天重复1次，3次为1个疗程。

【评述】

（1）针灸治疗小儿呕吐，有较好的疗效，尤以急性呕吐收效较快。

（2）呕吐严重者应停食补液，及时纠正电解质紊乱，预防脱水休克及酸中毒。

（3）乳食不宜过饱，乳婴儿注意喂养姿势，哺乳后抱正小儿身体，轻拍小儿背部。

（4）饮食要定时定量，避免暴饮暴食，忌食生冷、煎炸、肥腻之品，宜清淡、易消化饮食。也可适当喂饮生姜茶。

（5）明确呕吐病因，积极治疗原发病。

（6）为防止呕吐物吸入气管，当令患儿侧卧。

（7）食疗参考方：

①焦山楂10~15g，水煎少量频服。

②酸枣仁粥：酸枣仁15g，用纱布袋包扎，粳米50g，水煎煮成稠粥。取出纱布袋，加红糖适量，每日温服。

③鲜生姜捣汁，加少量开水冲服。

④绿豆粥：绿豆适量，白米50g，适量水。文火煮成粥，分次温服。

【针灸治疗的优势】

中西药无特效药治疗小儿呕吐，虽然胃动力药多潘立酮、西沙必利可缓解呕吐症状，但有心血管方面的副作用，婴儿应禁用或慎用。针灸通过辨证选穴，调理脾胃，使气机升降恢复正常，胃气不致上逆，从而达到止呕效果。其中以内关穴最为奏效，患儿自觉呕吐发生或已经呕吐时，可以指压内关穴，达到和胃降逆止呕的效果。研究者发现，针刺能改善胃肠蠕动，消除食管、贲门、幽门的痉挛状态，从而减轻呕吐症状。针灸各项疗法操作简便，取穴简单，经济实惠，能有效调节胃肠功能。且使患儿免于口服中西药物之苦，避免了药物本身对食管和胃的刺激。

六、单纯性肥胖

【概述】

肥胖是由于能量摄入超过消耗，使体内膏脂过度积聚，即营养过剩所致。体重超过标准体重{标准体重（kg）=［身高（cm）–100］×0.9}20%以上或体重质量指数［体重质量指数=体重（kg）/身高（m）^{2}］超过24，均属肥胖。

大部分儿童肥胖为单纯性肥胖，少数为继发性肥胖、遗传性肥胖和内分泌性肥胖。如双亲均肥胖，其子女肥胖的发生率可高达70%~80%；双亲之一肥胖，其子女有40%~50%肥胖发生率。儿童时期的肥胖延续到成年时期，将成为心脑血管病、糖尿病等成年期疾病的危险因素。

在我国，尤其是大中城市，儿童肥胖症发病率每年呈上升趋势，如北京市1986年7~18岁肥胖症发病率为3.28%，1990年为11.25%。1995—1996年香港单纯性儿童肥胖症率：男童为13.7%，女童为9.8%。不良的摄食行为和家长的溺爱，往往会造成了儿童肥胖。肥胖造成儿童生理和心理双重危害，表现为活动能力和体质水平下降，各种各样的心理问题，给患儿和家庭造成很大困扰。因此，采取可行的干预措施，对防治儿童单纯性肥胖，增强儿童青少年体质和预防成年期疾病有着非常重要的意义。

本病属中医"痰湿""虚"的范畴。单纯性肥胖病机总属阳气虚衰、痰湿偏盛，多属本虚标实之证，本虚为脾肾气虚，或兼心肺气虚；标实为痰湿膏脂内停，或兼水湿、血瘀、气滞等。虚实之间可相互转化，如食欲亢进，肆食肥甘，湿浊内聚，久而化热，胃热滞脾，形成肥胖。长期饮食不节，则损伤脾胃，致脾虚运化失健，久病及肾，肾阳虚衰，不能化气行水，此为由实转虚。素体脾气虚或肾阳虚，在长期不良摄食行为后，水液代谢失常，痰湿内聚，泛溢肌肤，膏脂内停，加重肥胖。

【临床表现】

临床主要表现为体重异常增加，形体肥胖，伴有头晕乏力、神疲懒言、少动气短等症状。初期轻度肥胖仅体重增加20%~30%，无任何自觉症状；中度肥胖常见伴随症状，如神疲乏力，少气懒言，气短气喘，腹大胀满等。胃热者多食，消谷善饥，心烦头昏，口干口苦，胃脘嘈杂；痰湿盛者身重困倦，头晕目眩，口干不欲饮，神疲嗜睡；脾气虚者神疲乏力，四肢轻度浮肿，便溏或便秘；

肾阳虚者颜面浮肿，气短乏力，自汗气喘，畏寒肢冷，夜尿频多。

【辨证分型】

临床辨证主要可分为以下3型。

1.胃热湿阻型 证见消谷善饥，胃脘嘈杂，口渴喜饮，大便秘结，舌红苔黄腻。

2.脾虚不运型 证见素体肥胖，神疲乏力，脘腹胀满，大便溏薄，舌淡胖边有齿痕，苔白腻或黄腻。

3.脾肾阳虚型 证见素体肥胖，颜面浮肿，神疲气短，自汗气喘，畏寒肢冷，下肢浮肿，夜尿频多，舌淡胖苔薄白。

【针灸处方】

［毫针刺法］

取穴：天枢、足三里、中脘、丰隆、三阴交、水道（均双侧）、气海。

操作：选用2寸的32号毫针，常规消毒后快速刺入，得气后留针40分钟。其间每10分钟行针1次。

疗程：每日1次，15次为1个疗程。疗程间隔2天，连续2个疗程为1个治疗阶段，每个治疗阶段休息1周。

［电针疗法］

取穴：中脘、下脘、气海、关元、滑肉门、大横、梁丘、足三里、丰隆（除任脉穴外，均双侧）。胃热湿阻加阴陵泉、内庭；便秘加上巨虚、支沟；脾肾阳虚加脾俞、肾俞；胸闷气短加内关、膻中；大便溏薄加天枢、上巨虚；颜面下肢浮肿加水分、神阙。

操作：常规消毒。毫针得气后连接电针。连接分组：中脘、气海；双滑肉门；大横、梁丘（双侧）。疏密波，通电30分钟；双侧足三里温针；余实泻虚补。

疗程：隔日1次，10次为1个疗程。

［耳针疗法］

方1

取穴：肺、胃、肾、口、内分泌、三焦。

操作：王不留行籽贴压，两耳轮换。每日按压3~5次，每次3~5分钟。或用针刺法、埋针法均可。

疗程：隔日1次，10次为1个疗程。

方2

取穴：神门、内分泌、皮质下、三焦。脾虚湿阻型加肺、脾；胃热亢盛型加脾、胃、口、饥点、渴点，伴大便秘结者加肺、大肠；肝郁气滞型加肝、胆；脾肾阳虚型加脾、肾，伴大便溏薄者加结肠、直肠、肺；阴虚内热型加肺、肾。

操作：将患儿耳郭用安尔碘消毒后待干，用耳穴探测仪在所选穴位上找敏感点，稍加压使之形成凹痕，将黏有王不留行籽0.5cm×0.5cm脱敏肤色胶布贴于所取部位，每次取单侧耳穴，嘱家长每日按压5~6次，每穴按压5秒，按压手法适中，使患儿耳郭感到胀、微痛、发热为度。

疗程：3~5日换贴1次，两耳交替，1个月为1个疗程。

〔**腧穴贴敷疗法**〕

取穴：神阙

药物制备：番泻叶5g，泽泻30g，山楂30g，干荷叶100g。共研末，备用。

操作：每次取15~20g药末，用红茶水调和成膏状，贴敷在肚脐上，并用纱布覆盖，胶布固定。

疗程：每日换1次，10次为1个疗程。

〔**拔罐疗法**〕

取穴：中脘、建里、下脘、水分、气海、关元、天枢、水道、归来、阴都、商曲、中注、四满、大横、带脉；大椎、大杼、肺俞、心俞、膈俞、肝俞、胆俞、脾俞、胃俞、三焦俞、肾俞、大肠俞、环跳；足三里、丰隆、臂臑、曲池。以上腹部、背腰部每次各取4~8个，四肢穴各取1个，轮换交替。

操作：每次留罐3~5分钟。背部腧穴也可用走罐法。

疗程：每日1次，10次为1个疗程。

〔**腧穴埋线疗法**〕

取穴：丰隆。

操作：常规消毒，局部麻醉，用9号腰穿针作套管，把针芯尖磨平，将0号羊肠线剪成1.5~2cm长短，先向外拔出针芯约2cm，把羊肠线从管口置入，在穴位处垂直刺入皮肤，得气后将针芯向里按，针管往外提，将羊肠线置于皮下，拔出针管，按压针孔，见无羊肠线断端外露、无出血后，将针孔用无菌纱布覆盖，胶布固定。

疗程：每周1次，3次为1个疗程。

［艾灸疗法］

取穴：中脘、天枢、关元、足三里、丰隆。

操作：用艾条在穴位上施行雀啄灸，每穴5~10分钟，以局部皮肤红晕为度。

疗程：每日1次，10次为1个疗程。

［皮肤针疗法］

取穴：脾俞、胃俞、三焦俞、大肠俞、阿是穴（局部肥胖部位）。

操作：腧穴常规消毒，用皮肤针扣刺，轻刺激，扣刺后可加拔火罐。

疗程：隔日1次，10次为1个疗程。

【评述】

（1）针灸治疗单纯性肥胖，通过减少摄食，增加产热，减少脂肪生成和增加消耗，疗效较好。若配合饮食、运动疗法，效果更佳。

（2）儿童单纯性肥胖症与长期不合理的饮食和不良的饮食行为密切相关。肥胖儿喜食甜食、油炸食品，嗜猪肉、鸡、面食等含高热能的食物，故饮食宜低热量、低脂肪、低糖、高蛋白，少喝或不喝碳酸饮料，多食低热量的蔬菜水果，如萝卜、笋、苹果、黄瓜、番茄及富含粗纤维的食品等。此外，喂奶粉时冲调浓度不宜过高。不宜过早、过多地喂食米、面等碳水化合物。

（3）进食定时定量，合理分配三餐，晚饭宜少，睡前不宜进食。

（4）注重心理治疗，消除儿童自卑心理，鼓励其多参与社会交际。

（5）鼓励肥胖儿多参加体育锻炼，尤其是有氧运动，如跳绳、慢跑、骑单车，减少静坐时间。避免长时间地看电视，更要改变看电视吃零食的不良习惯。

（6）合理安排睡眠时间，早睡早起，午睡时间不宜太长，特别要避免吃了睡，睡了吃。

（7）食疗参考方：

①冬瓜汤：连皮带子的冬瓜500g，姜、葱、精盐、味精适量，冬瓜洗净切块，加食盐、姜片、水共煮即可。

②赤小豆粥：赤小豆100g，粳米150g，冰糖适量，赤小豆浸泡后与淘好的粳米共煮，粥煮好后加冰糖水，再次沸腾后即可。

③凉拌西瓜皮：西瓜去瓤，刮去皮表面蜡质，取西瓜皮，切成块取200g，冰糖适量，凉拌食用。

【针灸治疗的优势】

肥胖症可从两方面治疗：一是减少摄食，减少能量的摄入；二是增加热量代谢，促进食物消耗。针灸治疗小儿单纯性肥胖正是从这两方面入手，通过经络的全身调节作用，疗效好且持久，方法也简单，不产生厌食、腹泻、体力下降等任何毒副作用。尤其是耳埋疗法，无创伤痛苦，更易被小儿所接受。针灸的作用机制一方面是调节中枢，抑制肥胖者亢进的食欲，减少进食量，同时抑制肥胖者亢进的胃肠消化吸收功能，控制机体对营养物质的吸收，从而减少机体能量的摄入与储存；另一方面针灸可通过刺激腧穴，促进能量代谢，增加能量的消耗，促进体脂动员及脂肪分解，杜绝了膏脂的产生，同时增强脾胃的运化功能，加速水液代谢，不致痰湿内聚，而最终实现减肥效果。同时，针灸还能调节血糖、血脂、血压及内分泌，减轻体重的同时还兼治诸如眩晕、便秘、脂肪肝、贫血等伴随症状，属标本兼治的疗法。如能配合运动疗法、饮食疗法、心理行为疗法等综合治疗，效果更佳。

现代研究表明：通过针刺人体某些穴位，可以起到使胃蠕动减弱和抑制胃酸分泌，延长胃排空时限，降低肥胖人体5-HT水平，促使异常的消化、呼吸、心血管和内分泌系统功能恢复正常的作用。针灸可以增强肥胖者下丘脑-垂体-肾上腺皮质和交感-肾上腺髓质两个系统的功能，促进机体脂肪代谢，产热增加，消耗积存的脂肪；针刺或刺激耳穴可激起饥饿中枢、饱食中枢的人为变化，影响其营养状态，从而控制饮食；刺激迷走神经可影响胰岛素值，进而抑制食欲，达到减肥目的。

第三节　神志疾病

一、儿童多动症

【概述】

儿童多动症又称注意力缺陷多动障碍，是一种较常见的行为障碍性疾病，属于精神障碍性疾病范畴，主要是指智力正常或基本正常的小儿，临床常表现出与年龄不相称的注意力不集中、不分场合的过度活动、情绪冲动并有认知障碍或学习困难的一组症候群。是主要发生在儿童早期的一种行为问题。

本病病因有遗传因素，如发现多动儿童的父母中社会病态、癔症和酒精中毒者较正常儿童父母为多；有社会心理因素，发育迟缓和神经递质系统失衡等。

儿童多动症通常起病于6岁以前，其发病率占学龄儿童的2%~10%，男孩明显多于女孩，中国儿童多动症的发病率约达8.6%，国外发病率为3%~18%。它给儿童学习带来的严重负面影响，困扰着众多的家庭。本症随年龄增大逐渐好转，部分病例可延续到成年期。

儿童多动症在中医典籍中未见记载，从其注意缺陷、多动、冲动等核心症状分析，应属于"失志""失聪""健忘""烦躁""躁动""虚烦""躁狂"等范畴。中医认为，儿童多动症无不与"神"有关。中医所谓"神"，是指人体生命活动的外在表现，如整个人体的形象、面色、眼神、言语、肢体活动、姿态等。儿童多动症的核心症状是注意力不集中，可称之为"走神"；而多动、冲动，则可谓之"神扬"，民间所谓"神扬舞蹈"就是。

儿童多动症与心、肝、脾、肾等脏腑功能关系密切。

（1）《灵枢·灵兰秘典论》云："心者，君主之官，神明出焉。"《灵枢·邪客》又云"心者，五脏六腑之大主也，精神之所舍也"。故中医认为心是人的一切精神活动之主宰，或心脾亏虚、血不养心，或痰火扰心，心失所主等，都会导致神明失调，神不舍心，引起小儿注意缺陷、多动、冲动。

（2）肝藏血，主谋虑，司疏泄，人之精神情志活动与肝的功能关系也甚为密切，朱丹溪说："肝常有余"，又说"小儿易怒，肝病最多"，就明确提示儿童多动咎之以肝。肝血不足，肝阳上浮，以致肝风内动；肝气郁滞，气郁动怒等都会导致躁狂冲动，神志难宁。

（3）脾为后天之本，主运化，在志为思。朱丹溪指出小儿脾常不足。儿童脾不足则运化失职，气血亏虚，神明失养；脾失运化，还易聚湿为痰，扰及心神，而致神志涣散；脾为至阴之脏，其性静。小儿脾弱肝旺，则阴静不足，则阳动有余，致神思惊恐，烦躁易怒，手足动摇。

（4）肾为先天之本，肾藏精，主骨生髓通于脑。小儿多动为病，病位在脑，其本在肾，其病根在先天禀赋不足，肾精亏虚，髓海发育迟缓。《素问·五脏生成》言"诸髓者，皆属于肾"。脑是精髓和神明高度汇聚之处，《本草纲目》称之为"元神之府"，髓海发育迟缓，则神明失调，必致注意涣散，多动不安。

【临床表现】

参考美国精神病学会于2013年正式出版的《精神障碍与诊断统计手册第五版》中的相关内容进行检查，并最终确诊，其中临床表现包括：

（1）经常性在座位上蠕动手脚，或是身体；

（2）难以遵照要求长时间保持坐姿；

（3）无关刺激性影响明显，易分心；

（4）团体活动中无法耐心等待轮流机会；

（5）未经全面考虑便回答问题，冲动性显著；

（6）无法遵从他人指令；

（7）活动中，或是执行任务时难以保持注意力集中；

（8）经常性在活动中执行其他事项；

（9）玩耍时难以保持安静；

（10）话多；

（11）插话、打断别人交谈；

（12）无法耐心倾听别人交谈；

（13）经常性丢失物品；

（14）热衷冒险活动，且在活动前未对后果进行考量。

其基本特征是：

（1）注意缺陷，主动注意保持时间达不到患儿年龄和智商相应的水平，这是儿童多动症的核心症状之一。多数患儿注意力不能集中，上课时不能专心听讲，容易分心，且粗心大意。

（2）活动过多，是指组织不好的、调节不良的、过度的活动，不受成人的管教和约束。

（3）行为冲动，表现为幼稚、任性、缺乏控制力，容易激惹冲动。

（4）学习困难、成绩低下，可伴随品行问题，情绪异常，人际关系差，自我评价低下，有些还会触犯法律。

（5）神经系统异常，快速轮替动作笨拙、不协调；精细动作不灵活等。

（6）智力可以正常或者接近正常。

实验诊断提示多动症儿童脑电图异常率在10%~72.5%，主要表现在慢波比例增多，波幅增高，频宽加大，左右不对称或调节不佳。

【辨证分型】

中医辨证小儿多动症可分为心脾亏损、肝肾不足、痰蒙清窍和气机郁结等4型。

1. 心脾亏损，神明失养型　证见神思涣散，注意力不能集中，神疲乏力，食纳不佳，形体消瘦或虚胖。多动而不暴戾，多语而少激昂，健忘，失眠，多梦，语言迟钝。舌淡，苔少或薄白，脉虚弱。

2.**肝肾不足，虚阳扰神型**　证见多动多语，烦躁易激动，冲动任性。难以自控，神思涣散，注意力不能集中，动作笨拙不灵，指甲、头发不荣，五心烦热和面颊发红。舌红，苔少或无苔，脉细数或弦细数。

3.**痰蒙清窍，神躁志变型**　证见多动多语，烦躁不宁，冲动任性，神思涣散，健忘不寐，痰多口苦，胸闷纳呆，口渴喜饮，便干溲赤。舌质红苔腻，脉滑数。

4.**气机郁结，心神烦乱型**　证见情志不畅，心神烦乱，多动难静，贪玩任性，易激动激惹，注意力不集中，健忘，纳差，便溏。苔白，脉弦。

【针灸处方】

[**毫针刺法**]

方1　调督滋肾法

取穴：印堂、上星透百会、内关、水沟、足三里、太溪。

操作：穴位常规消毒。印堂刺向鼻根，上星透向百会，二穴均施捻转手法，内关直刺0.5寸，水沟向鼻中隔下斜刺施雀啄手法，足三里直刺0.5~1寸，施提插手法。上穴均留针20分钟。

疗程：隔日1次，10次为1个疗程。

方2　智三针法

取穴：主穴取智三针（前额正中线发际为第1针，左右旁开3寸各1针），注意力三针（印堂、双太阳），四神聪。配穴取合谷、手智针（内关、神门、劳宫）、足三针（足三里、三阴交、太冲）、申脉、照海。

操作：穴位常规消毒。用30号1寸不锈钢毫针头部平刺0.8寸左右，四神聪向百会方向透刺，四肢穴常规消毒直刺进针，平补平泻，间隔10分钟捻转1次，留针30分钟。同时结合静灵口服液（熟地黄、淮山药、山茱萸、女贞子、五味子、茯苓、茯神、远志、龙骨、泽泻、牡丹皮）。

疗程：每日1次，3个月为1个疗程。

方3　四神针法

取穴：主穴（每次都用）取四神针（百会前后左右各旁开1.5寸，共4针）、颞三针（耳尖直上2寸为第一针，第一针前后各旁开1寸为第二、三针）、脑三针（脑户、左右脑空）。

心肾阴虚，神思涣散者，配手智针（内关、神门、劳宫）、足踝针（足三里、复溜、太溪）；心肝火旺，多动冲动者，配手动三针（后溪、列缺、支沟）、足动三针（太冲、冲阳、飞扬）。

操作：穴位常规消毒。用30号1.5寸不锈钢毫针，头部平刺，进针1寸左右，四肢穴位直刺常规深度，留针30分钟，间隔10分钟捻转1次，平补平泻。

疗程：每日1次，2周为1个疗程。

方4　四关穴法

取穴：四关穴（两侧合谷、太冲）

操作：常规消毒。针刺四关穴得气后每10分钟行提插捻转补泻，留针30分钟。

疗程：每周5次，3周为1个疗程。

方5　头穴法

取穴：四神聪、率谷、脑户、神庭。肝肾不足加内关、三阴交、太溪；肝郁气滞加素髎、劳宫、太冲。

操作：穴位常规消毒。头穴平刺，快速捻转法；肝肾不足用捻转补法，留针20分钟；肝郁气滞用捻转泻法，留针20分钟。

疗程：隔日1次，3个月为1个疗程。

方6　通督静脑法

取穴：百会、四神聪、神庭、本神、风府、风池、大椎、神道、至阳、筋缩、命门、腰阳关、关元。有张口、眨眼、龇牙、咧嘴等面部多动症状的，加地仓、下关；夜晚惊叫的，加大陵、鸠尾；肢体多动不安的，加刺曲池、足三里、阳陵泉；污言秽语的，加刺内关、率谷。

操作：穴位皮肤常规消毒后，以毫针针刺进入0.3mm~0.5mm，得气后即出针，不留针。针刺大陵、曲池、足三里、阳陵泉以有触电感或者观察有肢体抽动为佳。

疗程：每天1次，连续6天为1个疗程，疗程间隔1天。

方7　疏肝健脾法

取穴：大椎、肝俞（双）、脾俞（双）、心俞（双）、太冲（双）、足三里（双）、三阴交（双）、内关（双）、曲池（双）、安眠（双）、百会、四神聪、印堂。

操作：局部皮肤消毒，采用一次性无菌针灸针，患儿取俯卧位，大椎直刺0.6~0.8寸，肝俞、脾俞、心俞平刺或斜刺0.5寸，背部穴位不留针；再仰卧位取太冲、足三里、三阴交、内关、曲池、安眠、百会、四神聪、印堂，头部穴位平刺0.5寸，体针直刺0.6~0.8寸，留针20~30分钟，足三里行补法，太冲行泻法，其余穴位施平补平泻手法，手法轻柔勿重。

疗程：每日1次，7天为1个疗程，疗程间休息2天。

[耳针疗法]

方1 中药贴压

取穴：肾、心、脑干、神门、兴奋点。

操作：用王不留行籽贴压，每5~10分钟按压1次，每日不少于3次。中等量刺激。以耳郭充血、发热为度。两耳交替使用。

疗程：隔3日1次，10次为1个疗程。

方2 磁珠贴压

取穴：神门、交感、肾、肝、心、内分泌、皮质下、脑点。

操作：取用磁珠贴压耳穴，每日按压3次，每次每穴按100~200次，至耳郭发红发热。两耳交替按压。

疗程：每周2次，3~6个月为1个疗程。

方3 毫针刺法

取穴：神门、脑干、肝、心、皮质下。

操作：患儿取坐位，碘伏清洁双侧耳部皮肤，而后以规格为0.25mm×13mm一次性无菌针灸针刺入耳穴，刺入耳郭软骨而不穿过对侧皮肤，每次治疗30分钟。

疗程：隔日1次。连续治疗8周为1个疗程。

[电针疗法]

取穴：四神聪、神庭、本神、神门、神阙。心脾亏损者加心俞、脾俞、足三里、三阴交；肝肾不足者加肝俞、肾俞、气海、关元、太溪；痰蒙清窍者加脾俞、丰隆、阴陵泉、曲池；气机郁结者加膻中、期门、太冲、阳陵泉。

操作：用0.25mm×40mm或0.25mm×25mm一次性不锈钢毫针，穴位消毒后，四神聪向百会方向平刺0.8寸，神庭穴、本神穴向下平刺1寸，神门穴直刺0.5寸；四神聪分前后、左右两组，本神两穴一组，用G6805电针治疗仪疏密波通电20分钟；神阙穴用穴位贴敷法或隔盐灸。

疗程：隔日1次，10次为1个疗程。

[皮肤针疗法]

取穴：肝肾不足型取督脉、膀胱经经脉，重点取肝俞、肾俞。肝郁气滞型加双上肢心包经及手指尖。

操作：常规消毒。肝肾不足型顺经络走向叩打；肝郁气滞型逆经络走向叩打，各6次。

疗程：隔日1次，10次为1个疗程。

［**皮内针疗法**］

取穴：背俞、肝俞、肺俞、脾俞、肾俞、心俞、大椎及神柱。

操作：采用无菌揿针，规格为0.22mm×1.5mm；在进针之前常规对穴位进行消毒，施针人员手执胶布，将揿针在所预刺的穴位内进行直压揿入，留针时间为5天。叮嘱患儿每晚对揿针位置进行1~2分钟的按压，加强刺激。在5天之后取下针，让患儿的皮肤休息2天，再重新按照上述穴位及方法实施下一次的揿针治疗。

疗程：1周1次，连续治疗5次为1个疗程。

［**头针疗法**］

方1 国际标准线抽提法

取穴：顶中线、顶旁1线、额中线、四神聪、率谷、脑户，其中顶中线、顶旁1线与四神聪交替使用。

操作：患者取坐位，局部皮肤常规消毒后，选取规格为0.25mm×25mm的一次性无菌针灸针，针与头皮呈30°角快速刺入皮下，进针20~22mm后行快速捻转，每穴捻转5~10秒钟。诸头穴均从后向前针刺，按常规操作，留针4~6小时，嘱患者自行取针。

疗程：隔日1次，每周3次，10次为1个疗程。

方2 方氏头针法

取穴：伏象头部（冠矢点前3cm，再左右旁开1cm，共3针）、思维（眉间直上3cm）、记忆（以人字缝间为顶点，做2条与矢壮缝呈60°角的直线，在2条直线上，距人字缝尖7cm处）、运平（以人字缝间为顶点，做2条与矢壮缝呈30°角的直线，在2条直线上，距人字缝尖5cm处）、信号（耳尖至枕外隆凸上3cm的连线的中心）、呼循（枕外隆凸尖下5cm左右旁开4cm处）、人字缝尖（正中线上枕外隆凸上6.5cm处）、听觉（耳尖上1.5cm）、视觉（枕外隆凸尖上2cm，左右旁开1cm）和额五针（前额发际上2cm处，共刺五针，五针之间等距离成扇形）。

伴动作协调缺陷者加书写（以冠矢点为顶点，做两条与矢状缝呈45°角的直线，在两条直线上，距冠矢点3cm处）；伴遗尿加百会、足运感区；伴癫痫加百会、丰隆；咳喘加列缺、大椎、定喘；厌食加公孙、阴陵泉；近视加光明。

操作：穴位常规消毒。进针得气后留针30分钟，隔15分钟运针1次。起针后嘱患儿伏卧，在大椎、心俞、肝俞、肾俞处拔罐10~15分钟。

疗程：每周2次，3~6个月为1个疗程。

方3　头七针法

取穴：双侧正营，双侧本神，前顶，囟会与上星。肝胆火旺者配四关、肝俞；心肾不交者配心俞、肾俞；气滞血瘀者配气海、膈俞；痰火郁滞者配行间、丰隆；胃气不和者选用足三里、中脘。

操作：患者仰卧位，常规消毒，使用规格为32号银针在夹角后方进入，沿着颅骨骨膜和头皮进针，斜刺0.5~1寸，用捻转法进行治疗，平补平泻，每分钟200次。配穴根据症状，用补法或泻法，不留针。

疗程：每日1次，10次为1个疗程。

〔**腹针疗法**〕

取穴：引气归原（中脘、下脘、气海、关元），腹四关（双侧滑肉门，双侧外陵），双侧大横。

操作：选用0.22mm×30mm毫针，常规皮肤消毒，避开血管、毛孔，对准穴位直刺，中脘、下脘、气海、关元均深刺，双侧滑肉门、双侧外陵、双侧大横均中刺。只捻转不提插，留针15分钟。

疗程：每天1次，10次为1个疗程，疗程间隔时间为1周。

〔**粗针疗法**〕

取穴：神道

操作：选用特制直径1mm、长100mm、针柄长25mm的粗针，患儿取俯卧位，嘱其全身放松，自然呼吸，医者手指在督脉神道穴做标记，严格皮肤消毒后，用左手拇指、食指绷紧局部皮肤，右手持针，针尖向下与皮肤呈30°角快速刺入皮下，继而将针柄压低，贴近皮肤，使针尖沿皮下缓缓刺入60~80mm，得气后胶布固定，留针4小时。

疗程：隔日1次。10次为1个疗程。

〔**穴位埋线疗法**〕

方1

取穴：

①第1组：百会、肾俞（双）、脾俞（双）、肝俞（双）、心俞（双）。

②第2组：印堂、志室（双）、意舍（双）、魂门（双）、神堂（双）。

2组穴位交替使用。

操作：准备埋线用具，用龙胆紫进行穴位定位，戴一次性医用手套，对穴位进行常规消毒，对施针部位进行局部麻醉，将羊肠线放入埋线针具内，左手固定皮肤，右手将羊肠线注入穴位内（根据部位肌肉的丰厚程度确定埋线深度），进行止血，贴创可贴。

疗程：3周1次，3次为1个疗程。

方2

取穴：在背部寻找敏感点。

操作：在所取部位常规消毒后，镊子取1~2cm长已消毒的羊肠线，放置在腰穿针管的前端，后接针芯（将针柄前端磨平），左手拇指绷紧或捏起进针部位皮肤，右手将针刺入到所需深度，当出现针感后，边推针芯，边退针管，将羊肠线埋植在穴位的皮下组织或肌层内，针孔处敷消毒纱布。

疗程：治疗1次，若未痊愈，半个月后行第2次治疗。

【评述】

（1）儿童多动症是最普通的儿童病症之一，可以说每个人的周围都有一个本病患者。家庭和社会为该病患儿付出的代价十分沉重，该病不仅使生产力损失，发展受到影响，还有教育成本及其他成本，包括反社会行为、犯罪和物质滥用等等也十分惊人。因此，必须引起足够重视，及时进行治疗，绝对不能掉以轻心。患儿长大后，虽有近半儿童的多动现象会消失，但半数以上患儿的一些症状，如注意力不集中、冲动任性等可持续长久；至青年时又可表现为学业荒废、社会适应不良、情感幼稚、打架斗殴等；到成年时还会出现焦虑、自尊性差、人格障碍、人际关系紧张、缺乏成就、社会经济状况不良等。

（2）针灸治疗儿童多动症，在取穴上可单用头穴、经穴、耳穴，也可相互配合应用；在操作方法上，可单用毫针刺法、电针、耳穴贴压、梅花针、穴位贴敷、拔罐等，也可各种方法综合应用，如配合中药和心理治疗等，效果会更好。

（3）针灸治疗儿童多动症要充分注意儿童特点，要做好细致入微的解释工作，让患儿乐于接受；要注意行针安全，避免折针、滞针、弯针等意外情况的发生；要注意儿童上学的特点，最好在其下午放学之后予以治疗；要加强与家长的联系和沟通，及时发现病情变化，及时调整治疗方案。

【针灸治疗的优势】

目前治疗儿童多动症，主要以西药利他林为主，有效率达60%~80%。但其副作用也不容低估。常见的药物不良反应有食欲减退、口干、腹痛、头昏头痛、心跳加快、失眠等；过量时可引起震颤、嗜睡、动作不协调、谵妄等。因此，患儿和家长都畏惧其副作用，努力寻求其他治疗方法，其中针灸就是不失为一种疗效较为显著而又安全无副作用的疗法之一。

中医认为小儿"骨气未成，形气未正，悲啼喜笑，变态不常"（《小儿药证直诀·原序》），从小儿生理病理特点出发，以整体观为指导，通过针灸调整其脏腑经气，填精益髓，疏通脑络，来调节患儿的中枢神经系统兴奋和抑制过程，从而有利于改善神经递质代谢，促进神经递质传递，在兴奋中枢神经系统的同时，使抑制趋于集中，以达到治疗的目的。若做好患儿的工作，针刺的微痛是可以接受的。若用耳穴贴压、穴位贴敷、拔罐等方法，那更是无痛且安全有效的。

附：康奈尔儿童多动症诊断行为量表

主要内容	评分（分）
注意力不集中，容易分散	0~3
情绪变化迅速剧烈	0~3
勃然大怒或出现意料不到的行为	0~3
活动过多，一刻不停	0~3
经常易哭	0~3
做事不能有始有终	0~3
坐立不安	0~3
惹恼其他儿童	0~3
必须立即满足要求，容易灰心丧气	0~3
兴奋活动，容易冲动	0~3

注：以上多项按活动程度分别填写分数：0分——没有；1分——稍有；2分——较多；3分——很多。总分超过10分有诊断意义。

二、抽动障碍

【概述】

抽动障碍是一组主要发病于儿童期（2~15岁），表现为运动肌肉和发声肌肉抽动的疾病。以多发性、不自主、反复、快速一个或多个部位肌肉的运动性抽动和（或）发声性抽动为特征，临床分短暂性抽动障碍（又称抽动症，为最常见类型，男孩多于女孩，男女比例约为3∶1），慢性运动或发声抽动障碍（持续时间1年以上）和抽动–秽语综合征（又称发声与多种运动联合抽动障碍）三亚型。儿童患病率为0.77%~2.99%，男女比例约为3∶1~5∶1。有注意缺陷多动障碍、强迫障碍等精神合并症，致使患儿出现焦虑、欺骗、低自尊、社交退缩等，严重影响患儿学习成绩、生活质量等。尽管分别约有50%及40%~45%的患儿抽动障碍症状至成年早期可能自发性消失及缓解，但5%~10%的患儿仍有中度至重度抽动症状，甚至在抽动消失后继续遭受负面的社会后果。有人认为其病因是脑功能障碍，是纹状体多巴胺系统中多巴胺活动过度，使多巴胺能神经无功能亢进，抑制了尾状核的活动，使其对苍白球和皮质下中枢的经常性抑制作用减弱而产生运动过度及不自主地发声等。

本病属中医学"瘛疭""慢惊风""抽搐""肝风证""梅核气""筋惕肉瞤"等范畴。主要责之于肝、脾、肾诸脏。小儿脏腑阴阳稚弱，容易偏颇，若先天禀赋不足，肾精虚亏，水不涵木则肝阳失潜，肝风内动。神妄气乱，故头摇肢搐。阴虚则火旺，木火刑金，肺阴受损，故喉发异声。以致抽动诸证皆生。肝主疏泄，性喜条达，若情志失调，五脏失和，则气机不畅，郁久化火，引动肝风，上扰清窍，则见皱眉眨眼，张口歪嘴，摇头耸肩，口出异声秽语。气郁化火，耗伤阴精，肝血不足，筋脉失养，虚风内动，故伸头缩脑，肢体颤动。脾主运化，是后天气血生化之源，又主肌肉、主四肢，故脾不健运，水湿潴留，易聚液成痰，痰气互结，壅塞胸中，心神被蒙，则胸闷易怒，脾气乖戾，喉发怪声；脾虚则肝旺，肝风挟痰上扰走窜，则头项四肢肌肉抽动。

【临床表现】

抽动主要表现为运动抽动或发声抽动，包括简单或复杂性抽动两种形式，发生在单个或多个部位。

（1）运动抽动症状以简单的颜面部肌群抽动为主，挤眉弄眼、皱额扬眉、张口、㗜鼻、面部怪相、摇头、斜颈、耸肩、触摸头发、斜视、伸舌舔唇。复杂形式可涉及上肢、下肢，如伸手、踢腿、触摸动作、拍打自己等。

（2）发音抽动症状少见。所发声音多为清嗓子、咳嗽、犬叫声等。复杂形式是重复语言、模仿语言、秽语（骂脏话）等。一般不与运动抽动同时出现。

（3）患儿兴奋、紧张、睡眠不好、过度疲劳，人多场合、受批评时，症状可以抽动幅度加大、抽动次数增加；有意克制时可以少发，但克制解除后发作更多。睡眠时可以无任何症状。

（4）大多数患儿智力正常，但在推理、判断和社会适应能力方面存在困难。

【辨证分型】

中医辨证，临床可分为3型。

1.气郁化火，引动肝风型　证见面红耳赤，烦躁易怒，皱眉眨眼，张口歪嘴，摇头耸肩，发作频繁，抽动有力，口出异声秽语，大便秘结，小便短赤，舌红苔黄，脉弦数。

2.脾虚痰聚，心神被蒙型　证见面黄体瘦，精神不振，胸闷作咳，喉中声响，皱眉眨眼，嘴角抽动，肢体动摇，发作无常，脾气乖戾，夜睡不安，纳少厌食，舌质淡，苔白或腻，脉沉滑或沉缓。

3.阴虚风动，虚风内动型　证见形体消瘦，两颧潮红，五心烦热，性情急躁，口出秽语，挤眉眨眼，耸肩摇头，肢体震颤，睡眠不宁，大便干结，舌质红绛，舌苔光剥，脉细数。

【针灸处方】

［毫针刺法］

方1　醒脑开窍法

取穴：主穴为内关（双）、水沟、三阴交（双）。配穴为足三里（双）、百会、四神聪、太冲（双）、风池（双）、完骨（双）、攒竹（双）、鱼腰（双）、太阳（双）、四白（双）。

操作：常规消毒。选取0.30mm×40mm无菌毫针，先刺百会、四神聪，皆向后平刺0.5~0.8寸；再刺攒竹、鱼腰、太阳、四白，皆平刺0.3~0.5寸；再刺风池、完骨，针尖向对侧眼角，进针1~1.5寸，上述穴位皆不做手法；继刺双侧内关，直刺0.5~1寸，采用提插捻转结合的泻法，每穴施手法10~20秒；再刺水沟，向鼻中隔方向斜0.3~0.5寸，采用雀啄泻法，以眼球湿润或流泪为度；再刺双侧三阴交，沿胫骨内侧缘与皮肤呈45°角斜刺，进针1~1.5寸，采用提插补法；再刺双侧足三里，直刺1~1.5寸，采用小幅度高频率捻转补法，每穴施手法10~20秒。继而刺双侧太冲，直刺0.5~0.8寸，采用捻转泻法；留针30分钟。

疗程：每周针刺6天，周日休息。14天为1个疗程。

方2　平肝息风法

取穴：百会、风池、太冲。

以眨眼、皱眉为主者配太阳、睛明；皱鼻严重者配迎香；歪嘴者配地仓。

操作：常规消毒。用0.25mm×25mm或0.25mm×40mm一次性不锈钢针，百会平刺0.8~1寸，风池向鼻尖方向斜刺0.8~1.2寸，太冲直刺1寸，太阳直刺0.8寸，睛明直刺0.3~0.5寸，迎香向内上方斜刺0.3~1.5寸，地仓透颊车0.5~0.8寸，施平补平泻手法，留针15~20分钟，若小孩哭闹，可用快速针刺法，不留针。

疗程：每日1次，10次为1个疗程，疗程间休息1~2天。

方3　安神定志法

取穴：百会、四神聪、定志（经外奇穴，位于第7颈椎与第1胸椎间凹陷中）、风池、肝俞、胆俞、脾俞、长强。

操作：穴位常规消毒。行针得气后，施以泻法为主，留针30分钟，每间隔5分钟运针1次。

疗程：每日1次，12次为1个疗程。疗程间隔3天。

方4　开四关法

取穴：四关穴（双侧合谷、太冲）。头部配加百会、颊车、下关、阳白、地仓等；上肢配肩髃、曲池、内关等；下肢则配三阴交、阴陵泉、足三里、委中、承山等。

操作：常规消毒。每天以四关穴为主，再配一组配穴。配穴分两组，均取患侧，每组取6~9个穴位，两组交替。手法以平补平泻为主，每次留针15分钟。不能配合者，可予点刺，不必留针。

疗程：每日1次，2周为1个疗程，疗程中间休息3天。

方5　祛痰息风止动法

取穴：哑门、大椎、膻中、丰隆、后溪、申脉、照海、内关。

操作：常规消毒。根据其抽动部位不同，每次选2~4穴，用无痛弹刺进针法进针，捻转运针，令其得气，留针20~30分钟，间隔5~10分钟运针1次。

疗程：每日1次，10次为1个疗程。

方6　靳三针法

取穴：

①四神针（百会穴前后左右各旁开1.5寸）、定神针（印堂、阳白各上5

分）、颞三针（颞 I 针在耳尖直上入发际2寸处，从颞 I 针水平向前、后各旁开1寸为颞 II 针、颞 III 针）、脑三针（脑空、脑户）、风池、合谷、太冲、申脉、照海。

②肺俞、心俞；厥阴俞、肝俞；脾俞、肾俞（3组穴位交替使用）。

操作：针刺前做好患者的思想工作，消除恐惧感。施针期间，医者要全神贯注，排除各种干扰。具体操作方法：选取穴位用体积分数75%酒精棉球常规消毒，选用直径0.3mm×25mm一次性不锈钢毫针针刺，均采用缓慢捻转进针法，使用时随着针尖接触皮肤至针入皮下、肌层，患者精神注意力亦高度集中于所刺激之穴位，如此使医患专注之神气相贯通，达到"两神合一"。头部穴位沿头皮平刺或斜刺，四肢躯干多采用直刺。进针后调整针刺深度和角度以得气为度，留针1小时，其间每15分钟行针1次，采用平补平泻捻转手法。出针时，及时按压针孔避免出血。

疗程：每日1次，1个月为1个疗程，每个疗程间休息3~5天。

方7　异经透穴法

取穴：丝竹空透鱼腰，四白透下睛明，太阳穴透瞳子髎，攒竹透上睛明交替进行，颜面抽动配地仓透颊车。

操作：常规消毒。采用规格为0.25mm×25mm和0.25mm×40mm的一次性针灸针。以透穴刺法为主。治疗前征得患儿及家长同意，解释消除紧张情绪后行针刺治疗。治疗中所有针刺均不提插捻转，以患儿感觉局部酸胀为准。每次治疗至少留针30分钟。

疗程：每日1次，5天为1个疗程，未愈者追加治疗3~5次，治疗周期不超过10次。

［头皮针疗法］

方1　国际标准线抽提法

取穴：额中线，顶中线，额旁1线（右），额旁2线（左），四神聪。辨证加减：阴虚风动加额旁3线（双）；脾虚痰聚加额旁2线（右）、额顶线中1/3；面部抽动加颞前线、顶颞前斜线下1/3（均患侧）；频繁眨眼加枕上正中线、枕上旁线（双）；颈项抽动加顶枕线上1/3（后神聪向上5分，向下2分，旁开1.5寸）；肢体抽动加顶颞前斜线；异常发音加颞后线。

操作：坐位或仰卧位。额区治疗线针尖方向均自上而下，四神聪向百会透刺，颞前线额厌透悬厘，颞前线率谷透曲鬓，顶中线前顶透百会，顶颞前斜线由前神聪透向悬厘，枕区治疗线针尖方向自上而下。穴位皮肤消毒后，用指切快速进针法进针，针进帽状腱膜下层后，进针0.8~1寸，虚证行进气法，实证行提气法。提气法：术者以拇食指紧捏两根针柄，凝神候气片刻，然后用爆发力向外速提针6次（似提非提，不超过0.1寸），再缓缓将针纳入原处，如此紧提慢按多次，直至得气。起针时，疾出针，不闭其穴。进气法：依前法，用爆发力向穴内速进9次（似进非进，不超过0.1寸），再缓缓将针提至原处，如此紧按（进）慢提多次，直至得气。起针时，缓慢出针，疾闭穴孔，勿令出血。留针时间30~60分钟，病程长，症状复杂者可适当延长留针时间，可在2小时以上，最好至睡前出针。出针时用消毒干棉球压迫针孔，以防出血。

疗程：每日或隔日1次，20次为1个疗程。

方2 李应昆头穴治疗线法

取穴：第1条神庭向后方透刺上星，第2条百会向前方透刺前神聪，第3条头临泣向后方透刺当阳（位于头前部，瞳孔直上，前发际上1寸，双侧），第4条承光向斜上方透刺目窗（双侧），第5条通天向斜上方透刺正营（双侧）。辨症与辨证相结合配穴：眼部抽动取攒竹、迎香、四白；唇部抽动取地仓、颊车；发声抽动取承浆、廉泉、天枢；肩颈部抽动取风池、秉风、风门；上肢抽动取曲池、合谷；下肢抽动取风市、阳陵泉、太冲等。肝阳化风取大椎、行间等；痰火扰心取内关、丰隆等；脾虚痰凝取足三里、地机等；阴虚风动取三阴交、血海等。

操作：选取0.3mm×40mm毫针，从神庭穴进针，针尖与头皮呈15°角向上星方向刺入，深度至帽状腱膜下与颅骨膜之间，滑动至上星穴后停止，余治疗线同上。配穴中攒竹、迎香、四白、颊车、承浆、廉泉迅速进针，缓慢出针；风池、秉风、风门、风市进针后逆时针方向高频率捻转，余穴行提插捻转平补平泻至酸胀为度。留针30分钟，进针15分钟后行针1次。

疗程：每日1次，5天为1个疗程，疗程间隔2天。

方3 百会八卦头针法

取穴：以百会穴为中宫，取离、坎、震、兑、巽、乾、艮、坤八个卦位方向分别旁开1寸、2寸、3寸，向百会穴中点呈八卦形透刺，分别称为百会小八卦、百会中八卦、百会大八卦。

操作：患者取坐位或仰卧位，先找出百会穴，用一次性使用0.3×40mm（1.5寸）无菌针灸针，百会穴向前平刺0.5~0.8寸，行快速捻转手法，使局部出现酸胀或压迫感为度；八卦穴均向百会穴透刺0.8~1.2寸。

疗程：每日1次，5次为1个疗程，疗程间隔2天。

[**耳穴贴压疗法**]

方1

取穴：咽喉、交感、耳中、神门、口、内鼻、心、肝、胃、肾、内分泌、皮质下。

操作：选用备制王不留行籽贴敷在活血止痛膏小方块胶布中央，耳郭消毒后，籽压贴敷于耳穴上，嘱患儿早晚自行按压数次。每次5~6穴，交替使用。夏季3天复诊，冬季5天后复诊，根据病情更换穴位。贴压时注意活血止痛膏不能潮湿污染，以免贴压不紧。如局部皮肤出现粟粒样丘疹并伴有痒感应停用。

疗程：连续压穴3~5天（冬夏之分）为1个疗程。

方2

取穴：神门、脑点、肝、脾、肾、皮质下。

操作：用王不留行籽贴敷，每1小时按压1次，两侧交替，以抽动侧为主。以耳朵发热、充血为度。

疗程：两耳3~5天轮换1次，10次为1个疗程。

方3

取穴：肝、胆、肾、脾、心、肾上腺、交感、脑点、内分泌。均以抽动侧为主。

操作：用王不留行籽贴敷，嘱患儿每日自行按压5~6次，有抽动预兆或抽动时必按。中强刺激，以略有痛感和发热为度。

疗程：两耳3天交替轮换1次，10次为1个疗程。

[**穴位贴敷疗法**]

取穴：神阙。

药物制备："制动散"。组成：天麻、钩藤、地龙、胆南星各15g，防风2g，人指甲5g，珍珠粉10g。共研细末，贮瓶备用。

操作：治疗时先用温热水将肚脐洗净擦干，再将制动散细末放入肚脐孔内，以填满为止，然后用胶布固定。若对胶布过敏者，可据患者肚脐大小，用纱布缝一小口袋装入药末放入肚脐，再以绷带固定即可。

疗程：每3天更换1次，持续贴敷，直至痊愈。

[穴位注射法]

取穴：足三里、三阴交。

药物：转移因子注射液。

操作：常规消毒。用5mL注射器抽取转移因子注射液3mg，按穴位注射常规操作法，分别轮替注射足三里、三阴交。

疗程：隔天1次，10次为1个疗程，治疗不超过3个疗程。

[皮内针疗法]

方1

取穴：膻中、印堂、阳白、天宗、臂臑、阿是穴（宜选肌肉浅薄、活动时肌肉舒缩幅度较小，又使针不易继续深入和妨碍活动的部位，又具舒气祛痰、镇静安神作用或病灶局部、临近的穴位）。

操作：用T型针埋入。可用1.5寸（28~30号）毫针围成慢弯的T型针，或用市售T型针更佳，每次2~4穴，经常规消毒后，用镊子挟持针身，与皮肤表面呈15°~20°角，斜向下刺0.3~0.5寸深，用胶布固定，一般埋针2~5天。若活动时埋针处明显疼痛，嘱患儿家长自行起针。

疗程：2~5天1次，4次为1个疗程。

方2

取穴：合谷、太冲、三阴交、足三里、丰隆，随症配穴：摇头加列缺，动鼻加印堂，眨眼加丝竹空，动嘴加地仓。

操作：常规消毒，采用0.25mm×2mm一次性揿针，用拇指和食指夹紧其中一半剥离纸和胶布，将其一并从另一半剥离纸分开，并从塑料容器中取出，将针直接应用在已消毒的穴位上，按压黏附扎好，除去剥离纸，将胶布压好以确保黏附稳妥。每日按压3~5次，每次1~2分钟。以感觉局部胀热酸痛为宜。

疗程：3天换揿针1次，双侧穴位左右交替。每周1次，4周为1个疗程。

[腕踝针疗法]

取穴：视其症状表现而辨证选区，如挤眉弄眼选腕1、2区，耸肩选腕4、5区等。

操作：常规消毒后，取1.5寸毫针在腕上7~10cm处，注意避开皮下静脉，令针尖朝躯干方向与皮肤呈30°角快速刺入皮肤，随后将针体放平，紧贴皮肤向前推进，当针根距进针点1~2cm时停止进针。此时针体位于皮肤浅表层，针下有松软感（针刺部位应无疼痛及酸胀感）。针毕令患者活动针刺部位，活动无不适后用胶布固定针柄留针。至当晚睡前自行取针。

疗程：每日或隔日1次，10次为1个疗程。

［**脐针疗法**］

取穴：肚脐9点钟、11点钟方向脐壁上1/3处，

操作：患者仰卧位，选用0.18mm×25mm毫针从此两点处（先9点方向后11点方向）做向外横或斜刺进针同时行捻转，捻转进针必须十分缓慢，逐层进入，旋转要快，推进要慢，进针深度0.1~0.5寸，男性留针30分钟，女性留针25分钟。

疗程：每周5次，连续治疗3周为1个疗程。

［**拔罐疗法**］

取穴：心俞、肝俞、肾俞。

操作：闪火法，每次拔3~5分钟。

疗程：每日1次，10次为1个疗程。

［**艾灸疗法**］

方1 雷火灸法

取穴：主穴为百会、四神聪、风池、风府、风门、大椎。

皱眉眨眼加双侧睛明、鱼腰、瞳子髎、四白、耳心；鼻部抽动加上星至素髎穴，印堂穴至左右迎香穴；嘴角抽动加双侧夹承浆、牵正、地仓、颊车、耳心；喉中痰鸣，异声秽语加天突；肩部抽动加双侧肩井；肢体抽动加曲池、足三里、阳陵泉、太冲；腹部抽动加中脘、神阙、气海、关元、天枢、足三里、脾俞。外风袭肺、肝风内动兼气郁化火型加十宣和涌泉穴；外风袭肺、肝风内动兼脾虚痰聚型加足三里、脾俞，兼阴虚风动加肾俞。

操作：依据不同的肌群抽动部位以及上述中医证候分型选定穴位，应用雷火灸进行规范治疗。

患儿仰卧位、俯卧位或坐位，主穴用摆阵法灸10分钟。

①皱眉眨眼：用S形灸前额、眼部、双耳部，10次×6壮；然后用雀啄法灸双侧睛明、鱼腰、瞳子髎、四白、耳心，10次×3壮。

②鼻部抽动：用S形灸前额、双耳部，10次×6壮；然后从上星至素髎纵行灸，10次×6壮；从印堂至左右迎香做"八"字斜行，灸10次×6壮；用雀啄法灸双侧迎香10次×3壮。

③嘴角抽动：用S形灸口唇及其周围、耳部，10次×6壮；然后用雀啄法灸双侧夹承浆、牵正、地仓、颊车、耳心，10次×3壮。

④喉中痰鸣，异声秽语：先在下颌骨咽区做半圆横行灸，10次×6壮；再分别就两侧耳下部至颈根部灸10次×6壮；用S形灸前额、双耳部，10次×6壮；用雀啄法距离皮肤2cm，灸天突，10次×3壮。

⑤肩部及肢体抽动：耸肩用雀啄法灸双侧肩井穴，四肢抽动者加灸曲池、足三里、阳陵泉、太冲，10次×3壮。

⑥腹部抽动：患儿仰卧位、用摆阵法，灸中脘、神阙、气海、关元、天枢，30分钟；用雀啄法灸足三里、脾俞，10次×3壮。

⑦中医辨证外风袭肺、肝风内动加灸，部位同鼻部抽动及喉中痰鸣，异声秽语。外风袭肺，肝风内动兼气郁化火型用雀啄法加灸十指指尖和涌泉，10次×3壮。外风袭肺，肝风内动兼脾虚痰聚型用雀啄法加灸足三里、脾俞，10次×3壮。外风袭肺，肝风内动兼阴虚风动型用雀啄法加灸肾俞，10次×3壮。

疗程：每日1次，5天为1个疗程，疗程之间休息2天。

方2 热敏灸法

取穴：中脘、天枢、足三里。

操作：在距离皮肤3cm左右施行温和灸，当患者感到热敏灸感产生（即透热、扩热、传热等其他感觉）时即为热敏穴。再对热敏穴位先回旋灸5分钟，再予以雀啄灸5分钟加强敏化进而激发脏腑经气，促进经脉传导，每穴灸约20分钟，施灸时间可据患者身体状况进行相应调整。

疗程：每周3次。1周为1个疗程。

【评述】

（1）抽动障碍应与儿童多动症相鉴别，前者以瞤目，面部、颈部抽动为主，张口鼻扇，鼻音说话，舌作咀嚼声，或有发音抽动，点头或摇头、抬肩甚至舞蹈动作，通过分散注意力，可消除这些表现，但不伴智力障碍；后者以注意缺陷、多动、冲动、执拗为核心症状，情绪不稳，或冒犯性行为，严重者影响智力，但无手足肌肉颤动、抽动。因此治疗也应区别对待。但两病合并共患自当别论。

（2）本病根据临床类型和严重程度选用治疗方法，病情较轻或是短暂性抽动障碍，可仅用心理治疗。严重影响日常生活、学习者，可选用针灸或药物治疗。

（3）针灸治疗本病有良好的疗效。临床常遇见儿童患者害怕扎针，笔者经验，常采用头皮针长留针加体针速刺法：头皮针因为疼痛甚微，几乎无痛，故患儿愿意接受，可以长时间留针2~8个小时，而体针较为疼痛，则采用快进快出，速刺不留针，几分钟完成治疗，收效颇佳。若顾忌留针会影响小儿外观，也可选择下午放学后或休息日进行，其他时间也最好能满足2小时以上的留针要求，以免影响疗效。

（4）若在针灸的同时，配合家庭治疗、认知治疗和行为治疗等心理治疗，对消除人际环境中可能对症状产生或维持有作用的不良因素，减轻患者因抽动症状所继发的焦虑、抑郁情绪，提高患者的社会功能有积极意义。

【针灸治疗的优势】

抽动障碍的核心症状是抽动，抽动在中医谓之"风"，属内风，《素问·阴阳应象大论》中的"风胜则动"即此意。由于有分娩前合并症、出生体重较轻、其母妊娠反应较多、怀孕期情绪问题较多或亲属中有此病史等诸多因素，故致患儿先天不足，筋脉失养，脏腑功能失调，气血逆乱而发生抽动症状。故中医治疗本病以补益亏损为本。肾为先天之本，临床多以治肾为先，滋补肾阴、益精充髓、健脑益智，兼以宁心安神、健脾生血、化痰祛风和平肝息风诸法，充分体现了中医的整体观念和辨证论治的原则。

针灸治疗抽动障碍，笔者常常从神论治，往往收到良好的疗效。小儿禀赋不足、肾阴亏虚，而至精髓虚损、元神受扰而风动，再加上后天护养不当，情志失调而病发，用头皮针为主治疗，取"头为精明之府"之意，以填精充髓，宁神制动。治疗本病所取额中线、额旁1线、额旁2线、额旁3线均在头部额区，而额区是额上回前部的投影部位，该部位有机体行为设计的功能，其病理变化为精神障碍，刺激这些治疗线，可增强该区的血流量，以提高患儿对周围环境的注意力和兴趣，从而达到治疗目的。

耳穴贴压治疗本病，既有很好的疗效，又十分适宜于儿童，具有操作简单、安全易行的特点。其机制从经络学说来分析，对本病有运行气血、疏通经络的作用；从神经学说来分析，有通过耳穴特定神经反射，来调节儿童人体各系统活动的作用；从全息学说来分析，对同名信息点（穴位）的刺激，通过血液循环的体液通道传输，影响、中止机体对病灶部位的免疫机制，使疾病得到控制的作用；从信息激潜学说来分析，适度刺激耳穴对大脑具有唤醒作用，可激发患儿体内特定的抗病力潜能，起到保健强身、防病治病的作用。

毫针刺和耳针还有一个很重要的优势就是标本兼治，既注重补益精髓，宁心安神治其本，又可根据发生抽动的部位取穴，以缓解其症状。如颈部抽动，就可针刺后溪穴和贴压耳穴颈来舒缓痉挛治其标。

拔火罐取心、肝、肾背俞穴，可通过其负压的吸拔，对这些脏腑进行良性刺激，促进血液循环和新陈代谢，并通过脊神经根反射性地刺激中枢神经，振奋和调节神经系统的功能活动，消除神经紧张，舒缓抽搐的肌肉。

以上3种方法联合应用有较好的疗效，而且操作简便，儿童容易接受，又无毒副作用，是安全可靠的而又适合儿童的一种自然疗法，若配合中药、小儿推拿等疗法，则更有利于本病的痊愈。

三、智力低下

【概述】

智力低下也称精神发育迟滞，是指智力损伤发生在发育时期的智力残疾，主要表现感知、记忆、语言和思维方面的障碍。属中医学"痴呆""呆证""五迟"等范畴。智商（intelligence quotient，IQ）低于人群均值2.0标准差（人群的IQ均值定为100，一个标准差的IQ值为15），一般IQ在70（或75）以下即为智力明显低于平均水平。通常将大运动、精细动作、适应能力、语言、社交行为等五大项作为诊断标准。

本病发生原因复杂，遗传、孕期用药、后天疾病、脑外伤、早产、难产、脑缺氧、染色体病等是常见病因。患病率也有年龄差异，越是严重的智力低下，其他残缺的并发率就越高，病死率也越高。智力低下患儿不仅影响儿童身心健康，也给家庭社会带来沉重负担，因此必须及早发现，及早治疗。

中医认为本病病因病机是先天禀赋不足，后天脾胃失调及精神所伤，导致精气不足，五脏失养，精髓不充，部分后天性患儿因瘀血、热毒痰浊阻滞脑络，致窍闭神溺，神明失聪。先天因素者多以心、脾、肝、肾亏虚为主，多属虚证；后天因素者多以瘀、痰、热毒等病理产物形成为主，病性多属虚实夹杂。

【临床表现】

智力低下患儿主要临床表现为：目光呆滞，表情淡漠，反应迟钝，精神、运动、语言障碍，身材矮小，面黄肌瘦，动作怪异，烦躁多动，失眠多梦，记忆力、观察力、接受能力差，头颅异常，流涎吐舌，斜视弱视，四肢瘫痪，偏瘫截瘫，枕部平凹，肢体痉挛，眼距宽大，鼻梁平塌，有些病例伴癫痫发作等。

轻度智力低下患儿不易被察觉，一般在入学时才被识别。中重度患儿自幼语言动作发育、大小便的控制均明显落后于正常，发音欠清或浑浊，理解判断力差，缺乏想象力，在生活上需有成人的监护。

【辨证分型】

中医临床辨证可分为如下4型。

1.肝肾亏虚型 证见筋骨痿软，发育迟缓，抬头、坐、爬、站、行及萌生乳牙均明显延迟，面色无华，目无神采，反应迟钝，囟门宽大，舌淡红，苔少，脉细弱。

2.心血亏虚型 证见语言障碍，发育迟缓，笑、叫、喊妈妈、说出完整语句等均明显延迟，甚至只能无意识发音，或语言含混不清，词不达意，面黄少华，唇指色淡，神情呆钝，发稀萎黄，舌淡，苔少，脉缓弱。

3.痰蒙心窍型 证见意识不清，反应迟钝，失聪失语，肢体僵硬，动作不由自主，口流痰涎，喉间痰鸣，吞咽困难，形体虚浮，苔腻，脉滑。

4.瘀阻脑络型 证见神情麻木，反应迟钝，时作惊叫，肌肉软弱，关节强硬，语言延迟而不流利，或有痫病发作，舌下络脉色紫而显露，脉涩。

【针灸处方】

[毫针刺法]

方1 辨证选穴法

取穴：百会、风池、脑户、内关、神门、三阴交、足三里。

肝肾亏虚加肾俞、太溪；心血亏虚加心俞；痰蒙心窍加水沟、中脘、丰隆；瘀阻脑络加神庭、风府。

操作：常规消毒。采用0.25mm×25mm不锈钢毫针，百会平刺0.5~0.8寸，风池针尖微向鼻尖方向斜刺0.5~0.8寸，脑户向下平刺0.5~0.8寸，内关、神门直刺0.3~0.5寸，均平补平泻；三阴交、足三里、肾俞直刺0.5~0.8寸，太溪直刺0.5~0.8寸，心俞向脊柱方向斜刺0.3~0.5寸，均施捻转补法；水沟向鼻根方向斜刺，不留针；中脘直刺0.5~0.8寸，提插补法；丰隆直刺0.5~0.8寸，捻转泻法；神庭向下平刺0.3~0.5寸，风府直刺0.3~0.5寸，平补平泻。

疗程：每日或隔日1次，10次为1个疗程。

方2 辨症选穴法

取穴：头部取百会、四神聪、神庭、大椎、风池、头维；体部取命门、肾俞。语言障碍加哑门、廉泉；听力障碍加耳门、听宫、听会。

操作：常规消毒，选用1寸毫针，头部腧穴斜刺入穴位0.5cm，行平补平泻法，留针30分钟。体部腧穴直刺入穴位0.5cm，行平补平泻法，不留针。

疗程：每日1次，60次为1个疗程。

方3　靳三针选穴法

取穴：智三针（神庭、本神）；四神针（百会前后左右旁开1.5寸）；手智针（内关、神门、劳宫）；足智针〔涌泉、泉中（第3趾间关节横纹至足跟后缘连线中点处）、泉中内（泉中向内旁开1指）〕；随症加减：语言表达障碍配舌三针（廉泉及廉泉左右旁开1寸），或风府透哑门；语言理解障碍或有偏侧肢体活动欠灵活可配颞三针（耳尖直上入发际2寸为颞Ⅰ针，同一水平前后各1寸为Ⅱ、Ⅲ针）；注意力不集中、多动明显者可配定神针（定神Ⅰ：印堂上0.5寸，定神Ⅱ、Ⅲ：两目平视，瞳孔直上，眉毛上1.5寸）加申脉、照海。

操作：患儿取坐位，选用0.30mm×25mm针灸针，常规消毒后，头部平刺进针15~20mm，四肢部位根据具体部位进针10~20mm，留针30分钟，平补平泻手法，每10分钟捻转1次。

疗程：每日1次，治疗6天，休息1天，2个月为1个疗程。

［耳针疗法］

取穴：枕、脑干、皮质下、神门、心、肝、脾、肾、腰骶椎、耳尖。

操作：耳郭常规消毒后，将制备的粘有王不留行籽的小方块胶布，贴压于耳穴上，贴压时注意药籽对准穴位。胶布不能潮湿污染，以免贴压不紧。如局部皮肤出现粟粒样丘疹，并伴有痒感时应停用。根据患儿耐受程度酌情按压，手法宜由轻到重。

疗程：双耳隔日交替，10次为1个疗程。

［头皮针疗法］

取穴：额中线、额旁1线（左）、额旁2线、额旁3线、顶颞前斜线、枕上正中线、四神聪。

操作：常规消毒。额中线、额旁1线（左）、额旁2线、额旁3线均由上向下平刺，顶颞前斜线由前顶向悬厘方向透刺，枕上正中线由上往下平刺，四神聪平刺，针尖向百会穴。均用抽提法，也可接G6805电针治疗仪，用疏密波，通电20分钟。

疗程：隔日1次，10次为1个疗程。

方2

取穴：主穴为四神聪透百会，额五针（即神庭穴、左右本神穴、神庭穴与本神穴之中点左右各1针）。

配穴为伴有语言功能障碍选语言1、2、3区，伴运动功能障碍配运动区，足运感区。

操作：选取以上穴位，常规消毒。进针后要快速捻针，每分钟200转，持续捻转5分钟。

疗程：每日1次，连续针20次，休息15天，共针60次为1个疗程。

［**皮肤针疗法**］

取穴：后颈、骶部、大椎、中脘、心俞、内关、行间。

操作：常规消毒。视小儿耐受程度，中度或较重刺激。

疗程：隔日1次，10次为1个疗程。

［**腧穴注射疗法**］

方1

取穴：

①百会、哑门、大椎、命门、通里、足三里、悬钟。

②四神聪、风府、风池、肾俞、内关、阴陵泉、太溪。

药物：醋谷胺钠注射液、当归注射液。

操作：两组腧穴交替使用。常规消毒后，用常规穴位注射法，头部穴位注射醋谷胺钠注射液100mg；四肢穴位注射当归注射液，每穴注入药液12mL。

疗程：隔日1次，10次为1个疗程。

方2

取穴：百会、神庭、大椎、风池、命门、肾俞等。

药物：神经节苷脂注射液、丹参注射液。

操作：取两支2.5mL注射器，抽取神经节苷脂注射液针2mL和丹参注射液2mL，取上穴，穴位常规消毒后，斜刺入穴位0.5cm，行提插捻转，回抽无回血，每穴推入药液0.5mL，拔针后，用棉球压迫针孔防止出血和药物渗出。

疗程：每日1次，60次为1个疗程。

每日做完穴位注射、针刺3~5小时后，在头部沿经络循行由前至后用拇指施行按法、揉法、轻推等手法，并对穴位施行点穴手法，由轻到重，由浅至深，每次30分钟，每日1次，60次为1个疗程。

［穴位埋线疗法］

取穴：风府、哑门、大椎、身柱、陶道、命门、肾俞、足三里。

操作：取纯净麝香在无菌条件下干燥研细加入西黄芪胶浆少许，制成长1.5cm、直径0.05cm的细条（每10条含纯麝香0.6g），烤干后放入安瓿，封口灭菌备用。每次选穴2~3个，在局部麻醉下将麝香条埋入穴位部位皮下肌膜组织内，针孔涂少许抗生素药膏。或覆以消毒纱布，胶布固定。埋植后局部稍有肿胀疼痛，4~5日后消失。

疗程：每15~20日埋植1次，6次为1个疗程。

【评述】

（1）明确病因，没有器质性病变的智力低下患儿针灸疗效较好。若采取综合针灸疗法，并配合康复治疗进行语言训练和运动能力训练等，疗效更佳。

（2）避免近亲结婚，做好产前筛查，孕妇用药需谨慎，分娩时注意保暖，新生儿避免感染、脑部疾病后遗症等。

（3）尽早给予患儿适当的教育刺激，包括语言、运动和视听方面做特殊刺激训练，进行行为习惯、思想品德、独立生活能力和文化基础知识的教育。对患儿要多予鼓励夸奖，鼓励其与同龄人交往，正确引导其进行康复训练。

（4）家长要有针对性地对患儿进行运动能力训练，包括大运动训练和精细动作训练，由大到小，由易到难，逐步加深。

（5）加强营养，科学配比饮食，多食新鲜蔬菜和水果，骨头汤和鲫鱼汤等，有助于大脑和骨骼发育。

（6）食疗参考方：

①猪脊羹：猪脊骨1条，洗净切块，莲子（去心）100g，红枣150g，另用木香3g、甘草10g，装纱布袋，扎紧袋口，以上共入砂锅加水炖烂，去布袋。饮汤，食猪脊骨髓、莲子、红枣。

②红枣炖猪心：猪心1个，洗净切块，置砂锅内加清水、适量料酒、姜、葱，武火煮沸后加红枣10枚、盐适量，文火炖烂，再加调料、麻油，食肉喝汤。

【针灸治疗的优势】

智力低下是多种原因引起的发育时期脑功能异常，病因复杂。目前国内外对于智力低下患儿的诊断已有明确标准，然而在治疗上没有特效药，综合康复训练是主要的治疗手段。针灸通过刺激局部穴位，内外合一，对本病疗效确切。

"头者，精明之府"，"脑为元神之府"，经络集中，腧穴密布，与脑髓、脏腑、气血皆有密切联系，头皮与脑经脉相连，气血相通，因此，头针治疗本病是针灸之特色。四神聪、百会、督脉之经穴，有调达诸阳、输布气血、益智健脑的功效。现代研究证实刺激头部穴位能提高学习记忆能力，促进大脑发育，提高智力。

家长要密切关注小儿的成长发育，及早发现与同龄人的差距，及早介入治疗。一般而言，智力低下需长期治疗，家长要有足够的耐心，密切配合治疗。有条件的可针灸配合语言、情感、动作等康复训练，见效更快。

四、夜啼

【概述】

白天如常，入夜则啼哭不安，时哭时止，或每夜定时啼哭，甚则通宵达旦，称为夜啼。多见于初生婴儿。婴儿尚没有语言表达能力，"哭"是其表达要求和病痛的方式，啼哭是其本能反应，多数属于生理性。因此，必须严密观察，与患有疾病的啼哭作出鉴别，如咽喉炎、肺炎、胃肠炎、虫证、佝偻病、缺铁性贫血和某些皮肤疾患等都可以使小儿发生夜啼。

中医认为小儿夜啼是以寒、热、惊为主要病因病机。寒则痛而啼，热则烦而啼，惊则神不安而啼。具体为脾寒、心热、惊恐。孕妇素体虚寒，或喜食生冷，致胎儿出生后禀赋不足；或出生后护理不当，小儿腹部受冷，入夜寒冷则腹中作痛。孕妇性情急躁，或平素喜食辛辣香燥，内有蕴热，则小儿出生后心火旺盛，入夜烦躁啼哭。小儿神志怯弱，魂魄易惊，受惊吓后，易致恐惧不安，在夜深噩梦时出现惊惕、啼哭。可见，夜啼辨证有寒热之分，各种惊恐因素也易致病。

本节主要讨论婴儿夜间不明原因的反复啼哭，由于伤乳食、发热或因其他疾病而引起的啼哭，则不属本节讨论范围。其他疾病以夜啼为主要表现者可按本节进行辨证论治。

【临床表现】

本病以夜间啼哭为主要特点，白天如常，入夜则啼哭不安，或每夜定时啼哭，或见异物啼哭，甚则通宵达旦。因引起原因不同，啼哭声性质不一，且伴有其他表现。脾胃虚寒者症见面色青白，四肢欠温，睡喜蜷曲，腹喜摩按，吮乳无力，大便溏薄，小便清长。心经积热者症见面赤唇红，烦躁不安，身腹俱暖，大便秘结，小便短赤。惊恐伤神者症见睡中突然啼哭，神情不安，紧偎母怀，面色青灰。伤于乳食者症见厌食吐乳，嗳腐泛酸，口气臭秽，面黄唇焦，腹痛胀满，卧不安寐，大便酸臭。

【辨证分型】

中医临床辨证可分为如下3型。

1.脾胃虚寒型 证见啼哭时哭声低弱，面色青白，四肢欠温，睡喜蜷曲，腹喜摩按，吮乳无力，大便溏薄，小便清长，唇舌淡红，苔薄白，指纹多淡红。

2.心经积热型 证见啼哭时哭声较响，见灯火甚则哭声更剧，哭时面赤唇红，烦躁不安，身腹俱暖，大便秘结，小便短赤，舌尖红，苔黄，指纹较红紫。

3.惊恐伤神型 证见睡中惊惕，或睡中忽起，惊叫啼哭，哭声较尖，时作惊惕，神情不安，紧偎母怀，面色乍青乍白，哭声时高时低，时缓时急，唇舌多正常，指纹青。

【针灸处方】

［毫针刺法］

方1

取穴：百会、神庭、神门、大陵。

心热加通里、中冲、劳宫；脾寒加中脘、神阙、公孙；受惊加劳宫、涌泉。

操作：常规消毒。用毛刺法或半刺法，点到即止。中脘、神阙用艾卷灸，皮肤潮红为度。

疗程：每日1次，3次为1个疗程。

方2

取穴：督脉、任脉、足太阳膀胱经、足阳明胃经。

操作：治疗方法以"飞针"为主，选用消毒针灸针，针头圆钝，在患儿腹、背部的正中及两侧沿直线从上至下飞刺。背部督脉循行路线，飞针起于大椎，至于长强；两侧足太阳膀胱经，起于心俞，止于膀胱俞，并在攒竹穴点刺。腹正中任脉循行路线，两侧足阳明循行路线，并在足三里及隐白处点刺。针刺的特点是：浅刺而疾发针，故曰"飞针"，不必刺出血，年龄愈小刺愈浅，春夏宜轻，秋冬宜重。

疗程：针刺1次。若不愈，3次为1个疗程。

方3

取穴：印堂。

操作：常规消毒。用30号1寸毫针，施捻转手法，平补平泻，不留针。

疗程：每日1次，2次为1个疗程。

[**腧穴贴敷疗法**]

方1

取穴：内关（双）。

药物制备：生山栀50g，碾成细末，分为5包，备用。

操作：每次用1包，加水和面粉调成糊状，敷于穴位上，胶布固定。

疗程：每日1次，5次为1个疗程。

方2

取穴：神阙。

药物制备：牵牛子7粒，捣碎，备用。

操作：治疗时用温水调成糊状，临睡前敷于肚脐上，用胶布固定。

疗程：每日1次，2次为1个疗程。

注：本法适用于小儿白天饮食、嬉玩正常，黑夜睡后开始哭闹，天明前即止，经医院检查无异常发现者。

[**耳针疗法**]

取穴：皮质下、神门、枕、心、肝。

操作：用王不留行籽贴压，每日按压2~3次。

疗程：两耳隔日交替，10天为1个疗程。

[**头皮针疗法**]

取穴：额中线、额旁1线（右）、额旁2线（双）。

操作：半刺法。皮肤消毒后，用1寸毫针在治疗线上、中、下3点轻轻点刺一下，不出血或微出血均可。

疗程：每日1次，5次为1个疗程。

[**刺络疗法**]

方1

取穴：中冲。

操作：取患儿双侧中冲穴（中指尖距指甲约1分许，即十宣穴之一），用75%酒精消毒后，以三棱针（粗毫针也可）点刺出血2~3滴。在婴儿啼哭时针刺效果更佳。

疗程：一般点刺1次即可，如效果欠佳，第2天可再针1次。如点刺2次无效，改用他法治疗。

方2

取穴：四缝穴。

操作：常规消毒。用三棱针刺入四缝穴2~4mm，左右捻转2次即出针，然后用拇指挤压针眼，溢出胶冻样液体或血液后，压迫止血。

疗程：3~7日1次，2次为1个疗程。

[**皮肤针疗法**]

取穴：奇穴（中指第一关节两侧为中心，环指叩刺）、华佗夹脊穴（重点叩刺心俞穴、胆俞穴）、中冲、足三里、涌泉。

操作：局部常规消毒后，用梅花针反复叩刺，采用中等度刺激，使局部皮肤潮红，充血，但不出血。中冲穴可点刺出血。

疗程：每日1次，6次为1个疗程。

[**艾灸疗法**]

取穴：百会、中脘、关元、足三里。

操作：艾卷灸。每次每穴灸10~15分钟，以皮肤潮红为度。

疗程：每日1次，连灸7日为1个疗程。

【评述】

（1）引起啼哭的其他因素，如饥饱、冷热、虫咬、尿布浸渍、衣被刺激、灯光过强等被排除后，只要认真辨证施治，一般运用针灸治疗见效较快，预后良好。

（2）保持睡眠环境安静，温度适宜，不通宵开启灯具。

（3）养成良好的睡眠习惯，作息时间规律，切勿黑白颠倒。

（4）孕妇及乳母不可过食寒凉及辛辣热性食物，保持情绪舒畅。

（5）脾胃虚寒的可选用莲子、扁豆、鸡肉、羊肉、生姜、葱白、韭菜等食物；心热受惊的可选用赤小豆、绿豆、百合、莲子、小麦、菊花、枣仁、竹笋等食物食用。

（6）食疗参考方：

①脾胃虚寒型：取牛姜10~30g加红糖适量，水煎服。

②心经积热型：莲子心10~15g，煎水代茶饮。

③惊恐伤神型：酸枣仁10~30g，粳米适量，煮粥。

【针灸治疗的优势】

婴幼儿时期夜啼是常见病症，多属生理性，但必要时需进行施治。针灸治疗本病，根据辨证取穴，以温中祛寒，清心安神，镇惊除烦为治，一般能随拔随应，针到病除。考虑到小儿皮肤娇嫩，对各种针灸疗法较为敏感，故多予浅刺，点到为主。有时其他针灸疗法也联合应用，效果更佳，并可消除药物引起的副作用和诸多不便。

五、遗尿

【概述】

遗尿，俗称尿床，是指3周岁以上的小儿睡中小便自遗，醒后方觉的一种疾病。一般情况下，3周岁以下的小儿，由于大脑皮层发育尚未完善，排尿的正常习惯尚未养成，对排尿的自控能力较差，但正常小儿1周岁后白天已渐渐能控制小便，随着年龄增长，小儿气血脏腑也随之充实，排尿的控制和表达能力也逐步完善，若3周岁以后夜间仍不能自控排尿而尿床，有的甚至持续数年到成年时仍有发生，则属于病态。它不仅给患者本身带来了巨大的精神负担和痛苦，影响了他们的身心健康，同时也给家庭造成了极大的困扰。

中医学认为，尿液的正常排泄，主要取决于肾的气化和膀胱的制约功能。《灵枢·九针论》云："膀胱不约为遗溺。"而膀胱的约束取决于肾气充足，因此，遗尿的发生，多因肾气不足，下元虚寒不能温养膀胱，致使膀胱气化功能失调不能制约水道而致。因此，《针灸甲乙经》曰："虚则遗溺。"同时，遗尿虽其病位在膀胱，与肺、脾及三焦气化功能失调也有关。此外，遗尿的发生与"神"也关系密切。遗尿患儿在遗尿中多不自知，醒后方觉遗尿，且睡眠深，不易唤醒的特点，即"窍闭神匮"的表现。

随着生长发育，儿童应能自行控制排泄小便，若遗尿长时间不愈，应做全面检查，排除大脑发育不全、泌尿道畸形、隐性脊柱裂等器质性疾患。

【临床表现】

多发生于3周岁以上、10岁以下的儿童。睡中小便自遗，醒后方觉；睡眠较深，不易唤醒，每夜或隔几天发生尿床，甚则一夜尿床数次，而在清醒状态下无尿频状况发生。多数患儿白天贪玩过度，精神疲惫，或睡前多饮，也可发生遗尿。尿常规及尿培养多无异常。对于药物治疗无效的患儿需进行X线检查，部分患儿可发现有隐性脊柱裂，泌尿系统X线造影可见其结构异常。

【辨证分型】

中医临床将遗尿分为2型。

1. 肾气不足型 证见睡中经常遗尿，多则一夜数次，醒后方觉，神疲乏力，面色苍白，肢冷怕凉，下肢无力，腰腿酸软，智力较差，小便清长，舌质较淡，脉沉迟无力。

2. 脾肺气虚型 证见睡后遗尿，少气懒言，神疲乏力，面色苍黄，食欲不振，大便溏薄，常自汗出，苔薄嫩，脉缓细。

【针灸处方】

[毫针刺法]

方1

取穴：关元、中极、膀胱俞、三阴交。

肾气不足加肾俞、太溪；肺脾气虚加气海、足三里；睡眠较深加神门、心俞；小便频数加百会、气海；躁烦溲黄加行间、阳陵泉。

操作：常规消毒。关元、中极、三阴交、太溪、足三里、神门、行间、阳陵泉均直刺，关元、气海、三阴交、足三里均0.5~1寸，太溪、中极、神门均0.5~0.8寸，针行补法；行间0.5~0.8寸，阳陵泉0.5~1寸，针行泻法。心俞用1寸毫针从脊柱两侧向脊柱方向斜刺0.5~0.8寸，与皮肤呈30°角，捻转平补平泻；膀胱俞直刺0.4~0.6寸，肾俞直刺0.5~1寸，均行补法。

疗程：每日1次，10次为1个疗程。

方2

取穴：水沟、百会、中极、关元、三阴交。

操作：先针刺关元、中极、三阴交，针用补法，得气后留针。其中关元、中极斜刺，针刺方向向下，使针感向前阴传导。三阴交向上斜刺，针感向上传导，再针水沟、百会，强刺激5~8次后，留针20分钟后，一并起针。

疗程：10天为1个疗程，疗程间隔2天。

方3

取穴：遗尿穴（经外奇穴。位于双侧手部小指指骨第2指缝正中点）。

操作：患者端坐，两手平放于膝盖上或桌面上。局部常规消毒后，术者用左手握住患者指尖，使小指充分伸展，右手持针刺入穴位，有明显针感，行强刺激2~3分钟。两手交替治疗。

疗程：每日或隔日1次，6次为1个疗程。

[艾灸疗法]

方1　艾条温和灸法

取穴：百会、命门、关元、中极、三阴交。

操作：用艾条回旋灸，每日2~3穴，每穴10分钟。

疗程：每日1次，直至痊愈。

方2　隔姜灸法

取穴：关元、气海、中极、下曲骨（耻骨联合下0.5寸）、百会、三阴交。肾阳不足加肾俞、太溪；脾肺气虚加足三里；肝经湿热加太冲。

操作：将鲜生姜切成直径2~3cm、厚3~4mm的薄片，在其中央用针刺透许多小孔，置于上述穴位，点燃底面直径约1.5cm、高约1.2cm的艾炷施灸。当患者感到灼痛时用镊子取走姜片，换上新的姜片和艾炷重新施灸5~6次。百会穴使用艾条行雀啄灸15分钟，以上均以患者皮肤红润而不起疱为度。

疗程：每日1次，5次为1个疗程。

方3　麦粒灸法

取穴：夹脊穴（胸11~腰5），每侧7穴，每次取间隔的双侧对称的3~4对穴为一组，即：第一组穴取双侧胸11、腰1、腰3、腰5椎的夹脊穴；第二组穴取双侧胸12、腰2、腰4的夹脊穴。

操作：患儿取俯卧位，先揉按要施灸的夹脊穴每穴1~2分钟，自上而下摩擦腰骶部至皮肤发红发热。然后将搓捻成麦粒状的艾炷放在穴位上点燃，不等艾火烧到皮肤，当患儿感到烫时立即用镊子将艾炷夹去，连续灸4~7壮，以局部皮肤发生红晕为止。

疗程：每日1次，10次为1个疗程，疗程间休息3~5天。

[耳针疗法]

取穴：肾、膀胱、尿道、耳中、皮质下、枕、神门、脑点。

操作：常规消毒。用毫针轻刺或王不留行籽贴压，每日按压2~3次，每穴按压2分钟。

疗程：两耳隔日交替，10天为1个疗程。

[腧穴贴敷疗法]

取穴：关元、三阴交。

中药制备：吴茱萸、肉桂各等份，共研细末，用醋适量调成糊状，做成1

分硬币大小的药饼，备用。

操作：治疗时分别贴敷于上穴。

疗程：每日1次，5次为1个疗程。

[**皮肤针疗法**]

方1

取穴：关元、中脘、大椎、百会、三阴交、腰椎两侧阳性物。

操作：常规消毒。用梅花针轻度刺激，以皮肤微红为度。

疗程：隔日1次，5次为1个疗程。

方2

取穴：少腹部、骶尾部。超过12岁的可增加背部腧穴肾俞、膀胱俞。

操作：常规消毒。用梅花针中等强度叩刺。

疗程：每日1次，10次为1个疗程。

[**腧穴激光照射疗法**]

取穴：中极、三阴交、会阴、足三里。

操作：用He-Ne激光穴位照射，激光波长632.8~650nm，输出功率4~15mW，频率50Hz，每穴位照射5~10分钟。

疗程：每日1次，10次为1个疗程。

[**头皮针疗法**]

取穴：顶中线、额中线、额旁3线。

操作：常规消毒，针进帽状腱膜下层后，行抽提法，留针至睡前出针。

疗程：每日1次，10次为1个疗程。

[**腧穴埋线疗法**]

取穴：中极透曲骨、三阴交、肾俞、膀胱俞。

操作：常规消毒后，以套管针将羊肠线埋于皮下。

[**腧穴注射疗法**]

方1

取穴：①关元、三阴交；②肾俞、膀胱俞。

药物：胎盘球蛋白组织液。

操作：常规消毒后，按穴位注射常规，每穴注射1mL。

疗程：每日1组，隔日交替。

方2

取穴：中极、三阴交、太溪。

药物：维生素B_{12}注射液。

操作：常规消毒后，每次用维生素B_{12}穴位注射0.05mg（1mL）两支，每个穴位0.6mL。

疗程：隔日1次，连续治疗5次为1个疗程。

[**皮内针疗法**]

取穴：列缺、三阴交。

操作：常规消毒后，选麦粒型皮内针，用镊子夹住针身，沿穴位皮肤横刺入皮内，使酸胀或麻胀感上下传导，然后将针身埋入皮内0.5~1cm，再用胶布固定针柄。留置期间，每隔半天用手按在埋针处1分钟，以加强刺激，增加疗效。

疗程：每3日1次，两穴交替进行。2次为1个疗程。

[**火针疗法**]

取穴：关元、中极、气海、肾俞（双侧）。

操作：用碘伏消毒穴位皮肤，用细火针快速点刺，腹部穴位进针深度为0.2~0.5寸，肾俞进针0.5~0.8寸。点刺完毕，用消毒干棉球压按片刻，不出血即可，嘱2日内勿洗澡。

疗程：隔日1次，7次为1个疗程，疗程间隔3天。

【评述】

（1）针灸诸多方法治疗小儿遗尿效果均较满意，且越早治疗效果越好。随着小儿生长发育，原发性的遗尿症状会得到控制。对于继发于其他疾病的遗尿需积极治疗原发病。

（2）在治疗期间，患儿与家属应密切配合，过多责骂会加重患儿心理负担，应积极鼓励患儿消除自卑感和紧张情绪。

（3）控制晚饭后饮水，不喝凉水，督促患儿小便，白天不宜过度劳累，睡前消除兴奋因素。睡后定时叫醒患儿小便。

（4）保护腰腹部和足部不受凉，及时更换湿冷的衣袜。

（5）从小养成正确的排尿习惯，不长时间使用尿不湿，养成自己排尿的习惯。

（6）平时可食用黑大豆、黑芝麻、山药、芡实、白果、核桃仁、韭菜、海参、猪脬、羊肉、麻雀等食物以温肾缩尿。

（7）食疗参考方：

金樱子粥：金樱子15g加水适量煎30分钟，取汁加粳米50g煮粥，每日2次温食。

【针灸治疗的优势】

《景岳全书·遗溺》说："梦中自遗者，惟幼稚多有之，俟其气壮而固，或少加调理可愈，无足疑也。"幼儿大脑皮层发育尚未完善，对排尿中枢控制力弱，或神经系统发育延迟、遗传、器质及心理等多种因素所致的排尿反射调节失调均可发生遗尿症。目前，国内外对本病的治疗仍缺少有确切疗效的药物，治疗此病效果不佳，中药效果虽好，但服药之苦不易被多数患儿配合与接受。针灸很好地解决了这个难题。诸多治疗方法可分为针法和灸法两大类。针法通过直接刺激穴位或者大脑皮层反射区，增强内脏的调节功能，促进大脑皮层的成熟，完善神经调控。灸法以温热力的作用，温通经脉，调补阴阳。二者共奏益髓固元，温肾散寒，固涩止遗之效。临床可参考诸多针灸治疗方法，选取便捷可行的一种单独使用或几种联合使用。

六、夜游症

【概述】

夜游症是发生于睡眠中的一种行为，又称为"睡行症""梦游行"，是睡眠障碍的一种表现。指在睡眠过程尚未清醒时，起床在室内或户外行走，或做一些简单活动的睡眠和清醒的混合状态。发病时难以唤醒，刚醒时意识障碍，警觉性下降，反应迟钝。儿童发病率较高，为1%~15%，且男多于女，可每夜或隔几夜一发，与儿童大脑皮层发育不成熟有关。夜游症多在3~6岁之间发病，一般可以自愈，年龄不超过15岁。症状的出现和消失与大脑的发育程度及年龄密切相关，可伴有夜惊症及遗尿症，多数还有一定的遗传基础。

夜游症也可见于癫痫、颅内感染、脑外伤后遗症及其他发热性疾病，不在本节讨论范围。

患儿常常由于病耻感而致社交困难，以致社交孤立，严重影响儿童的心理健康，或导致成年后的精神心理障碍或人格障碍，因此，必须引起重视。

中医认为，本症患者多为儿童，尚形气未充，肝常有余，脾常不足，可因先天禀赋不足、遗传而得病；或因后天教养失当，被惊吓、恐惧、紧张、学习压力过重、思虑过度等情志所伤、五志过极致神机活动失灵而罹疾；因调护失宜，饮食劳倦、久病大病之后心脑失养、神魂出入活动功能失常而发病。

多数夜游症的病例，只要消除家庭的不安因素就可以，少数需要治疗。近年来，药物治疗及心理疗法对于频繁出现夜游症状，甚至夜游时到处奔跑游走可能带来危险的患儿，已经不能完全解决问题，因此，针灸治疗作为第三类疗法可供选择。

【临床表现】

（1）症状一次或多次发作，且通常发生于夜间睡眠的前1/3深睡眠阶段，走来走去。

（2）发作中个体表现茫然，目光凝滞，他人试图加以干涉或与其交谈，则相对无反应，并且难以被唤醒。

（3）发作后自动回床或在地上继续睡觉。

（4）在清醒后，个体对发作过程不能回忆，完全遗忘。

（5）尽管在发作醒来的几分钟内，最初会有一段时间的茫然及定向障碍，但并无精神活动及行为的任何损害。

（6）没有器质性精神障碍（如痴呆、癫痫）的证据。体格检查均无任何阳性体征，其他常规检查亦正常。脑电图表现：按临床脑电图检查标准，慢活动均较同龄人增多。发作起始前，肌电图波幅也突然增高。发作时则表现为睡觉波和觉醒波的混合。

【辨证分型】

中医辨证，临床可分为5型：

1.痰火扰神型　证见患儿平素心情乖戾，性格暴躁，动辄发脾气，乱扔东西，烦热面赤，略有咳痰，痰黄黏稠，胃口虽佳但口气臭秽，大便不畅，小便黄赤或淡而腥秽。常于夜半起床而走动，或出门行走、活动，时间长短不一，眠中惊惕，呓语甚多，舌淡胖，苔黄腻，脉弦或滑。

2.肝热扰神型　常于睡眠之中，无明显外界刺激时，突然起床，或行走，或玩耍，或进行一些熟悉的动作，对周围环境可有简单反应的能力，次日醒来，对昨晚所做之事无记忆，并有面赤口苦，尿黄便干，遗尿，夜惊，噩梦频发，苔黄脉弦。

3.心脾两虚型　常见于学习用心，思虑太过的学生。常可见患儿半夜起床在纸上乱写，或跑至门外，问之不能回答，经0.5~1小时才回房上床睡觉。翌日照常读书，神志无异。症见面色不华，饮食少进，气短便溏，舌淡脉虚。

4.心肾气虚型 见于先天不足、后天失调之患儿。可见夜间起床游走，走路摇摇晃晃，停停走走，低头弯腰，每晚必发，十几分钟后缓缓回床睡觉，入睡后也多梦惊不安，或多梦话，或夜间盗汗，或夜间遗尿，口干咽燥，面色无华，神疲乏力，舌淡少苔，脉细无力。

5.心胆双虚型 见于胆小怕事的患儿，夜寐惊恐，噩梦，继而起床游走，时时回头，胆惊心悸，游走一会又独自睡着，多梦魇梦话，白天上课精神恍惚，情绪不宁，无精打采，一有风吹草动即疑神疑鬼，听到关门声亦心惊肉跳，甚至惊跳起来，舌淡苔白，脉细弱。

【针灸处方】

［毫针刺法］

方1

取穴：百会、神庭、安眠、大陵、神门、足三里。

痰火加丰隆；肝热加行间；心虚加心俞；脾虚加脾俞；肾虚加太溪；胆虚加胆俞、阳陵泉。

操作：常规消毒。百会平刺0.5~0.8寸，神庭向下平刺0.5寸，安眠直刺0.5~0.8寸，大陵、神门直刺0.3~0.5寸，足三里直刺1~1.2寸。均用捻转结合提插，平补平泻。丰隆直刺0.8~1寸，行间直刺0.5~0.8寸，脾俞斜刺0.3~0.5寸，太溪直刺0.5~0.8寸，胆俞斜刺0.3~0.5寸，阳陵泉直刺0.8~1寸。辨证加减穴位均虚补实泻。留针20分钟。

疗程：每日1次，10次为1个疗程。

方2

取穴：内关、神门、大陵、太溪。

操作：内关、神门、大陵、太溪用泻法，留针30分钟，5分钟行针1次。

疗程：每日1次，10天为1个疗程。疗程间休息3天。

方3

取穴：主穴为智三针（神庭和双侧本神）、四神聪、印堂、内关、神门、足三里、三阴交、照海、申脉。配穴为丰隆、太冲。

操作：患者取仰卧位，穴位皮肤常规消毒后，取0.30mm×40mm毫针针刺主穴及配穴，智三针、四神聪、印堂、内关、神门、足三里、三阴交采用平补平泻法，丰隆、太冲用捻转泻法，补照海、泻申脉。儿童智三针一般沿前额皮肤向下平刺1寸，其余穴位常规刺法。每次留针30分钟，每隔5分钟行针1次。

疗程：隔天1次，4周为1个疗程。

方4

取穴：神门、通里、阳陵泉、足临泣、太冲、三阴交、丰隆等。

操作：常规消毒，中等量刺激，得气后留针30分钟。

疗程：每日1次，10次为1个疗程。

[**耳针疗法**]

取穴：心、肾、神门、肝、内分泌。

操作：常规消毒耳郭，用毫针轻刺或王不留行籽贴压，嘱患者每日按压耳穴3次，每次5~10分钟，使耳部有热胀感。

疗程：两耳隔日交替，10天为1个疗程。

[**腧穴贴敷疗法**]

取穴：涌泉（双）。

药物制备：将吴茱萸9g研成细末，用醋调成糊状，备用。

操作：治疗时，将药敷于两足底涌泉穴，盖上纱布，胶布固定。

疗程：每日1次，10天为1个疗程。

[**头皮针疗法**]

取穴：顶中线、额中线、额旁1线（右）、额旁2线（双）、额旁3线（双）。遗尿加额顶线后1/3。

操作：常规消毒。用0.25mm×25mm或0.25mm×40mm不锈钢毫针迅速破皮，针进帽状腱膜下层后，行抽提法，留针至睡前出针，或留针至第二天起床出针（但要戴睡帽为好）。

疗程：每日1次，10次为1个疗程。

[**电针疗法**]

方1

取穴：四神聪、足三里、三阴交、神门。

操作：常规消毒。四神聪向百会透刺，分前后、左右接电，足三里接三阴交；神门不通电。用G6805电针治疗仪，疏密波，通电20分钟。

疗程：隔日1次，5次为1个疗程。

方2

取穴：百会、前顶、上星、脑户、脑空（双）、四神聪。

操作：常规消毒。针进帽状腱膜下层后，接G6805电针治疗仪，疏密波，每次通电20分钟。

疗程：每日1次，10次为1个疗程。

[刺络疗法]

取穴：四缝穴。

操作：常规消毒。用三棱针刺入四缝穴2~4mm，左右捻转2次即出针，然后用拇指挤压针眼，溢出胶冻样液体或血液后，压迫止血。

疗程：3~7日1次，3次为1个疗程。

[艾灸疗法]

取穴：安眠、申脉、照海、百会、三阴交。

操作：艾条温和灸。以局部潮红为度。

疗程：每日1次，10次为1个疗程。

[拔罐疗法]

取穴：督脉、足太阳膀胱经。

操作：走罐法。在患者自大椎至腰阳关和两侧足太阳经皮肤上及罐口涂一层凡士林等润滑剂，将罐拔住后上下往返推动，以皮肤红润、充血为度。

疗程：每周1次，1个月为1个疗程。

【评述】

（1）夜游是大脑成长发育过程中的暂时现象，并随着年龄的增长症状逐渐减轻，直到消失，一般不必太担心。如果连日出现每晚数次甚至影响家人睡眠及夜游时转圈跑动并可能发生受伤的危险时，需查明病因，给予针灸、服药和心理综合治疗，预后一般良好。

（2）本症发作时患者意识不清，不能防范危险，故可能发生意外。要注意清除危险品，保证安全。

（3）本症发作治疗期间和缓解期均应避免过度的情绪刺激，给予宽松环境，不要过度疲劳，并可配合心理治疗，去除病因，提高疗效，预防再发。要注意避免发病诱因，如白天的一些恐怖性经历（如目击交通事故、火灾、气体爆炸）、精神紧张、转学、被批评等。应适当参加体育锻炼，少看不看恐怖和刺激性强的书刊影视作品；睡前营造安静睡眠气氛，纠正不良睡眠习惯。

（4）患儿平时要加强营养，避免辛辣刺激食物，饮食宜清淡，多食新鲜蔬菜水果。

（5）适当晒太阳，保持较好心情，鼓励与社会交往，锻炼身体，提高环境适应能力。

【针灸治疗的优势】

据国外资料统计，5~12岁的儿童中约有15%发生过至少一次夜游。但夜游症至今病因未明，与遗传、发热、过度疲劳、情绪紧张、受到惊吓等都有一定的关系，目前也尚无有效的治疗方法。有研究者对伴有脑电图异常的夜游患儿曾疑诊为癫痫，运用抗癫痫药物治疗，使夜游症状明显减轻，因其有安定睡眠的作用。而许多夜游症的患儿检查并无实质性病变，这就属于传统疗法的适应证。针灸从神论治，以宁心安神为主，并采用补虚泻实的方法，对心肝火旺者泻其实火，对心肾胆虚者，补其虚弱，能取得一定的效果。若能培养孩子养成良好的睡眠习惯，消除精神紧张等因素，则会使针灸治疗取得更好的疗效。

七、考场综合征

【概述】

考场综合征也称考试综合征、竞技综合征或"克拉克现象"，是学生中常见的可逆性心理障碍症。考场综合征是学生中极为普遍的一种心理疾病，主要发生在高中学生学习生活的中后期。此综合征会消磨学生的意志，摧残学生的心灵，已引起广大心理学者和临床医务工作人员的注意，但目前尚没有十分有效的控制手段。

考场综合征发病以女生多见，有数据显示女生约占医院就诊的患病学生中的90%。这与女生性格敏感、倾向于寻求外部帮助的心理特征有关。该病一般随学生的考试结束，经过一段时间调养自动消失。

考场综合征应属中医学中"头痛""头晕""不寐""健忘"等范畴。中医根据《黄帝内经》中有"久视伤血""思伤脾"的理论，学生在学习中课程多，思想压力重，精神高度紧张，睡眠不足等主要因素，导致躯体机能削弱，使心、肝、脾功能失调所致。思虑过度，影响脾主生化，气血生化无源，故表现为心脾两虚；以肝郁为主者，或脾胃受制而肝胃不和，或疏泄失常而经血不调，终以调肝为主；脾运不健，难免湿从内生，久酿湿热，治宜健脾化湿清热；阴血内耗，则相火偏炽，既宜降火，又须滋阴。

王清任在《医林改错》中提出"灵机记忆不在心而在脑"；清代汪昂在《本

草备要》中有"人之记性，皆在脑中"的论述。考前综合征还应该是脑功能紊乱的表现，采用针灸治疗作用于脑部腧穴，使思维活动暂停下来，以纠正不良的思维模式，能有效地解除大脑的紧张状态，迅速恢复到正常的活动水平。

【临床表现】

（1）考试前学习时心烦意乱，上课不能专心听讲，精神极度焦虑，失眠，记忆力下降，思维迟钝，紧张不安，厌食，体质明显下降。

（2）考试前或考试当天出现各种不良生理反应，如发热、头晕、头痛、心跳加快、出虚汗，甚至休克。产生所谓"晕场"等现象。

（3）考试时感到头脑出现空白，思维能力降低，手足无措，心慌意乱，难以控制自己的情绪和思维，对考不好的严重后果感到恐惧。

（4）考试后害怕公布考试的名次和成绩，甚至为此不敢上学。

【辨证分型】

中医辨证主要分为4型。

1.心脾两虚，神明失养型 证见头晕心悸，倦怠乏力，失眠多梦，记忆力下降，纳谷不馨，食后饱胀或便溏，面色㿠白，男子偶发梦遗，女子经少。舌淡红，脉细弱。

2.肝胃不和，气滞神郁型 证见胃脘胀满，嗳气恶心，食少，情志不畅，偶有烦热口苦，女子经期前后不定，经期小腹胀痛。苔薄白，脉弦。

3.湿热中阻，湿邪扰神型 证见脘痞呕恶，不思饮食，倦困懒动，嗜睡。苔腻或黄，脉濡兼数。

4.相火妄动，神明不安型 证见心烦失眠，焦躁不安，情绪激动，注意力不集中，时有手足心热、盗汗，男子频有梦遗，女子月经量多且红。舌红，脉细数。

【针灸处方】

［毫针刺法］

取穴：

①考前组（考试前1个月左右）主穴：大椎、百会、风池、神门、三阴交。心脾两虚者加足三里、脾俞、心俞；肝胆火旺者加太冲；心肾不交者加太溪、劳宫。

②考期组（进考场前100分钟左右）：四神聪、印堂、太阳（双）、百会（经穴）。

操作：

①考前组：按针灸常规操作进行治疗。

②考期组：医者站在患者前面，采用1寸毫针常规消毒后、快速进针0.3寸，拇指向前紧按慢提九数，拇指向前捻针稍停即出针，按压针孔。太阳、印堂消毒后轻刺激不留针。百会可留针带入考场。

疗程：考前每日1次，10次为1个疗程；考试期间每天针灸1~2次，至考试结束。

[头皮针疗法]

取穴：顶中线。

操作：穴位消毒后，用指切进针法进针，针进帽状腱膜下层后，插入1.2寸许，行提插捻转补法，留针30分钟甚而至考试结束。预防者可在考试前一天晚上针刺，第二天早上起床后出针，留针8小时。

疗程：每日1次，直到考试结束。

[耳针疗法]

方1 压豆法

取穴：主穴为神门、心、皮质下、丘脑、交感、额、枕。配穴为心脾两虚加脾、胃；心肾不交加肾；肝郁化火加肝、胆。

操作：常规消毒。将附有王不留行籽的0.5cm见方的胶布贴压于穴位，每日自行按压3~5次，每次3分钟，以耳郭微发热为宜，失眠多梦者临睡前加按压1次。考试时嘱患者入考场前后各按压1次，考试中，若出现上述临床症状，则用力按压，以能忍受为度，直至耳郭灼热，症状缓解。

疗程：考前1个月开始治疗，考前预防双侧耳穴交替使用，5日更换另一侧；考试期间治疗时取双侧主穴，可贴5日。

方2 揿针埋针法

取穴：根据不同症状在耳部选取额、枕、颈、神门、脑干等穴位，每次选3~4穴。

操作：第1步，先探测敏感点，选用DZ-3型袖珍治疗仪的探测棒电极，打开电源开关，把探针置于耳上作点播样覆盖移动，当探测仪发出"嘟嘟"的高频鸣叫，且患者有烧灼样刺痛感时，便为敏感点。一般每次选3~4个点。

第2步，根据部位的生理构造特点，选用揿钉式或颗粒型皮内针刺入单耳（或双耳）。并嘱患者每日自行按压2~3次，每次每个（点）穴按压10~20下。

3~5日取针。必要时再选另耳或新穴（点）埋针。

第3步，如经4次埋针仍无效果者，改择他法治疗。寻找压痛点，用黄荆籽贴在0.8cm²的胶布中心，对准压痛点贴上，按压片刻，并嘱患者自行按压，以有疼痛感为度。每日3~5次，每次按压10~20分钟。

疗程：按步操作，以痊愈为疗程。

方2 线香灸法

取穴：神门、心、皮质下、缘中、交感（均为耳穴）。每次取一侧耳，选3~4个耳穴。

操作：用市场上购买的线香一支，点燃后对准穴位施灸。香火距皮肤约1cm，每穴灸3分钟左右，以穴区皮肤发红发热为宜。灸后可取医用胶布一张，剪取7mm×7mm的小方块多块，每块胶布中心放1粒小绿豆，贴压在所选的耳穴上。嘱考生自行按压耳穴，白天2~3次，每次每穴按压1分钟，另于睡前20分钟再按压一次。以局部发红、发热为佳。

疗程：每隔3日灸1次，同时更换耳贴。双耳轮换灸贴。

注：本法一般于考前1个月左右施行。适用于心理素质较差、精神一直处于紧张状态的考生。

［电针疗法］

方1

取穴：神门、膈俞、胆俞、脾俞、足三里。

头痛加阿是穴、太阳、风池；低热加大椎、曲池；经闭加中都、三阴交；腹泻加天枢、上巨虚；夜尿频加关元。心脾虚加中脘；心肾阴虚加太溪；心肾阳虚加命门、关元；脾胃虚弱加内关、中脘、足三里。

操作：常规酒精消毒，用28号或30号毫针针刺相关穴位，得气后再加上电子针灸脉冲DG-1型治疗仪，频率选用连续波或疏密波，治疗时间为15~20分钟。

疗程：每日1次，5次为1个疗程。

方2

取穴：百会、风池、神门、三阴交。

操作：针具选用直径0.30mm、长50mm无菌针灸针，电针选用G6805-2型治疗仪。穴位经常规消毒后快速捻转进针，捻转频率约为每分钟60~80转，手法以补法为主。针刺风池穴时针向鼻尖方向刺入1~1.2寸，得气后将电针治疗仪输出一组与双侧风池穴相连，选择连续波，频率每分钟80次，电流缓慢调整至患者能够耐受为度，留针20分钟。

疗程：每日1次，连续治疗3~7天为1个疗程。

[穴位注射疗法]

取穴：双侧太阳、风池、百会。

药物：利多卡因注射液、维生素B_1注射液、生理盐水。

操作：用一次性无菌针管10mL配一次性5号无菌针头，抽取利多卡因80mg，加维生素B_1注射液100mg，混合后用生理盐水稀释至9mL，常规消毒后注射。注射时局部抽吸见无回血后依次缓慢将药液注入。百会穴斜刺深度为1cm，注射1mL，双侧太阳穴斜刺深度为1.5cm，各注射药液2mL，风池穴直刺深度1.5cm，各注入药液2mL，注射速度要适宜，遇有阻力宜回针，避免损伤颅骨。注射后4~10分钟后即感头脑清晰，视力较前清楚，头颈部较前轻松。

疗程：隔日注射1次，疗程以完全控制症状为准。

[穴位贴敷疗法]

取穴：天髎（双）、魄户（双）、身柱、灵台。

药物制备：将细辛、甘遂、延胡索、白芥子等份研细末和匀，在治疗前加入适量面粉，并加入姜汁，干湿度以能成型为度，制成直径1.5cm，高0.5cm的药饼，备用。

操作：贴敷时，将药饼置于平底碗中，药饼下垫上湿润的纱布，然后把药碗置于锅内隔水蒸15~20分钟，以药饼热透为度，取出少顷即可乘热置于穴位上，敷以代温灸膏固定，3~6小时后取下。

疗程：每周1次，10次为1个疗程。

[穴位埋线疗法]

取穴：神庭、百会、神门、三阴交、肝俞。

恶心呕吐加内关；腹泻或便秘加天枢；痛经及月经紊乱加中极。

操作：每次治疗选用5个穴位，轮换使用。选择考试前10天进行治疗。操作时根据不同的穴位，指导患者采用相应的体位，用镊子取一段约1.5cm长已消毒备用的羊肠线，放置在9号注射针针管的前端，后接剪去针尖的一次性针灸针做成的针芯，局部皮肤常规消毒后，左手拇指和食指绷紧或捏起进针部位皮肤，右手持针，快速将针刺入穴位皮下，根据穴位的具体情况刺入所需的深度，稍做提插，当出现针感后，边推针芯，边退针管，将羊肠线埋植在穴位皮下或表浅的肌层内，出针后针孔处用创可贴封贴。

疗程：埋1次线为1个疗程。

［皮肤针疗法］

取穴：四神聪、足三里、心俞、督俞、印堂、太阳。

操作：在穴位常规消毒后，用七星皮肤针叩刺，手法宜轻，以皮肤轻微红晕为度。

疗程：每隔7日叩1次，5~7次为1个疗程。

［艾灸疗法］

取穴：百会、足三里（双侧）。

操作：施艾条温和灸。用纯艾条1支，点燃后以百会为中心，在直径3~4cm的范围内做圆圈状施灸，约灸20分钟，以头顶部有明显的温热舒适感为宜。足三里每侧施灸10分钟左右，要求穴区皮肤略红，而穴内肌层有显著的温热感为佳。

疗程：于考试期间，每日按上法灸防。

注：本法最好于考试前用，如为上午考试，可在前晚睡前施灸；如为下午考试，宜在考试前2小时施灸。睡前施灸宜两穴均取，午前施灸可单取百会。百会可由家长灸，足三里由考生自行施灸，同时进行。

【评述】

（1）考场综合征是一种严重影响学生身心健康的疾病，并很容易进入恶性循环。随着社会的高速发展，生活节奏的加快，考场综合征在一定时期内有上升趋势。就全国来看，至今对考场综合征的诊疗的完整资料尚少见。自20世纪80年代初以来，我国的一些针灸医师率先探索用针灸预防考场综合征，取得了较为满意的效果，在一定程度上还能提高考生的成绩。

（2）有的考生在考试前服用镇静类药物，但往往可导致头脑迷糊，反应迟钝等副作用，反而影响考生的正常发挥。适得其反，降低了考试成绩。针灸疗法可以控制焦虑，稳定情绪，改善睡眠，提高食欲，一定程度上减轻考场综合征的症状；而又不产生副作用，而且有预防作用。

（3）正确认识和对待考试。在心理上要允许失败，在行动上则根据自己的学习情况和身体情况，制订复习计划，按部就班地进行复习，做好充分的考前准备；相信自己的实力，既不刚愎自用也不妄自菲薄，坦然面对考试。

（4）可酌情在考试前20~30天内减少复习时间，保持睡眠，增加营养，消除紧张心理，以协调身心。

【针灸治疗的优势】

有的考生在考试前服用镇静类药物，但往往可产生头晕、反应迟钝等副作用，反而会影响考生的正常发挥，降低了考试成绩。针灸疗法较口服药物见效快，可及时改善大脑疲劳状态，有利于局部血液循环和颈部肌肉放松，从而控制焦虑，稳定情绪，改善睡眠，提高食欲，一定程度上减轻考前综合征的症状，而又不产生副作用，而且有预防作用。自20世纪80年代初以来，我国的一些针灸医师率先探索用针灸预防考场综合征，取得了较为满意的效果，还可能在一定程度上提高考生的成绩。

八、自闭症

【概述】

自闭症又称孤独症，分真性自闭症（器质性自闭症）和假性自闭症（功能性自闭症）两类。真性自闭症是患者由于基因突变造成大脑思维功能缺失，失去或严重缺失思维功能。他们的面相与常人无异，但其先天缺失总结、归纳、分析、判断等逻辑思维能力，终身智力低下。假性自闭症是指患儿大脑思维区域无器质性病变，具有正常的思维能力，但是他们智力的缺失是由于后天某项能力的发展不平衡。假性自闭症与真性自闭症存在本质的区别。

自闭症的发病率为2‰~3‰，其中真性自闭症占比低于0.2%，假性自闭症占比超过99.8%。假性自闭症分为六大类：胆量特别小的70%、兴奋度过高30%、阿斯伯格综合征（同于孤独症谱系障碍，但与孤独症的区别在于此病没有明显的语言和智能障碍）15%、语言天赋弱30%、观察力和感知力弱10%、脑发育滞后6%、不明原因5%，部分孩子有两项以上问题。

自闭症是在世界范围内最为严重的神经发育障碍之一，成为儿童精神类致残的重要疾病。国际公认其病因是由遗传、生物因素和环境等共同作用而致，但目前尚无切实有效的临床治疗方法，已经成为一个世界性难题。

中医在古代文献中有相关症状描述，如"童昏不可使谋""数岁不能行候""四五岁不能语候""长大不行，行则脚软"等，属于"心神病变""五迟""五软""童昏""清狂""无慧""胎弱""视无情""目无情"等范畴。中医认为，"肾生骨髓""诸髓者皆属于脑"。若父母精血亏虚，或母孕期调摄失宜或产伤等使胎儿先天禀赋不足，致小儿肾精亏虚，脑髓不充，元神不得滋养，精神活动异常，则引发该病。"心主舌""舌，声音之机也""心气通于舌，心和则舌能知五味矣"。心主神志和心主血脉的功能正常则语言表达和味觉正常。"心系舌之本，怯则语迟也"。该病患儿语言发育障碍、饮食偏执、不知五味等症状皆由心神失养所致。"肝主目"，主疏泄，调畅气机情志，性喜升发而恶抑郁。该患儿视而不见、逃避望人、喜怒无常、刻板行为等诸表现，皆与肝失疏泄、升发不利相关。如果疏泄不及则郁郁寡欢；如果疏泄太过则烦躁易怒。多数医家认为儿童孤独症病位在脑，与心、肝、肾三脏关系密切。

【临床表现】

该症一般起于36个月以内的婴幼儿，主要表现为三大类核心症状，即：社会交往障碍、交流障碍、兴趣狭窄和刻板重复的行为方式。

1.社会交往障碍 患儿在社会交往方面存在质的缺陷。在婴儿期，患儿回避目光接触，对人的声音缺乏兴趣和反应，没有期待被抱起的姿势，或抱起时身体僵硬、不愿与人贴近。在幼儿期，患儿仍回避目光接触，呼之常无反应，对父母不产生依恋，缺乏与同龄儿童交往或玩耍的兴趣，不会以适当的方式与同龄儿童交往，不能与同龄儿童建立伙伴关系，不会与他人分享快乐，不愉快或受到伤害时也不会向他人寻求安慰。学龄期后，随着年龄增长及病情改善，患儿对父母、同胞可能变得友好而有感情，但仍明显缺乏主动与人交往的兴趣和行为。虽然部分患儿愿意与人交往，但交往方式仍存在问题，他们对社交常情缺乏理解，对他人情绪缺乏反应，不能根据社交场合调整自己的行为。成年后，患儿仍缺乏交往的兴趣和社交的技能，不能建立恋爱关系和结婚。

2.交流障碍

（1）非言语交流障碍：患儿常以哭或尖叫表示自身的不舒适或需要。稍大的患儿可能会拉着大人手走向他想要的东西，缺乏相应的面部表情，表情也常显得漠然，很少用点头、摇头、摆手等动作来表达自己的意愿。

（2）言语交流障碍：患儿言语交流方面存在明显障碍。

①语言理解力不同程度受损；

②言语发育迟缓或不发育，也有部分患儿2~3岁前曾有表达性言语，但以后逐渐减少，甚至完全消失；

③言语形式及内容异常：患儿常存在模仿言语、刻板重复言语，语法结构、

人称代词常用错，语调、语速、节律、重音等也存在异常；

④言语运用能力受损：部分患儿虽然会背儿歌、背广告词，但很少用言语进行交流，且不会提出话题、维持话题或仅靠刻板重复的短语进行交谈，纠缠于同一话题。

3.兴趣狭窄及刻板重复的行为方式 该症患儿对一般儿童所喜爱的玩具和游戏缺乏兴趣，而对一些通常不作为玩具的物品却特别感兴趣，如车轮、瓶盖等圆的可旋转的东西。有些患儿还对塑料瓶、木棍等非生命物体产生依恋行为。患儿行为方式也常常很刻板，如：常用同一种方式做事或玩玩具，要求物品放在固定位置，出门非要走同一条路线，长时间内只吃少数几种食物等。并常会出现刻板重复的动作和奇特怪异的行为，如：重复蹦跳、将手放在眼前凝视、扑动或用脚尖走路等。

4.其他症状 约3/4该症患儿存在精神发育迟滞，1/4~1/3的患儿合并癫痫。部分患儿在智力低下的同时可出现"孤独症才能"，如在音乐、计算、推算日期、机械记忆和背诵等方面呈现超常表现。

【辨证分型】

中医可分为肝郁化热、痰迷心窍、脾肾亏虚3型。

1.肝郁化热型 证见表情抑郁，易急躁，任性固执，听而不闻，不易管教，情绪不稳，夜不成寐，舌红苔黄，脉弦数。

2.痰迷心窍型 证见痴呆，口角流涎，言语不清或喃喃自语，表情淡漠，舌体胖大，苔白腻，脉滑。

3.脾肾亏虚型 证见生长发育迟缓，形体羸弱无力，言语少而不清，精神萎靡，健忘失眠，表情淡漠，大小便不能自控，舌淡苔薄，脉沉细弱。

【针灸处方】

［毫针刺法］

方1 靳三针法

取穴：四神针：百会穴前后左右各旁开1.5寸；定神针：印堂、阳白各上0.5寸；颞三针：耳尖直上入发际2寸及同一水平前后各1寸，共3穴；颞上三针：左耳尖直上入发际3寸及同一水平前后各1寸，共3穴；脑三针：脑户、双脑空；智三针：神庭、双本神；醒神针：水沟、少商、隐白；手智针：内关、神门、劳宫；足智针：涌泉、泉中（趾端至足跟后缘连线中点）、泉中内（平泉中穴向内旁开0.8寸）；舌三针：以拇指间横纹平贴下颌前缘，拇指尖处为第1

针（上廉泉），其左右各旁开1寸处为第2针（廉泉左）、第3针（廉泉右）。

肝郁气滞型加合谷、太冲；心肝火旺型加少府、行间；痰迷心窍型加丰隆、大陵；肾精亏虚型加太溪。

操作：选用35号不锈钢25mm毫针，采用捻转进针法。四神针向前后左右各平刺13~20mm；颞三针、颞上三针均向下平刺13~20mm；智三针向后平刺13~20mm；定神针、脑三针向下平刺13~20mm；醒神针各穴直刺5~7.5mm；手智针的内关穴直刺13~20mm，神门直刺7.5mm，劳宫向合谷方向斜刺13mm；足智针的涌泉穴向太冲方向斜刺13~20mm，泉中、泉中内直刺13mm；舌三针向上（舌根部）直刺13~20mm。随证配穴合谷、太冲、少府、行间、丰隆、大陵用泻法，太溪用补法，均采用提插补泻手法。留针45分钟，其间每隔5~10分钟捻针1次。

疗程：每日上午针刺1次，每周6次，2个月为1个疗程。

方2 辨证取穴法

取穴：

①心肝火旺：曲泉、内庭、神门、太冲、合谷。

②痰蒙心窍：丰隆、条口、少府、少泽、地机。

③肾精亏虚：太溪、照海、百会、肾俞、大肠俞。

④肝郁气滞：神门、悬钟、阳交、阳陵泉、太冲。

操作：患儿取低枕平卧或端坐位，根据症状和发病机制选取相应经络的穴位，先予75%酒精棉球常规消毒，然后使用0.25mm×13mm或0.25mm×25mm一次性无菌针灸针快速进针，行平补平泻手法，得气后，普通针刺穴位针刺留针30分钟；血管舒张收缩区要求平刺交叉进针，留针时间为60分钟。

疗程：隔日1次，1周3次，15次为1个疗程，疗程间隔1周。

方3 俞募配穴法

取穴：心俞、脾俞、肾俞、肝俞、胃俞、天枢、巨阙、章门、关元、膻中、中脘。

操作：选用0.35mm×25mm一次性针灸针，确定穴位，常规消毒，快速进针，快速捻转施以补泻、平补平泻法，后快速出针。进针时注意针刺的方向，胸背部多斜刺（针身与皮肤表面呈45°夹角），腹腰部多直刺（针身与皮肤表面呈90°夹角）。

疗程：每日1次，每周治疗6天。1个月为1个疗程。

方4　调神开窍法

取穴：百会、脑户、脑空、本神、神庭、四神聪、舌三针。

操作：常规消毒。采用0.40mm×50mm毫针平刺进针，针刺深度在0.5~0.8寸，运用平补平泻法行针，留针30分钟，定时捻转，每10分钟行针1次。

疗程：每日1次，6次为1个疗程。疗程间隔1天。

方5　益智醒脑法

取穴：合谷、曲池、风池、神门、神庭、内关、劳宫、四神聪。

操作：常规消毒。采用0.25mm×25mm毫针直刺。四神聪平刺进针，平补平泻，每穴留针20分钟。

疗程：每日1次，10天休息2天为1个疗程。

方6　督穴导气法

取穴：腰阳关、命门、哑门、百会、神庭穴。

操作：患者在监护人的陪同及协助下，保持俯卧位，并暴露局部皮肤，采用0.25mm×25mm毫针行指切法进针，各穴需按照由下往上、由后向前的顺序依次进行操作，腰阳关、命门、哑门直刺5~10mm，百会、神庭向前平刺5~10mm，进针后缓慢、持续地行小幅度提插捻转手法，使患者产生持续、柔和、舒适的针感，每穴行针3~5分钟，尽量使针感沿督脉向颠顶部放射，行针完成后即拔针。

疗程：隔日1次，5个月为1个疗程。

方7　速刺法

取穴：百会、廉泉、风池、膻中、内关、神门、中脘、关元、天枢、阳陵泉、足三里。

心脾两虚配心俞、脾俞；心肝火旺配劳宫、心俞；痰迷心窍配丰隆、内关；肾精亏虚配太溪、肾俞；有合并运动障碍者配秩边、委中。

操作：取0.25mm×25mm一次性无菌针灸针，快速点刺，针刺顺序为从上到下、从前到后依次进针，不留针。

疗程：每周3次，10次为1个疗程。

［头皮针疗法］

方1　国际标准线抽提法

取穴：额中线，额旁1、2、3线，顶中线，颞前线，颞后线，枕上正中线，枕上旁线，枕下旁线。

操作：常规消毒。选用0.25mm×25mm一次性不锈钢毫针，顶中线由前顶向百会，余均自上至下，快速破皮进针，针进帽状腱膜下层0.5~0.8寸，行抽提法，每穴用爆发力5秒钟向外速提3次，针体至多抽出1cm，最好不动，连续抽提5~10遍。留针2小时以上。最好能配合语言对话等运动。

疗程：隔日1次，10次为1个疗程。

方2 头部腧穴法

取穴：四神聪、神庭、本神、印堂、脑户、脑空、焦氏语言一区、语言二区、语言三区。

言语不利或流口水严重者加廉泉。

操作：患儿取坐位，先定好需针刺穴位，对局部常规消毒。选用0.35mm×25mm一次性针灸针，针与头皮呈15°~30°夹角快速刺入头皮下。当针尖抵达帽状腱膜下层时，使针体与头皮平行然后继续捻转进针。四神聪向后平刺15~20mm；神庭、本神向后平刺15~20mm；印堂、脑户、脑空向下平刺15~20mm；针刺完毕带针训练60分钟，留针期间捻针3次，手法以平补平泻为主。语言区刺入25mm左右。刺入后稍作捻转，平补平泻，不留针。

疗程：隔日1次，1周3次，1个月为1个疗程。

方3 林（学俭）氏头皮针法

取穴：神庭、双侧本神、四神针，焦氏言语1区、言语2区、情感区。加林氏头皮针：第1针自顶骨结节下缘前方约1cm处，第2针为耳尖上1.5cm；第3针为耳尖下2cm再向后2cm处。以上3针皆与水平线呈15°~20°角。

操作：患者取坐位，背对针灸医师，家长辅助固定患者。局部常规消毒，选用0.30mm×25mm不锈钢毫针，与头皮呈15°~30°角快速将针刺入头皮下，当针达到帽状腱膜下层时，使针与头皮平行进针，针尖方向：神庭穴向前下刺，双侧本神穴向后刺，四神针向百会刺，焦氏言语1区、言语2区、情感区向后平刺，林氏头皮针3针均向后上方刺。根据不同穴区可刺入15~25mm，留针2~4小时。留针过程中快速捻转，每隔15分钟行针1次，共行针3次。

疗程：隔日1次，10次为1个疗程，休息15天后进行第2个疗程。

［电针疗法］

方1 头穴法

取穴：智九针（额五针+四神聪，额五针定位：距离前额发际上2cm处，左右大脑外侧裂表面标志之间，由前向后共刺5针，每针刺15~20mm，5针之间距离相等呈扇形排列）、情感区（定位：前正中线左右旁开2cm，自前发际上2cm向后平刺25mm）、心肝区（定位：左侧瞳孔直上发际处为起点，向上引平行于前后正中线2cm长直线，为肝区；右侧瞳孔直上发际处与前后正中线之间中点处为起点，向上引平行于前后正中线2cm长直线，为心区）。

操作：患儿取坐位，定好所针刺穴位，局部常规消毒。选用规格为0.30mm×25mm的不锈钢毫针，与头皮呈15°~30°夹角快速将针刺入头皮下，当针达到帽状腱膜下层时，使针与头皮平行继续捻转进针，根据不同穴区可刺入15~25mm，留针2~4小时，留针过程中行针3次，以捻转手法为主，平补平泻。无合并癫痫的患儿在留针过程中，每次予电针刺激情感区及心肝区15分钟，电针治疗选用韩氏多用电治疗仪，采用疏密波，频率2~15Hz。

疗程：每日1次，每周休息1天，60次为1个疗程。

方2 督脉穴法

取穴：神庭、神道、灵台、百会、水沟、腰阳关、至阳、腰俞、命门、悬钟、大椎、脊中、中枢、风府、脑户、强间、后顶穴。

操作：患者取俯卧位，常规消毒后，采用0.35mm×25mm毫针平刺0.5~0.8寸，行平补平泻法，得气后进行电针治疗，留针30分钟。

疗程：每日1次，3个月为1个疗程。

[耳针疗法]

取穴：心、脑、肝、肾。

语言障碍加舌、口；行为刻板加内分泌、交感、神门；社交障碍加脑干。

操作：通过耳穴探测仪探知上述敏感区域。对相应位置消毒后，在患儿耳穴处贴上粘有磁珠的小块胶布，使用拇指对其进行按压，手法先轻后重，并告知患儿家长，对其进行按压，频率为每日3次以上，且每日仅按压一侧耳穴，隔日按压另一侧。

疗程：20天为1个周期，60天为1个疗程。

[舌针疗法]

取穴：主穴为脑中穴、脑枢穴、脑源穴、襞中穴、心穴；配穴随证配取肝穴、肾穴。

操作：毫针快速点刺提插或捻转数下，不留针。

疗程：每天2次。每周1~5施针为1个疗程，疗程间隔2天。

［腹针疗法］

取穴：

①小儿抑郁倾向型（母体在怀孕与抚育期间患有抑郁症诱发幼儿的抑郁症倾向，继发自闭症）：大横（双）、右上风湿点、气海、关元。

②情感发育障碍型：关元、气穴（双）、大横（双）、右上风湿点。

③大脑发育不良型：中脘、阴都（双）、关元。

操作：按腹针常规治疗法行针，小儿抑郁倾向型应母子同时治疗。

疗程：每日1次，10次为1个疗程。

［火针疗法］

取穴：百会、廉泉、风池、膻中、内关、神门、中脘、关元、天枢、阳陵泉、足三里。

心脾两虚配心俞、脾俞；心肝火旺配劳宫、心俞；痰迷心窍配丰隆、内关；肾精亏虚配太溪、肾俞。合并运动障碍者配秩边、委中。

操作：常规消毒，按火针常规操作手法进行。

疗程：隔2周1次，10次为1个疗程。

［腧穴注射疗法］

方1　维生素注射液

取穴：

①额极三针：印堂至发际下1/3处及左右旁开1寸各穴位1针。

②四神针：百会穴前后左右旁开1.5寸共4针。

③颞三针：耳尖上2寸为第1针，前后旁开1寸各1针。

④枕上三针：后发际正中直上2.5寸为第1针，左右旁开1.5寸各1针。

⑤启智三针，前发际与头部正中线交界为1针，左右旁开2寸各1针。

⑥头针：言语Ⅰ、Ⅱ、Ⅲ区各1针。

药物：维生素B_1注射液200mg，维生素B_{12}注射液1mg加入生理盐水100mL稀释。

操作：以平刺头皮为主，局部皮肤常规消毒后，将针头刺入皮下组织，回抽无回血，即可将药物推入，每穴每次注射1~1.5mL。

疗程：隔日1次，每周3次，10次为1个疗程，疗程结束休息7天。

方2　鼠神经生长因子溶解液

取穴：

①肝郁化热：双侧风池、阳陵泉。

②痰迷心窍：双侧内关、丰隆。

③心脾两虚：风府、哑门、双侧足三里。

④脾肾亏虚：双侧足三里、肾俞。

药物：鼠神经生长因子18μg，用2mL注射用生理盐水溶解后进行穴位注射。

操作：以2mL注射器抽取鼠神经生长因子溶解液，常规消毒，快速进针，得气后回抽无血，缓慢注入药液，每穴0.4~0.6mL，快速出针，按压针孔。

疗程：隔日1次，1周3次，10次为1个疗程，疗程间隔10天。

方3

取穴：双侧足三里、三阴交、悬钟。

药物：复方麝香注射液、胞磷胆碱钠注射液。

操作：常规消毒。以复方麝香注射液、胞磷胆碱钠注射液于两穴位交替注射，每穴注射药物1mL。

疗程：每日1次，每周6次，3个月为1个疗程。

［**皮肤针疗法**］

取穴：头枕部及背部脊柱两旁皮肤。

操作：常规消毒，以每隔2cm叩刺3次为度，中轻度刺激。

疗程：隔日1次，10次为1个疗程。

【**评述**】

（1）针灸对本病的治疗有效，关键是早发现，早治疗。治疗年龄越早，改善程度越明显。同时要促进家庭参与，让父母也成为治疗的合作者或参与者。患儿本人、患儿父母及老师、心理医生应共同参与治疗过程，形成综合治疗团队，效果会更明显。

（2）坚持以非药物治疗为主，药物治疗为辅，并结合康复训练，包括感觉统合训练、游戏疗法及行为分析疗法，音乐，绘画等综合化治疗。要制订系统化的治疗方案，并依据治疗反应随时调整方案。

（3）在治疗、训练的同时要注意患儿的躯体健康，加强饮食营养，可选择新鲜水果、蔬菜、鱼、禽、贝类、蛋及坚果、大米、小米、玉米、土豆、大豆、蚕豆、扁豆、山药等食品。并注意预防其他疾病。

（4）坚持治疗，持之以恒。

【针灸治疗的优势】

本病为难治之症。针灸从辨证施治出发，补先天（肾）后天（脾）之不足，益智醒脑，并以清肝化郁，祛痰开窍，泻其有余，以求相得益彰。针灸治疗本症抓住病位在脑之根本，以头部腧穴为主，方法颇多，患儿也乐于接受，并在每个疗程中与患儿有长时间的广泛接触，可细致观察动态变化，及时调整治疗方案，并与其心灵交流，有利于患儿进步和康复。

附：儿童自闭症评定量表（CARS）

1.人际关系

1分，与年龄相当：与年龄相符的害羞、自卫及表示不同意。

2分，轻度异常：缺乏一些眼光接触，不愿意，回避，过分害羞，对检查者反应有轻度缺陷。

3分，中度异常：回避人，要使劲打扰他才能得到反应。

4分，严重异常：强烈地回避，儿童对检查者很少反应，只有检查者强烈地干扰，才能产生反应。

2.模仿（词和动作）

1分，与年龄相当：与年龄相符的模仿。

2分，轻度异常：大部分时间都模仿，有时激动，有时延缓。

3分，中度异常：在检查者极大的要求下有时模仿。

4分，重度异常：很少用语言或运动模仿他人。

3.情感反应

1分，与年龄相当：与年龄、情境相适应的情感反应——愉快不愉快，有无兴趣，通过面部表情姿势的变化来表达。

2分，轻度异常：对不同的情感刺激有些缺乏相应的反应，情感可能受限或过分。

3分，中度异常：不适当的情感的示意，反应相当受限或过分，或往往与刺激无关。

4分，严重异常：极刻板的情感反应，对检查者坚持改变的情境很少产生适当的反应。

4.躯体运用能力

1分，与年龄相当：与年龄相适应的利用和意识。

2分，轻度异常：躯体运用方面有点特殊——某些刻板运动，笨拙，缺乏协调性。

3分，中度异常：有中度特殊的手指或身体姿势功能失调的征象，摇动旋转，手指摆动，用脚尖走。

4分，重度异常：上述情况严重而广泛地发生。

5.与非生命物体的关系

1分，与年龄相当：适合年龄的兴趣运用和探索。

2分，轻度异常：轻度的对东西缺乏兴趣或不适当地使用物体，像婴儿一样咬东西，猛敲东西，或者迷恋于物体发出的吱吱叫声或不停地开灯、关灯。

3分，中度异常：对多数物体缺乏兴趣或表现有些特别，如重复转动某件物体，反复用手指尖捏起东西，旋转轮子或对某部分着迷。

4分，严重异常：严重的对物体的不适当的兴趣，使用和探究，如上述情况频繁地发生，很难使儿童分心。

6.对环境变化的适应

1分，与年龄相当：对环境改变产生与年龄相适应的反应。

2分，轻度异常：对环境改变产生某些反应，倾向维持某一物体活动或坚持相同的反应形式。

3分，中度异常：对环境改变出现烦躁、沮丧的征象，对其进行干扰时儿童很难被吸引过来。

4分，严重异常：对改变产生严重的反应，假如坚持把环境的变化强加给他，儿童可能逃跑。

7.视觉反应

1分，与年龄相当：适合年龄的视觉反应，与其他感觉系统是整合方式。

2分，轻度异常：有时必须提醒儿童去注意物体，有时全神贯注于"镜像"，有的回避眼光接触，有的凝视空间，有的着迷于灯光。

3分，中度异常：经常要提醒他们正在干什么，喜欢观看光亮的物体，即使强迫他，也只有很少的眼光接触，盯着看人，或凝视空间。

4分，重度异常：对物体和人的广泛严重的视觉回避，着迷于使用"余光"。

8.听觉反应

1分，与年龄相当：适合年龄的听觉反应。

2分，轻度异常：对听觉刺激或某些特殊声音缺乏一些反应，反应可能延迟，有时必须重复声音刺激，有时对大的声音敏感，或对此声音分心。

3分，中度异常：对听觉不构成反应，或必须重复数次刺激才产生反应，或对某些声音敏感（如很容易受惊，捂上耳朵等）。

4分，重度异常：对声音全面回避，对声音类型不加注意或极度敏感。

9.近处感觉反应

1分，与年龄相当：对疼痛产生适当强度的反应，正常触觉和嗅觉。

2分，轻度异常：对疼痛或轻度触碰，气味、味道等缺乏适当的反应，有时出现一些婴儿吸吮物体的表现。

3分，中度异常：对疼痛或意外伤害缺乏反应，比较集中于触觉、嗅觉、味觉。

4分，严重异常：过度地集中于触觉的探究感觉而不是功能的作用（吸吮、舔或摩擦），完全忽视疼痛或对疼痛作出过分的反应。

10.焦虑反应

1分，与年龄相当：对情境产生与年龄相适应的反应，并且反应无延长。

2分，轻度异常：轻度焦虑反应。

3分，中度异常：中度焦虑反应。

4分，严重异常：严重的焦虑反应，可能儿童在会见的一段时间内不能坐下，或很害怕，或退缩等。

11.语言交流

1分，与年龄相当：适合年龄的语言。

2分，轻度异常：语言迟钝，多数语言有意义，但有一点模仿语言。

3分，中度异常：缺乏语言或有意义的语言与不适当的语言相混淆（模仿言语或说莫名其妙的话）。

4分，严重异常：严重的不正常言语，实质上缺乏可理解的语言或运用特殊的离奇的语言。

12. 非语言交流

1分，与年龄相当：与年龄相符的非语言性交流。

2分，轻度异常：非语言交流迟钝，交往仅为简单的或含糊的反应，如指出或去取他想要的东西。

3分，中度异常：缺乏非语言交往，儿童不会利用或对非语言的交往作出反应。

4分，严重异常：特别古怪的和不可理解的非语言的交往。

13. 活动水平

1分，与年龄相当：正常活动水平——不多动亦不少动。

2分，轻度异常：轻度不安静或有轻度活动缓慢，但一般可控制。

3分，中度异常：活动相当多，并且控制其活动量有困难，或者相当不活动或运动缓慢，检查者很频繁地控制或以极大努力才能得到反应。

4分，严重异常：极不正常的活动水平，或是不停，或是冷淡，很难得到儿童对任何事件的反应，差不多不断地需要大人控制。

14. 智力功能

1分，与年龄相当：正常智力功能——无迟钝的证据。

2分，轻度异常：轻度智力低下——技能低下表现在各个领域。

3分，中度异常：中度智力低下——某些技能明显迟钝，其他的接近年龄水平。

4分，严重异常：智力功能严重障碍——某些技能表现迟钝，另外一些在年龄水平以上或不寻常。

15. 总的印象

1分，与年龄相当：不是孤独症。

2分，轻度异常：轻微的或轻度孤独症。

3分，中度异常：孤独症的中度征象。

4分，严重异常：非常多的孤独症征象。

本评定量表由15项内容组成，每项按1~4级评分：

总分≥30分，可诊断为孤独症；总分>30分且<36分，为轻中度孤独症，总分≥36分，为严重孤独症。

第四节　时行疾病

一、风疹

【概述】

风疹是感受风疹病毒，以轻度发热、咳嗽、全身皮肤出现细沙样玫瑰色斑丘疹、耳后及枕部淋巴结肿大为特征的一种急性出疹性传染病。一年四季均可发生，但冬春季好发，且易造成流行。1~5岁婴幼儿多见，男女均等，6个月以内婴儿因有来自母体的抗体获得抵抗力，很少发病。患病后可获得持久性免疫。风疹疾病症状多轻，临床很少有并发症，恢复也较快，消退后不留痕迹。正因为风疹的疹子来得快，去得也快，如一阵风似的，故名"风疹"。

人类是风疹病毒的唯一自然宿主，通过飞沫传播，在出疹前、中、后数天内传染性最强，除鼻咽分泌物外，血、粪、尿中亦有病毒存在。广泛使用疫苗后风疹发病率降低，发病年龄提高，学龄前儿童也不少见。

中医学称风疹为"瘾疹""风瘾"等，《备急千金要方》还指风疹为"风痧"。《普济方·风瘙瘾疹》说："夫小儿风瘙瘾疹者，由邪风客于腠理，搏于营卫，遂传而为热，熏散肌肉，溢于皮肤，变生瘾疹。"其病因病机为小儿禀赋不足，脏腑娇嫩，肺卫不固，易感受风疹时邪，时邪自口鼻而入，与气血相搏，正邪相争，外泄于肌肤，发为风疹。

【临床表现】

风疹由风疹病毒经口、鼻侵入易感小儿呼吸道黏膜和淋巴结繁殖后侵入血流导致全身性病毒血症，多数有与风疹患儿接触史，潜伏期一般为2~3周，前驱期（1~3日）症状为低热及咳嗽、流涕、打喷嚏、鼻塞等上呼吸道卡他症状；出疹期首先是耳后、枕部及颈后淋巴结肿大伴触痛，1天后出现多形性红色斑丘疹，先面部，24小时内遍及全身，一般3天后皮疹消退，此期软腭可见红色点状黏膜疹，与其他病毒感染所致黏膜疹相似。出疹时可伴低热，亦可高热，持续1~3天，常见轻度脾肿大。如发生在眼睑、口唇等组织疏松部位，则容易发生水肿。

风疹的并发症有脑炎、心肌炎、关节炎、出血倾向和肝、肾功能异常等，会严重威胁小儿的健康。

【辨证分型】

中医临床辨证将风疹分为2型：

1. 邪郁肺卫型 证见患儿先期发热恶风，咳嗽流涕，神倦纳减，1~3天后出现皮疹，先起于头面、躯干，随即遍及四肢，分布均匀，疹点稀疏细小，疹色淡红，一般2~3日渐见消退，有轻度瘙痒，耳后、枕部及颈后淋巴结肿大、触痛，舌质稍红，苔薄白或薄黄，脉浮数。

2. 邪入气营型 证见壮热口渴，烦躁哭闹，疹出较密，疹色鲜红，或融合成片，瘙痒，便秘或泻，小便短黄，舌红苔黄糙，脉洪数，指纹紫滞。

【针灸处方】

[毫针刺法]

方1

取穴：百会。

操作：穴位常规消毒后，快速平刺12~20mm，行中强刺激，捻转泻法，每分钟180次，得气后行针10分钟，留针30分钟。对全身瘙痒严重伴发热，咽喉肿痛，呼吸困难，甚至窒息重症患者，可用三棱针点刺百会穴，放血3~4滴。

疗程：每日1次，7日为1个疗程。

方2

取穴：风门、风池、曲池、血海。

发热加大椎；瘙痒加郄门；便秘或泄泻加天枢；壮热口渴加内庭。

操作：常规消毒。风门捻转提插泻法，风池捻转泻法，曲池提插泻法，血海提插泻法，大椎点刺出血加拔罐，郄门捻转泻法，天枢、内庭提插捻转泻法。

疗程：每日1次，7日为1个疗程。

方3

取穴：

①风邪外袭型：曲池、合谷、血海、膈俞等穴；

②胃肠积热型：曲池、足三里、脾俞、三阴交等穴；

③慢性风疹：大肠俞、肺俞、曲池、足三里等穴。

操作：常规消毒。胃肠积热型针刺用泻法，余平补平泻。每次留针20分钟。

疗程：每日1次，10日为1个疗程。

[**耳针疗法**]

取穴：主穴为肺、内分泌。配穴为神门。

操作：用探针在患者耳郭上探寻耳穴附近的压痛点，探寻时应嘱患者指出哪一点最痛，在最痛点用圆而细小的绿豆一颗，置于剪好的0.5cm²胶布中间，贴于耳穴的痛点上（尽量对准穴位中心点），可同时取双侧耳穴治疗。用手按压耳穴上绿豆，以强刺激手法，使患者感到酸麻、胀痛，耳郭及全身发热为佳。可继续按压直到症状消失为止。为巩固疗效可让患者将绿豆带回家，继续按压（每日3~4次，每次1~2分钟）。

疗程：若不再发作，1~2天后即可终止治疗。

[**刺络疗法**]

取穴：耳背静脉。

操作：找一条耳背静脉常规消毒后，用三棱针点刺出血。

疗程：每周2次，直至痊愈。

[**刺络拔罐疗法**]

取穴：血海、曲池、阴陵泉、膈俞、夹脊。

胃肠不适加足三里、大肠俞。每次选2~3对穴，交替使用。

操作：肌肉丰厚或不怕痛者用三棱针，以穴位为中心半径0.5~1cm的范围，用碘酒、酒精消毒后，用三棱针直刺入皮肤3~5cm深，随即将针迅速退出，约针刺10针；肌肉不太丰厚或怕痛者用梅花针，以穴位为中心半径0.5~1cm的范围，用碘酒、酒精消毒后，以叩刺法叩至皮肤潮红并有轻微出血为度。针刺后立即取玻璃罐，用闪火法，将蘸有75%酒精的棉球点燃，在罐内绕1~3周抽出，并迅速将罐子扣在针刺的部位上，留置10~20分钟，起罐后用消毒干棉球和酒精棉球清洁皮肤。

疗程：每日1次，每2次间隔1~2天。5次为1个疗程。

[**头皮针疗法**]

取穴：额中线、额旁1线（双）、顶颞后斜线（双）。

操作：常规消毒，针进帽状腱膜下层后，行抽提法，留针2~8小时。

疗程：每日或隔日1次，7次为1个疗程。

[**艾灸疗法**]

取穴：大椎、曲池、血海、合谷、足三里、肺俞。

操作：艾卷灸。每次选3~4穴，每穴灸15分钟。

疗程：每日灸1~2次，7次为1个疗程。

[**腧穴激光照射疗法**]

取穴：

①风湿、风热型：曲池、血海、膈俞、合谷、委中。耳穴取肺、神门、枕、肾上腺。

②脾虚型：曲池、足三里、脾俞、中脘、三阴交。耳穴取肺、脾、胃、肾。

操作：采用741型He-Ne激光仪进行穴位治疗，激光治疗仪输出功率为7mW，光束对准穴位直接照射，每穴照射3~5分钟。

疗程：每日2次，10次为1个疗程，中间休息2~3天继续1个疗程。

【评述】

（1）针灸治疗风疹疗效较好。

（2）患者应及时隔离治疗，隔离至出疹后1周。

（3）风疹流行期间，不带易感儿童去公共场所，避免与风疹患儿接触。

（4）患儿卧床休息，避免直接吹风，防止受凉后复感新邪，加重病情。发热期间多饮水，饮食宜清淡和容易消化，不吃煎炸与油腻之物。

（5）勤剪指甲，防止搔破皮肤，引起感染。

（6）食疗参考方：

①豆腐绿豆汤：绿豆30g，豆腐30g，冰糖适量。将绿豆淘洗干净，放入锅中，加水适量，浸泡1小时后煮烂，加入豆腐，再煮20分钟，调入冰糖，使之融化即可。

②牛蒡子粥：牛蒡子15g，粳米50g，冰糖适量。牛蒡子加水200mL，煎煮至100mL，去渣取汁，加入粳米、冰糖，加水400mL，煮至粥熟服食。每日1剂，连续3~5天。

③凉拌黄瓜丝：黄瓜1条，芫荽10g，酱油、芝麻酱、味精、白糖适量。黄瓜洗净切丝，芫荽洗净切段，加酱油、芝麻酱、味精、白糖，拌匀服食。每日1剂，连续3~5天。

④黄豆芽豆腐汤：黄豆芽、豆腐、植物油、精盐各适量。黄豆芽放入锅中，加植物油略炒，加适量水，放入豆腐（切成小块），炖煮半个小时，加精盐少许服食。

【针灸治疗的优势】

风疹是由风疹病毒传播的一种小儿常见的传染病，虽病情较轻，但若医护不当，或邪势较盛，也会导致邪入气营的凶险变证，甚至危及生命。西医对风疹病毒目前无特效药物，主要是对症、支持治疗，而中医则抓住其"疹"的特点，采取"透疹"的方法，予以疏风清热，透邪外出，疹随邪退，勿使疹毒内陷，变生出心、脑、肝、肾、关节等诸多病变。针灸疏风清热以手阳明经及背俞穴为主，如曲池、合谷等腧穴均有解表泻热、散风止痒、祛风、解毒的作用，加上风门、肺俞及大椎、风池等穴，可迅速取效。针灸方法如耳针、艾卷灸、激光针灸等小儿也乐于接受；即便是针刺、刺络等方法，虽有痛感，但只要手法熟练，也只是一瞬之间。

二、腮腺炎

【概述】

腮腺炎是儿童和青少年中常见的呼吸道传染病，其主要以发热、腮腺弥漫肿大疼痛为特征。本病一年四季均可发生，但多流行于冬春两季。腮腺炎的传染性很强，病毒可通过唾液飞沫和直接接触传染，具有易传播、发病迅速的特点，一旦确诊腮腺炎，需隔离治疗，如不及时治疗，常导致睾丸炎、脑膜炎等严重的并发症。本病患病后可终生免疫。少数成人中也有发病，易被误诊漏诊。

中医学称本病为"痄腮"，民间又俗称"蛤蟆瘟""大头瘟"。认为本病病机为风温邪毒客于少阳，蕴热不散，结于两腮。足少阳之脉，起于目内眦，上抵头角，下耳后；其支者，从耳后入耳中，出走耳前。可见其经脉循行与腮腺部位密切相关。外感风温邪毒，从口鼻而入，壅塞少阳经脉，气血流行受阻，凝滞耳下，故耳下腮颊漫肿而痛。厥阴经与少阳经相为表里，足厥阴经脉绕阴器，邪毒传滞厥阴肝经，故大年龄儿童可并发睾丸炎或少腹痛。若湿毒炽盛，内窜心肝，扰乱神明，则出现高热、昏迷、惊厥等症。

本病多见于学龄期儿童，2岁以下很少发现。

【临床表现】

本病发病前一般有腮腺炎接触史。最早的症状是咀嚼和吞咽时疼痛，发生腮肿前可有轻度发热、头痛、呕吐等症状。腮部肿胀部位，一侧或两侧均可发生，其特点以耳垂为中心漫肿，边缘不清，外表皮肤不红，触之有压痛及弹性感，张口不利，咀嚼疼痛，腮腺管口可见红肿。重者出现高热、昏迷、惊厥等症。腮颌肿胀持续4~5天开始消退，整个病程1~2周。

并发症最常见的为睾丸炎，表现为睾丸肿痛伴剧烈触痛。脑膜炎、心肌炎、肾炎等亦可发生。

【辨证分型】

临床需辨别轻证与重证，温毒在表者属轻症，热毒蕴结者属重证，如有并发症者则属于变证。可分为如下2型。

1.温毒在表型 证见轻微发热或无热，咽红头痛，腮部一侧或双侧漫肿疼痛，咀嚼不便，舌质红苔薄白，脉浮数。

2.温毒蕴结型 证见壮热烦躁，口渴引饮，头痛或呕吐，腮部漫肿，疼痛较甚，咀嚼困难，咽红肿痛，舌质红苔黄，脉象滑数。

【针灸处方】

〔毫针刺法〕

取穴：翳风、颊车、外关、合谷、大椎、商阳。

热毒炽盛加少商、关冲、曲池、丰隆。

操作：常规消毒。用0.25mm×40mm毫针，翳风直刺1~1.2寸，捻转泻法；外关直刺1.2~1.5寸，合谷直刺1寸，大椎向上方斜刺0.5~1.2寸，商阳、少商、关冲浅刺0.1寸，或点刺出血；曲池、丰隆直刺，泻法。

疗程：每日1次，5次为1个疗程。

〔刺络疗法〕

取穴：主穴为阿是穴（耳垂上肿胀最高处）、少商、关冲。配穴商阳。

操作：常规消毒。每穴用细三棱针或粗毫针放血0.5mL。

疗程：隔日1次；重型每日1次并加配穴。

〔耳针疗法〕

取穴：主穴为耳尖。配穴为腮腺穴、颌下腺穴。

操作：穴位常规消毒，用灯心草蘸香油点燃，对准耳尖穴迅速准确一点，可闻及穴位发出低沉的"啪"声。然后在腮腺穴和颌下腺穴上，用六神丸压穴，胶布覆盖。嘱患儿家属经常按揉刺激穴位。

疗程：每日更换1次，2~4次为1个疗程。

〔艾灸疗法〕

方1 艾卷回旋灸

取穴：角孙、颊车、外关、合谷、翳风、曲池。

操作：艾卷回旋灸。

疗程：每日1次，5次为1个疗程。

方2　灯火灸法

取穴：角孙。

操作：取双侧角孙穴，灸前将两耳尖部角孙穴所处的位置用刀片刮干净，嘱患儿取仰卧位憋气，此时用10cm左右长的灯心草一根，蘸芝麻油或其他植物油浸透1.5~3cm，点燃灯草，快速对准角孙点灸，当听到"叭"一声响迅速拿开即可，同时让患儿张嘴调匀呼吸，每穴用同样的治疗方法灸1~3次，局部皮肤会发黄，偶然也会起小疱，这是恰到好处。但水疱破裂要做预防感染的处理。

疗程：每日2次，3日为1个疗程，并注意隔离。

[腧穴贴敷疗法]

方1

取穴：涌泉（双）。

药物制备：将吴茱萸9g，虎杖5g，紫花地丁6g，胆南星3g。共研细末，备用。

操作：治疗时取6~15g，加醋适量调成糊状，敷于双足涌泉穴，外盖纱布，胶布固定。

疗程：每日1次，7次为1个疗程。

方2

取穴：涌泉（双）。

药物制备：大黄4.5g，胡黄连6g，胆南星6g，吴茱萸9g。共研细末备用。

操作：每次用前取少量药粉，用陈醋或水调成糊状，制成饼剂，贴敷于涌泉穴，外用纱布覆盖，胶布固定。

疗程：每日更换1次，2~4次为1个疗程。

[耳针疗法]

取穴：耳尖、对屏尖、肾上腺、神门。

操作：常规消毒耳郭，耳尖放血，余用针刺法。

疗程：每日1次，两耳交替，5次为1个疗程。

[电针疗法]

取穴：少商、合谷、角孙、阿是穴（肿大腮腺的上缘）。

操作：常规消毒。合谷直刺，角孙平刺，阿是穴（肿大腮腺的上缘）呈45°角刺入1~1.5寸，与角孙一组通电10~15分钟，起针后点刺双侧少商出血，每穴5~7滴。

疗程：每日1次，重者日2次，5天为1个疗程。

[**腧穴激光照射疗法**]

取穴：阿是穴（腮腺肿胀局部）、颊车、翳风、外关、内关、合谷。

操作：用He-Ne或半导体激光穴位照射，激光波长632.8~650nm，输出功率10~25mW，每穴位照射5分钟。

疗程：每日1~2次，10次为1个疗程。

[**腧穴注射疗法**]

取穴：曲池。

药物：鱼腥草注射液2mL。

操作：曲池穴皮肤常规消毒后，将针刺入1.5~2cm，轻微提插得气后回抽无血，将鱼腥草注射液注入，每穴0.5~1mL。

疗程：每日1次，5日为1个疗程。

[**拔罐疗法**]

取穴：阿是穴（腮腺肿胀局部）。

操作：将青霉素瓶磨去底部，灌入50℃左右的热水约半瓶并置于阿是穴，然后从瓶盖插入注射器并抽出空气。肿甚者可同时拔2~3个。拔毕再用注射器将空气推入瓶内即可取下。每次约15分钟。

疗程：每日1~2次，5日为1个疗程。

【评述】

（1）针灸治疗腮腺炎，早期效果较好。但要防范邪毒内陷，出现变证，若惊厥抽搐，则按急惊风施治。

（2）呕吐严重者禁食4小时，必要时输液补液，可按揉双侧内关穴，适当饮生姜茶，症状减轻后给予米汤少量多次饮食。

（3）因张口疼痛造成孩子食欲差，家长给予鼓励进食，食物以流质为佳，如稀粥、藕粉、新鲜的水果汁、豆浆、牛奶、鸡蛋花汤等。多饮温开水有利于炎症消退。

（4）室内要注意通风，保持空气流通。腮腺炎流行期间不要去人群密集处活动。

（5）隔离患儿直至腮腺肿胀完全消退为止。有接触史者，可针合谷、颊车预防，每日1次。

（6）教育孩子养成良好的个人卫生习惯，多参加体育锻炼，增强体质。

（7）食疗参考方：

①绿豆汤：绿豆60g，加水煮汤饮；或用荸荠、藕、白茅根等量煎水饮。

②马齿苋茶：鲜马齿苋适量，洗净捣汁，加冰糖10g，兑开水适量当茶饮，连服7天。

【针灸治疗的优势】

腮腺炎是小儿常见的急性传染病之一，如延误治疗，对儿童及青少年生长发育影响重大。针灸治疗本病辨证施治，能疏散少阳之经的风邪，运行气血，清热解毒，散结消肿。诸多疗法中以灯火灸为治疗腮腺炎的特色，具有疗程较短、疗效较好、不良反应小等特点。施灸亦可以增加局部吞噬细菌的能力、强化机体防御功能；又能止痛、促使血行旺盛，促进新陈代谢，调整腮腺分泌功能，加强自然痊愈能力。

三、百日咳

【概述】

百日咳是感染百日咳杆菌引起的一种呼吸道传染病。百日咳杆菌侵入呼吸道上皮细胞，在纤毛丛中产生内毒素，导致纤毛运动障碍和细胞破坏而致。以阵发性痉挛性咳嗽，咳后有特殊的吸气性吼声（即鸡鸣样回声），最后倾吐痰沫而止为特征。病程较长，可持续2~3个月以上。以5岁以下婴幼儿为多见，年龄越小病情越重。具有强烈的传染性。体质弱的患儿可并发肺炎、惊厥（中毒性脑病），严重者可导致死亡。

中医学称本病为"顿咳""顿呛""鹭鹚咳""疫咳""疫呛"等，中医辨证认为本病是由于感受时疫之邪，从口鼻而入，侵袭肺卫，痰火阻肺，肺失清肃，气逆上冲所致。其病位在肺，与肝、脾密切相关。邪毒初犯肺卫，肺失宣肃，卫表不固，伏痰内阻，则肺道失利，发为咳嗽、流涕，或有发热，类似感冒的表证。邪有寒热不同，故表证有风寒、风热的不同。邪热不解蕴郁于肺，肺病及肝，则见痉咳不止。痉咳日久伤脾，脾失健运，聚湿生痰，痰湿犯肺，故有鸡鸣样吼声。邪热日久，耗伤阴津，见日轻夜重。正邪交争，病至后期，肺脾气虚或肺阴亏损，致少气懒言、盗汗、自汗等气阴耗伤之症出现。

【临床表现】

本病临床分为3期。

1.初咳期 从起病至发生痉咳，一般持续1~2周。出现咳嗽、流涕、轻度发热，如同伤风感冒症状，但热退后咳嗽会逐渐加重，且日轻夜重，并很快演变成阵发性。

2.痉咳期 2~6周，阵发性、痉挛性咳嗽为本期特点。发作时不间断短咳，咳嗽十几声或数十声后深长吸气时发出鸡鸣样吼声，然后发生下一次痉咳，如此反复多次，直至咳出黏稠痰液或呕吐胃内容物为止。轻者一日数次，重者一日数十次，夜间为多。痉咳剧烈可伴有面红目赤、流泪、眼睑浮肿、两眼圆睁、张口伸舌、颈静脉怒张、躯体弯曲等。

3.恢复期 2~3周。阵发性痉咳减轻、次数减少，鸡鸣样吸气性吼声消失，渐至正常。

新生儿和幼婴儿常无典型痉咳，表现为阵发性屏气发绀，易致窒息、惊厥。此外，百日咳常有肺炎、脑病、舌系带溃疡等并发症。

【辨证分型】

中医辨证按病程可分为如下3型。

1.邪犯肺卫型（初咳期） 证见咳嗽，流涕清或浊，或有发热，咳嗽逐渐加重，日轻夜重，咳痰稀白或稠黄，舌红苔薄白或薄黄，脉浮有力。

2.痰火阻肺型（痉咳期） 证见阵发性痉咳，伴有吸气性鸡鸣样吼声，咳时面红耳赤，弯腰曲背，涕泪俱下，呕吐痰涎，昼轻夜重。剧咳则眼睑浮肿，目赤，鼻衄，舌红苔薄黄，脉滑数。婴儿可伴窒息、神昏、抽搐。

3.气阴耗伤型（恢复期） 证见阵发性咳嗽逐渐减少、减轻，咳声低弱，痰白稀薄，神倦乏力，气短懒言，纳差食少，自汗盗汗，大便不实，舌红苔少，脉细弱。

【针灸处方】

[**毫针刺法**]

方1

取穴：风门、列缺、合谷、大椎。

咽喉肿痛加少商；身热加曲池；咯血、衄血加天府；痰壅加丰隆；久咳加肺俞；纳差加足三里；四肢不温加关元。

操作：常规消毒。风门斜刺0.5寸，列缺向肘部刺0.5寸，合谷直刺0.5寸，大椎向上刺0.5寸，少商点刺出血，曲池直刺1.2寸，天府直刺1寸，丰隆直刺1寸，肺俞斜刺0.5寸，足三里直刺1寸，关元直刺1寸。虚补实泻，得气后留针10~20分钟。

疗程：每日1次，10次为1个疗程。

方2

取穴：主穴为天突。配穴为大椎、尺泽、丰隆。

操作：常规消毒。针具以30号毫针为宜。取天突穴斜刺5分，强刺激。主配穴均不留针。

疗程：每日1次，10次为1个疗程。

方3

取穴：主穴为风门、肺俞、定喘、天突。配穴为鱼际、少商、丰隆、曲池。

操作：常规消毒。用速刺法。背部深度一般少于2~4cm。

疗程：每日或隔日1次，4次为1个疗程，疗程间隔2~5天。

[腧穴贴敷疗法]

取穴：涌泉（双）。

药物制备：大蒜适量，去衣，捣烂。备用。

操作：用时将双足底涂上一层薄凡士林，再将大蒜泥膏敷于两足底心涌泉穴，纱布覆盖，胶布固定。

疗程：每日1次，晚贴晨除，未起水疱再贴，5次为1个疗程。

[刺络疗法]

方1

取穴：四缝。

操作：常规消毒。刺食、中、无名、小指掌面的中节横纹缝中，以见黄色或白色黏稠液为标准。左右手交替。

疗程：每日或隔日1次，3次为1个疗程。

方2

取穴：十宣（双）。配穴为合谷（双）、内关（双）。

操作：在无菌操作下，双侧十宣毫针点刺（速刺法）出血，进针0.5~1分余，挤压针眼放少许血即可；双侧合谷、内关毫针直刺0.5~1寸，用泻法，不留针或稍留针。

疗程：每日1次，连续4次为1个疗程。

[皮肤针疗法]

取穴：病初期取后颈部、骶部、太渊、天突。病中后期取后颈部、1~8胸椎两侧，大椎、中脘、内关、太渊、剑突下。

操作：常规消毒。中度刺激。

疗程：每日1次，5次为1个疗程。

[**艾灸疗法**]

取穴：列缺、合谷、内关。

初咳期加风门、丰隆；痉咳期加大椎、身柱、尺泽；恢复期加肺俞、脾俞、太渊、足三里。

操作：艾卷灸。每次选背部1~2穴，四肢各选1~2穴，每次温灸5分钟。

疗程：每日1次，10次为1个疗程。

[**拔罐疗法**]

方1　闪火法

取穴：大椎、风门、肺俞、灵台。

操作：闪火法，每穴10分钟。

疗程：每日或隔日1次，10次为1个疗程。

方2　水罐法

取穴：

①肺热型主穴取大椎、肺俞，配穴取肝俞、丰隆。

②肺寒型主穴取肺俞、脾俞，配穴取足三里、太渊。

操作：常规消毒后，先用直径0.25mm、长25~40mm毫针，肺热型用捻转泻法，肺寒型用捻转补法针刺，均不留针。针刺后将维生素K_1注射液0.5mL（5mg）装入小罐内，扣放在针刺后的主穴上，再用注射器经胶皮盖抽出小罐内空气，使罐内形成负压，留罐15~20分钟（把注射用青霉素小瓶的底磨掉制成小罐，起罐时用注射器向罐内注入少许空气即可）。

疗程：每日1次，5次为1个疗程。

[**耳针疗法**]

取穴：肺、肾上腺、神门、交感、枕、肾。

操作：常规消毒耳郭，用毫针刺，不留针。

疗程：每日1次，两耳交替，10次为1个疗程。

[**腧穴注射疗法**]

方1

取穴：定喘。

药物：氯霉素注射液。

操作：常规消毒，每日选一侧穴位，每次注射氯霉素注射液0.1~0.2mL。

疗程：每日或隔日1次，5次为1个疗程。

方2

取穴：双侧奇穴（大椎和大杼连线的中点）、肺俞。

药物：注射用蒸馏水。

操作：常规消毒，分两组每日交替使用，每穴每次注入0.5mL蒸馏水，12岁以上可注射1mL。

疗程：每日1次，4次为1个疗程。

方3

取穴：主穴为天突、肺俞（双）。配穴为足三里、曲池（均双侧）。

药物：维生素C注射液。

操作：常规消毒。每次主穴必用，配穴选1个。取5%维生素C注射液2mL，进针得气后快速分注于各穴。

疗程：每日1次，10次为1个疗程。

【评述】

（1）针灸对本病有较为满意的疗效。

（2）为预防本病，出生3个月后的婴儿要按时接种百日咳疫苗。

（3）保持室内空气流通，患儿可适当进行户外活动，忌疲劳过度。

（4）避免痉咳诱发因素，如香烟、油烟、粉尘、寒冷等刺激。

（5）痉咳时轻拍患儿背部，以利痰液咳出，防止痰液吸入引起窒息。

（6）患病期间可多食大蒜、白萝卜、百合、梨、白藕等，对百日咳各期均有效。

（7）食疗参考方：

①罗汉果煎：罗汉果1个、柿饼15g共煎，每日2剂，连汤服。

②饴糖萝卜汁：白萝卜洗净、切碎，以洁净纱布绞汁，每次取白萝卜汁30mL，调加饴糖20mL，再加沸水适量，搅匀，顿服，每日3次。

③杏仁粥：杏仁30g，饴糖0.1L，粳米适量，煮粥喝。

④核桃冰糖梨：核桃仁、冰糖各30g，雪梨150g。将梨去皮、核，同核桃仁、冰糖共捣烂，加水煮成浓汁，每次1汤，日服3次。

⑤五汁饮：荸荠汁、雪梨汁、红萝卜汁、白萝卜汁、鲜芹菜汁各60mL。将以上食物洗净取汁，混合后隔水蒸15分钟，饮用，每日1剂，分3次服完。

⑥木瓜煮黄豆：黄豆50g煮烂后加木瓜50g同煮，加冰糖适量（不宜过甜）食之。若有出血，用白茅根30g煎后滤汁加入同煮。

【针灸治疗的优势】

本病为小儿常见病、多发病，传染性很强，但随着百日咳疫苗的接种，已得到有效的控制。

中医学认为，本病多因外感时行疫气侵入肺系，夹痰交结气道，导致肺失宣肃而致，痰火阻肺为本病的病机演变中心，针灸以化痰止咳为主，初起兼以宣肺解表，痉咳期佐以泄肺清热降逆，而恢复期则以益气健脾为治，扶助正气，调动人体免疫机能，有效地对抗时邪病毒。这种"急则治标"——首先缓解痉咳症状，而后"缓则治本"——益脾气养肺阴，以促其内生正气、除邪务尽的治疗原则，充分体现了中医辨证论治和整体观念的思想，更有利于小儿的尽快康复。

四、小儿麻痹症

【概述】

小儿麻痹症又称小儿瘫痪，是时邪引起的时行疾病。临床表现主要为发热、咽痛、全身肌肉疼痛，或伴有呕吐、腹泻等症状，继而出现肢体麻痹、痿软和萎缩。后期以肌肉萎缩、骨骼畸形为主要临床特征。

本病好发于6个月至5岁的小儿，6个月至2岁发病率最高，一年四季均可发病，常流行于夏秋季节。在麻痹前期属温病范畴，后期发生肢体瘫痪则属于"痿证"范畴，古称"痿躄""痿疫""时行屡""热痿""软脚瘟""小儿中风"等。其病因多为感受小儿麻痹时邪，由口鼻侵入郁闭肺胃，阻于经络，气血运行不畅，或邪热灼津耗液，筋脉肌肉失于濡养发为本病。大部分患儿预后良好，但可留有终身残疾，有些患儿可突然出现呼吸不整，吞咽困难，以及惊厥、昏迷等证而引起死亡。

西医称本病为脊髓灰质炎，是由脊髓灰质炎病毒引起的急性传染病，病毒侵犯脊髓前角的运动神经元，引起躯干和四肢的肌肉麻痹，致肌肉萎缩、骨关节变形等。

【临床表现】

本病潜伏期为5~14天，初起主要症状为发热、头痛、食欲不振、多汗、烦躁和全身感觉过敏，亦可见恶心、呕吐、咽喉痛、便秘、咳嗽、腹泻等，持续

1~4天后，身热渐退，症状消退。再过2~3天又发热（双峰热），体温再次上升，头痛、恶心、呕吐严重，身倦乏力，一侧下肢开始痿弱，继而出现瘫痪。有些病例可出现颈项强直、弯曲时作痛，如四肢出现细微颤动则为瘫痪前期的征兆。瘫痪大多在体温开始下降时出现，并逐渐加重，很少对称。当体温退至正常后，瘫痪停止发展，无感觉障碍，其他症状消失，久之瘫痪肢体逐渐萎缩。如长期不见恢复，除病侧肌肉萎缩外，骨骼亦可出现畸形。

【辨证分型】

中医辨证本病主要因感受小儿麻痹时邪，经口鼻侵入，郁闭肺胃，阻于经络而致气血失调，元气不能达于四肢，久病肝肾亏损，精血枯乏，致使筋脉失于荣养，发生肢体麻痹和瘫痪。

本病初起以邪实为主，后期则以虚为主或虚中夹实。有如下4型。

1.邪郁肺胃型 证见发热有汗，咳嗽流涕，咽红肿痛，或有头痛、呕吐、腹泻、便秘，伴有精神不振、嗜睡或烦躁不安。

2.邪注经络型 证见再度发热，肢体疼痛，烦躁哭闹，拒绝抚抱，甚则呼吸不利，痰鸣气弱，昏迷，抽搐。

3.气虚血滞型 证见热退后肢体麻痹，微软无力，出现瘫痪。多在病后6个月以上未恢复者。患儿面色萎黄无华，神疲易出汗。

4.肝肾亏损型 证见患肢肌肉明显萎缩，与健肢对比显见短小而细，或躯干各部分发生畸形，骨骼及脊柱歪斜凸出。

【针灸处方】

［**毫针刺法**］

方1

取穴：大椎、足三里、曲池、三阴交、阴陵泉、外关。

神昏抽搐加水沟；吞咽困难、饮水呛咳加风池；呼吸困难加气舍；腹肌瘫痪加中脘、天枢；上肢瘫痪加肩髃、合谷；下肢瘫痪加环跳、阳陵泉；肝肾亏损加肝俞、肾俞、气海、华佗夹脊穴。

操作：常规消毒。大椎针尖略向上进针，刺入0.5~0.8寸，捻转泻法；足三里、曲池、三阴交、阴陵泉、外关均直刺，进针0.8~1.2寸；水沟雀啄泻法；风池刺向喉结方向，深0.5~1寸；气舍用捻转补法；中脘、天枢直刺，平补平泻；肩髃、合谷、环跳、阳陵泉均施提插泻法；肝俞、肾俞向内斜刺，深0.3~0.5寸；气海直刺，捻转补法；华佗夹脊穴直刺0.3~0.5寸。

疗程：每日1次，10次为1个疗程。

方2

取穴：

①急性期取大椎、曲池、合谷、足三里，精神萎靡、肢体瘫痪取风府、哑门、大椎、陶道、命门、腰阳关。

②恢复期和后遗症期循经取穴，以背俞穴和局部穴相结合，切忌用针过多。

操作：用速刺法。常规消毒，进针后捻转提插3~5次即出针。刺风府、哑门宜缓慢进针，不可深刺，捻转幅度不宜过大，针刺方向直对鼻尖，恢复期和后遗症期轻刺补法，每次3~4穴，不留针。肌肉萎缩的肢体用艾卷温和灸。

疗程：急性期每日1次，至体温、情绪正常为止。恢复期和后遗症期隔日1次，1个月为1个疗程，疗程间隔20日。

[**耳针疗法**]

取穴：主穴取皮质下、脾、脑干。配穴取肝、胃。

操作：常规消毒，以28号针为宜。取主、配穴各2~3穴，留针3~5小时。

疗程：每日1次，12次为1个疗程，疗程间隔2~3日。

[**皮肤针疗法**]

取穴：

①上肢麻痹：1~4胸椎两侧、曲池、外关、患肢阳性物处、指尖及后颈、胸部、肩部。

②下肢麻痹：4~5腰椎两侧、骶部、足三里、阴陵泉、解溪、环跳、下肢阳性物处和胃经、肝经、脾经的循行路线。

③腹肌麻痹：腹部。

操作：常规消毒，轻度或中度刺激。

疗程：患肢每日叩打，健侧隔日叩打1次，10次为1个疗程。

[**刺络疗法**]

取穴：阳陵泉、足三里。

脊柱侧弯加腰阳关；腹部膨隆加天枢；上肢瘫痪加合谷、四缝；肘关节屈曲加曲池；膝关节屈曲加膝阳关；足踝外翻加内踝尖；足踝内翻加外踝尖。

操作：常规消毒，主穴用细三棱针点刺各出血10滴，配穴刺血3~5滴，不易出血处加拔火罐。

疗程：每周1~2次，10次为1个疗程，疗程间隔1~2周，坚持治疗数年。

[艾灸疗法]

取穴：肩髃、曲池、外关、环跳、阳陵泉、悬钟、伏兔、足三里、合谷。

操作：温和灸。每穴施灸15~20分钟，也可采用无瘢痕灸。

疗程：每日1次，10次1个疗程。

[电针疗法]

方1

取穴：

①上肢瘫痪：肩髃、肩髎、曲池、合谷。

②下肢瘫痪：环跳、秩边、梁丘、血海、阳陵泉、足三里。

操作：常规消毒，针刺得气后，用G6805电针治疗仪，连续波，以能忍受为度，通电30分钟。

疗程：每日或隔日1次。10次为1个疗程。

方2

取穴：

①血海、悬钟。

②足三里、三阴交。

两组交替使用。

操作：常规消毒。针刺得气后加电针连续波，频率为每分钟160次，强度以能耐受为度，每次治疗20分钟。

疗程：每日1次，20次为1个疗程，疗程间隔7~10日。

[口针疗法]

取穴：

（1）上肢区域：从上颌侧切牙到第二磨牙及口腔前庭黏膜处为此区域。

①上臂穴：在上颌左侧第二前磨牙与第一磨牙之间口腔黏膜处取穴。

②前臂穴：在上颌左侧尖牙与第一前磨牙之间口腔前庭黏膜处取穴。

（2）下肢区域：从下颌下切牙到第三磨牙及口腔前庭黏膜处为此区。

①大腿穴：在下颌左侧第二前磨牙与第一磨牙之间，齿龈下方口腔前庭黏膜处取穴。

②膝关节穴：在下颌左侧第一、二前磨牙之间齿龈方口腔前庭黏膜处取穴。

③小腿穴：在下颌左侧尖牙与第一前磨牙之间齿龈下方口腔前庭黏膜处取穴。

操作：选择患侧一方的穴位，选用30号0.5~1.5寸不锈钢毫针，针具常规消毒，嘱患者张口。术者用纱布垫在患者上下唇部，以手指分别将两唇上下拉开，定准穴位，斜刺或平刺，留针30分钟，进针后加强患肢的活动。

疗程：隔日1次，10次为1个疗程。

［背三针疗法］

取穴：第一针从长强进针至命门，第二针从命门进针至至阳，第三针从至阳进针至大椎。

上肢麻痹加刺肩髃→曲池，外关→曲池；下肢麻痹加刺委中→承扶；足外翻加刺内踝尖→三阴交；足内翻加刺外踝尖→光明；膝关节后倾加刺足三里→膝阳关。

操作：常规消毒。均用巨针行皮下针刺术。使用6~8寸的28号毫针，进针后将针体稍放平，与皮肤夹角以15°为宜，使针体沿皮下快速行进。针尖行进至上述穴位，再抽插行针3~5次。

疗程：每日1次，10次为1个疗程（个别患儿两天治疗1次）。2个疗程中间休息3~5天。

［腧穴注射疗法］

方1

取穴：肩髃、肩髎、曲池、合谷、环跳、秩边、梁丘、血海、阳陵泉、足三里。

药物：维生素B_1注射液、当归注射液、丹参注射液。

操作：常规消毒。每穴注入维生素B_1或当归、丹参注射液0.1mL。

疗程：每日1次，1个月为1个疗程。

方2

取穴：

①上肢：肩髃、手三里、四渎、内关。

②下肢：伏兔、健膝、足三里、三阴交。

药物：东莨菪碱注射液。

操作：常规消毒。东莨菪碱注射液0.01~0.05mg/kg·d加注射用水至2mL，分4个穴位注射。

疗程：每日1次，15~30次为1个疗程，必要时可休息7~10天，可继续治疗1个疗程。

方3

取穴：

①血海、悬钟。②足三里、三阴交。

两组交替使用。

药物：加兰他敏注射液。

操作：常规消毒。先行针刺，不留针，针毕加穴位注射，抽取兰他敏1mL，每日2穴，每穴0.5mL。

疗程：每日1次，连续治疗15~20次为1个疗程。休息7~10天后行第2个疗程。

方4

取穴：双侧肾俞、气海俞、足三里，患侧殷门、伏兔、三阴交。

药物：母血（加抗凝剂），加复合维生素B、维生素C及普鲁卡因注射液。

操作：常规消毒。每次抽母血（加抗凝剂）8~12mL，加复合维生素B 2mL，维生素C 100mg，及普鲁卡因3mL，将上述注射液摇动2分钟，从各穴皮下、肌膜下、肌肉内缓缓注入，每穴2~3mL，或针刺入穴位后，待得气后边注射边退针。

疗程：隔日1次，6次为1个疗程，疗程间隔1周。

[**腧穴结扎疗法**]

取穴：肩髃、肩髎、曲池、合谷、环跳、秩边、梁丘、血海、阳陵泉、足三里。

操作：常规消毒。在选择的穴位上，切开皮肤后行强刺激，再用羊肠线将治疗点周围的组织结扎。

疗程：15~20日1次，7次为1个疗程。

[**腧穴埋线疗法**]

取穴：主穴取迈步（定位：大腿上部，髀关穴下三横指）、足三里、腰夹脊（患侧）。

如足跛行，易摔跤，加环跳、承山、伏兔；如足内翻加承山穴外开1寸；足外翻加承山穴内开1寸。可采用透穴法。如迈步透伏兔，迈步透髀关，足三里透阳陵泉等。

操作：采用12、14腰穿针，1号或0号羊肠线，剪成1.5~2cm，按肌肉麻痹的特定部位选取相应穴位，进行皮肤消毒。2%普鲁卡因浸润麻醉后埋入所需羊肠线，羊肠线留在体内部分力求长些，线头一定埋入皮下或肌肉深层，不得外露，针眼处用2%碘伏消毒，然后用带干棉球的胶布贴敷即可。

疗程：间隔40天可进行下次治疗，10次为1个疗程。

[**针刺加拔火罐疗法**]

取穴：

①发热期：少商、商阳、大椎、合谷、内庭。

②无热期：支正透郄门、阳里间（阳陵泉与足三里斜线之间）、足三里。

操作：常规消毒后，少商、商阳点刺出血，大椎、合谷、内庭泻法不留针，余虚补实泻，结合拔火罐。

疗程：每日或隔日1次，10次为1个疗程。

【评述】

（1）针刺治疗本病早期疗效较好，对后遗症有一定的改善作用。但一旦关节畸形，针灸无效，须手术纠正。

（2）本病采取预防为主，防治结合的原则，一旦出现相关症状，必须采取对症治疗，防止并发症，如呼吸麻痹致吸入性肺炎、肺不张、呼吸衰竭等，长期卧床须防止压疮、骨质疏松、尿路感染等。

（3）婴幼儿必须普遍接种疫苗，脊髓灰质炎减毒疫苗预防本病免疫力强，并可在肠道内产生特异性抗体，使接触者亦可产生免疫效果。

（4）患者应自发病日起至少隔离40天，衣物、用具、排泄物应严格消毒处理，搞好环境卫生。对密切接触者应严密观察20天。

（5）在本病流行期间，儿童应少去公共场所，避免病毒经呼吸道传播。避免过分疲劳和受凉，降低感染概率。

（6）儿童应加强饮食营养和适当体育锻炼，提高免疫力，多食蔬菜、水果和富含维生素的食物。患病期间饮食应易消化和富有营养。

（7）出现早期瘫痪的患儿，应绝对卧床休息。肢体瘫痪者应注意保暖及康复训练，轻微被动运动，避免肌肉萎缩、关节畸形发生。

（8）食疗参考方：

①细辛蛋：灯盏细辛6~9g研末，煮鸡蛋吃，每日1剂。

②百合粥：鲜百合、粳米各50g。米煮粥至半熟加入百合同煮至熟，调入白糖适量即成。适于肺热伤津者。

③冬瓜汤：冬瓜200g，去皮煮汤。适于湿热浸淫者。

④枸杞粥：枸杞子30g，粳米100g，共煮成粥即可。适用于肝肾亏虚者。

【针灸治疗的优势】

小儿麻痹症是严重危害小儿健康发育的一种时行疾病，曾经是针灸临床常见的适应证之一，在长期的临床实践中积累了丰富的经验，临床报道也屡见不鲜。针灸在治疗本病的优势在于强调辨证施治，其中最重要的是辨分期。本病分前驱期（1~4天）、瘫痪前期（发病1~6天后）、瘫痪期（发病后3~4天或7~10天）、恢复期（1~2周后）、后遗症期（6~18个月瘫痪症状不缓解）等，每期针灸都可介入治疗，分别采用清热散风、宣肺和胃、祛湿通络、补益肝肾、强筋壮骨等原则处方，并可采用多种方法实泻虚补，起到了先时而治、因病而防、有病早治的作用，以阻断疾病向麻痹瘫痪、关节变形的方向发展。此外，因小儿气血未充，肌肤娇嫩，故针灸手法上祛邪不忘扶正，常采用浅刺疾出、不留针为多，不致伤害小儿正气。最后是针灸治疗本病，会从整体观念出发，对症对因随证加减，有利于减轻小儿的病痛和正气的恢复，缩短病程，促进康复。

五、流行性乙型脑炎后遗症

【概述】

流行性乙型脑炎后遗症是小儿罹患流行性乙型脑炎后遗留的神经系统症状，具体表现有痴呆、失语、吞咽困难、肢体瘫痪等。

流行性乙型脑炎（简称"乙脑"）是儿科常见传染病，系感染乙型脑炎病毒所致，以中枢神经系统病变为主，通过蚊虫叮咬而传播，季节性较强，多集中在7、8、9三个月，与中医暑证相似，故乙脑属于中医学"暑温""暑风""暑厥"等范畴。

乙脑病毒是一种嗜神经病毒，在神经细胞内生长，从而导致脑实质炎症，引起高热、昏迷、意识障碍等危重症候，其病死率高达20%~50%。本病多见于10岁以下儿童，且年龄越小发病率越高。因此，早期治疗是促进康复、降低致残率的关键。治疗上，控制高热、惊厥、呼吸衰竭是三大难关。

中医将乙脑按病程分为卫、气、营、血不同阶段类型。暑热之邪由表入里，由卫分入气分，卫阳阻遏不能达于外，故有发热微恶寒，上扰清窍则头痛，邪热蒸腾，迫津外出，故微汗。胆热犯胃，胃失和降，故恶心呕吐。温热病邪内陷，营阴受损，心神被扰，则有身热夜甚，神昏谵语，舌绛，脉细数。暑热至极，阳明炽盛，心营燔灼，扰及神明，邪窜经络引动肝风，故见惊厥等热极生风之证。其病性有偏暑热与偏暑湿的不同。暑热蒸腾津液，则口渴欲饮，舌绛苔干，脉洪大。湿性重浊，故身重嗜睡，湿热阻于肌肤，故身热不扬。

【临床表现】

乙脑的临床特征为高热、意识障碍、抽搐、呼吸衰竭。疾病不同时期可有不同表现，初期有发热微恶寒、微汗或无汗、头痛项强等表热证，或恶心呕吐、嗜睡、头重如裹、肢体酸软；极期症状加重，壮热，身热不退，午后或入夜尤甚，意识障碍，由嗜睡转为昏睡，甚至昏迷不醒、全身抽搐、惊厥、双目上翻、喉间痰鸣、呼吸断续、气息微弱。恢复期低热盗汗、食欲不振，可留有痴呆、语言不利、流涎、吞咽困难、口眼歪斜、肢体瘫痪等后遗症。

【辨证分型】

临床按病程传变可辨证分为5型。

1.邪在卫气（初期） 证见发热微恶寒，头痛头重，恶心呕吐，嗜睡神疲，便溏，肢体酸软，舌红苔白，脉浮数。

2.气血两燔（极期） 证见壮热如焚，大渴喜冷饮，狂躁多汗，神昏不清，四肢抽搐，颈项强直，角弓反张，牙关紧闭，舌质红，苔黄燥或焦黑，脉洪大而数。

3.热陷营血（极期） 证见身热不退，入夜尤甚，神昏谵语，或昏迷不醒，抽搐，惊厥，喉间痰鸣，舌绛而干，脉细数。

4.气阴两伤（恢复期） 证见低热盗汗，面赤心烦，口干，食欲不振，手足蠕动，舌红苔少，脉虚数。

5.瘀血阻络（恢复期） 证见神情呆滞，语言不利，神疲流涎，口眼歪斜，肢体瘫痪，舌淡脉涩。

【针灸处方】

[毫针刺法]

方1 分期辨证法

取穴：

①初期：风池、曲池、合谷。

②极期：大椎、曲池、尺泽、委中、十二井穴。昏迷加人中、百会；呼吸衰竭加太渊、膻中、会阴。

③恢复期及后遗症期：夹湿加足三里、阴陵泉；偏热加大椎、外关、委中。

吞咽困难加廉泉、合谷；面瘫加地仓、颊车、阳白、四白、合谷；呕吐加上脘、内关；失语加哑门、廉泉、通里、语门（舌下静脉平行线）；震颤加手三里、间使、阳陵泉；尿潴留加中极、曲骨、阴陵泉、三阴交；失明加睛明、攒竹、风池、光明；上肢瘫痪加肩髃、曲池、外关、合谷；下肢瘫痪加环跳、足三里、阳陵泉、绝骨、太冲。

操作：常规消毒。初期均用泻法，曲池、大椎、委中可点刺放血；极期均用泻法，强刺激，也可点刺放血，留针24小时；恢复期及后遗症期虚补实泻，可用电针。

疗程：初期、极期每日1~2次，恢复期及后遗症期每日或隔日1次，10次为1个疗程。

方2 醒脑开窍法

取穴：主穴为水沟、内关、三阴交。配穴为极泉、尺泽、委中、合谷。

吞咽困难加风池、翳风、完骨；语言不利加廉泉、金津、玉液放血；视力障碍加睛明；听力障碍加耳门、听宫、听会；智力迟钝配通里；下肢瘫配环跳、阳陵泉；上肢瘫配肩髃、曲池；颈瘫配天柱。

操作：常规消毒。行针施术以"泻"为主，即先刺双侧内关，直刺1~1.5寸，采用捻转提插泻法，施术1分钟；继刺水沟，用雀啄手法至眼泪或眼球周围充满泪水为度；三阴交自胫骨后缘进针，针尖向后斜刺与皮肤呈45°角进针1~1.5寸，采用提插补法，使患者下肢抽动3次为度，极泉循经离原穴1寸处进针0.5~1寸，采用提插泻法，以患侧上肢连续抽3次为度，委中仰卧抬腿取穴进针1~1.5采用提插泻法，以患侧下肢抽动3次为度，合谷针向三间处，采用提插泻法，以患侧食指抽动3次为度，配穴以"泻法"为主，静以久留30分钟以上。

疗程：每日1次，10次为1个疗程，每疗程间隔1周。

方3 重症乙脑恢复期辨证法

取穴：肾俞、三阴交、脾俞、中脘、气海、悬钟、神门。

阴亏阳亢、虚风内动加太冲；气血虚损、筋脉失养加神阙、足三里、血海；痰浊闭窍、余邪未清加心俞、脾俞、中脘、丰隆、阴陵泉、劳宫。

操作：常规消毒，虚补实泻。痰浊闭窍、余邪未清者，恐有留寇之弊，先针心俞、脾俞、中脘、丰隆、阴陵泉、劳宫，待邪清后再针基础穴。

疗程：每日1次，10次为1个疗程。

[头皮针疗法]

方1

取穴：顶中线、顶颞前斜线。吞咽困难加额中线，面瘫加颞前线，失语加额中线、额旁1线（右）、颞前线，震颤加枕下旁线，失明加枕上正中线、枕上旁线，失聪加颞后线，上肢瘫痪加顶旁2线，下肢瘫痪加顶旁1线，痴呆加四神聪。

操作：常规消毒。针进帽状腱膜下层后，行抽提法或电针通电30分，以能忍受为度，留针2~8小时。

疗程：每日或隔日1次，10次为1个疗程。

方2

取穴：焦氏足运感区、运动区上1/5；言语一区；语言二区；智三针。

操作：患儿取卧位或坐位，局部常规消毒，以0.35mm×50mm不锈钢毫针刺入头皮，针体与头皮呈30°夹角，以夹持进针法刺入0.6cm，再以快频率（刺激强度视患者耐受程度而定，一般每分钟200次以上）持续捻针，留针30分钟，每10分钟捻针1次。

疗程：每日1次，10次为1个疗程，间隔3日，再行下1个疗程。

[电针疗法]

方1

取穴：头部取双侧运动刺激区。

体针取穴分3组：

①水沟、合谷、关元、足三里。

②风池、命门、曲池、内关、阳陵泉。

③大椎、肾俞、三阴交、太冲。

操作：常规消毒。头针用26号针进针1.5~2寸，针柄接G6805电针治疗仪，通电30分钟，密波，中强刺激，以能耐受为度。体针3组交替使用，不留针。

疗程：第1个疗程头针、体针同时应用，每日1次，连治20次。从第2个疗程起，头针、体针交替使用，每日1次，7次为1个疗程。各疗程间休息1天。

方2

取穴：百会、攒竹、神庭、头维、风池、水沟、肩髃、手三里、曲池、外关、合谷、太冲、足三里、梁丘、风市、三阴交、太溪。

牙关紧闭取下关、颊车；吞咽困难；廉泉、天突；失语取上廉泉透刺金津、玉液；中枢性面瘫取颊车、承浆、迎香、地仓。

操作：常规消毒。按常规进针，针刺得气后，加上电针治疗仪，留针30分钟。

疗程：每日1次，10天为1个疗程。

[**耳针疗法**]

取穴：主穴为神门、皮质下、肾上腺、枕透额。配穴为心、肝、肾、屏尖。

操作：耳郭常规消毒。针刺或割治放血。

疗程：每日1次，10次为1个疗程。

[**腧穴注射疗法**]

方1

取穴：

①哑门、肾俞。

②风池、足三里。

③大椎、内关。

④次髎、阳陵泉。

药物：乙酰谷酰胺、红花当归注射液、维生素B_1注射液、维生素B_{12}注射液等。

操作：每次选2穴，常规消毒，4组交替。用乙酰谷酰胺、红花当归注射液、维生素B_1注射液、维生素B_{12}注射液等，按腧穴注射法常规，每穴注入0.5~2mL。

疗程：隔日1次，10次为1个疗程。

方2

取穴：心俞、脾俞、肾俞、足三里。

操作：取5mL注射器及4号注射针头各1具，局部常规消毒后抽取上述药液共4mL，垂直刺入所定穴区，回抽无血后，轻度提插，得气后将药液缓慢注入穴位。每次选2穴，每穴注入2mL，注毕，缓慢退出针头，以无菌棉球按压针孔片刻即可。

疗程：每日1次，10次为1个疗程，间隔3日，再行下1个疗程。

[**皮肤针疗法**]

取穴：哑门、风府、合谷、少商、翳风、颊车及其周围的颈椎，腰骶部、颌下、气管两侧、口周围。

操作：常规消毒。轻叩打。

疗程：每日1次，10次为1个疗程。

【评述】

（1）乙脑后遗症的治疗时间较长，家长要有充分信心。针灸对神经系统病变后遗症疗效确切。

（2）流行季节做好防蚊、灭蚊工作，特别是库蚊，以切断传播途径。10岁以下儿童注射乙脑疫苗。

（3）由于持续高热，水分流失，饮食应以富含高蛋白、高维生素、易消化的半流质或流质饮食为主，如牛奶、豆浆、鱼汤、果汁等，及时补充水分。昏迷患儿采用鼻饲。

（4）一旦确诊乙脑，应及时采取中西药对症治疗。对高热患儿及时采用物理降温法，如敷冰袋、酒精擦浴，同时，密切关注体温变化。

（5）昏迷和惊厥者去除口腔异物（如食物和痰液）以免堵塞气道而窒息。

（6）对患儿进行针对性的语言、智力、功能锻炼，家长应多与患儿交谈，刺激其听觉和语言能力。瘫痪肢体做被动或主动运动，使功能逐渐恢复，提高患儿的生活质量。

【针灸治疗的优势】

小儿机体免疫力较低，血脑屏障功能不健全，乙脑病毒易透过血脑屏障侵入中枢神经系统，导致脑炎，大多数患儿有全身感染症状，而后会留下神经系统的后遗症，造成残疾，因此，在抗炎、抗病毒等西医治疗后，应及时采取针灸治疗，尤其是重症乙脑，更应在其恢复期即予介入，以期后遗症得到最大程度的纠正。长期大量的临床表明，针灸有醒脑开窍，疏通经络等作用，通过经络、腧穴及头穴大脑皮层反射区的刺激，可激发患儿脑部经气，对其语言和运动功能的恢复有很大帮助，实为其他治疗方法所不及。

由于针灸治疗本病后遗症的疗效有累积效应，故疗程较长，患儿家属常会因久治不愈而失去信心，甚至放弃治疗。因此，家长和患儿都应树立信心，须有长期坚持治疗的心理准备，方能达到预期的疗效。

六、手足口病

【概述】

手足口病是由感受手足口病时邪（柯萨奇病毒A组）引起的发疹性传染病，临床以手足肌肤、口咽部等发生疱疹为特征，少数患儿可引起心肌炎、肺水肿、无菌性脑膜脑炎等并发症，个别重症患儿如果病情发展迅速，可导致死亡。

本病是一种儿童常见传染病，患者群以5岁及以下儿童为主。我国每年4月至6月是高发季节，部分地区（尤其是南方）10月至11月还会出现秋季小高峰。

本病虽任何年龄都可发病，但多发于10岁以下的儿童，尤多见于5岁以下、2~3岁的婴幼儿。虽一年四季均可发病，但以夏秋季节为多见。本病传染性强，易引起流行。

本病属中医"湿温""时疫"等，根据辨证，应将其列为温病范畴。多因患儿内蕴湿热，外受时邪疫毒而致。侵及肺、脾、心三经。肺为娇脏，小儿肺常不足，外邪自口鼻而入首先犯肺，故初期多见肺卫失和的症状，如发热、流涕、咳嗽、咽痛等；而手足口病的疱疹多出现在手掌、足掌、口咽部位，盖因脾主四肢，开窍于口，疫毒犯脾而致热郁成疹、毒透成疱所致，而表现为疱疹溃疡痛痒，乃《素问·至真要大论》所云"诸痛痒疮，皆属于心"之故，故从经络辨证来看，病邪主要侵害心、肺、脾三经，致该三经功能失调而致病。

【临床表现】

手足口病没有明显的前驱症状，多数突然起病。其主要临床表现为手、足、口腔黏膜及臀部出现疱疹或溃疡。但具有不痛、不痒、不结痂、不结疤的"四不"特征。初期可有轻度上感症状如发热、流涕、微咳、咽红等。由于口腔溃疡疼痛，患儿流涎拒食。口腔黏膜疹出现比较早，起初为粟米样斑丘疹或水疱，周围有红晕，主要位于舌及两颊部，唇齿侧也常发生。手、足等远端部位出现或平或凸的斑丘疹或疱疹，皮疹不痒，斑丘疹在5天左右由红变暗，然后消退；疱疹呈圆形或椭圆形扁平凸起，内有混浊液体，长径与皮纹走向一致，如黄豆大小不等，一般无疼痛及痒感。手、足、口病损在同一患者不一定全部出现。水疱及皮疹通常会在7~10天内消退。疹退后不留瘢痕及色素沉着。

手足口病病毒会侵犯心、脑、肾等重要器官，并发心肌炎、无菌性脑炎脑膜炎等，出现高热、白细胞不明原因增高或头痛、颈部僵硬、呕吐、易烦躁、睡眠不安稳等症状。

【辨证分型】

中医临床可分2型。

1.风邪犯肺、心脾蕴热（急性期） 证见手足、口腔黏膜疱疹色红，伴发热、口渴、便干溲黄，舌质红苔黄，脉浮数。

2.脾胃失运、阴虚火热（恢复期） 证见手足、口腔黏膜疱疹散在或消退，身热渐退，口唇干燥，食欲不振，舌红少津，脉细数。

【针灸处方】

［毫针刺法］

取穴：曲池、合谷、少商、劳宫、足三里、血海、肺俞、心俞。

恶心呕吐加内关、公孙；泄泻加公孙、天枢；便秘加支沟、上巨虚；高热加大椎、十宣；肌肤痒加神门；口干加曲泽；烦躁不安加神门、间使。

操作：常规消毒。每次可选用4~5穴，针刺不留针，足三里、肺俞、心俞加灸；少商、大椎、十宣点刺出血。

疗程：每日1次，7次为1个疗程。

［头皮针疗法］

取穴：额中线、额旁1线（双）、额旁2线（双）、顶颞后斜线（双）。

操作：穴位常规消毒后，用直径0.25mm、长25mm不锈钢毫针快速破皮进针，针进帽状腱膜下层0.5~0.8寸后，行抽提法，留针2小时以上。顶颞后斜线可用多针接力刺。

疗程：每日1次，7次为1个疗程。

［耳针疗法］

取穴：口、肺、脾、心、神门、交感、耳尖、风溪、屏尖、肾上腺。

操作：常规消毒。每次交替选取4~5个耳穴，用毫针点刺，不留针。或用王不留行籽贴压，每日每穴按压4~5次，每次1~2分钟。

疗程：两耳交替，每日1次，直至痊愈。

［艾灸疗法］

取穴：少商、合谷、地仓、列缺、内关、中脘、阴陵泉、气海。

操作：用艾条温和灸，每次10~15分钟。

疗程：每日1次，5天为1个疗程。

［腧穴贴敷疗法］

方1

取穴：内关、涌泉。

药物制备：将吴茱萸、黄连等量共研细末，用米醋调成糊状，做成2分硬币大小厚薄的药饼，备用。

操作：每天晚上分别贴敷于双侧内关、涌泉穴，包扎固定，次日晨揭去。

疗程：每日1次，直至痊愈。

方2

取穴：神阙。

药物制备：将中药细辛研成粉末，取一小匙（5~10g）与红醋3~5mL均匀调成浓糊状，备用。

操作：将此膏置于2.5cm×2.5cm的消毒敷料上，外衬稍大面积的医用胶布（起遮盖作用），膏药面向里贴于脐部，用胶布固定。换药时用清水洗净脐部皮肤，拭干后再敷，以免脐部皮肤潮湿、糜烂、感染。

疗程：每日更换1次，直至痊愈。

【评述】

（1）针灸治疗手足口病疗效较好。同时，在流行期间，通过针刺内关、公孙等穴也有预防本病的作用。

（2）在患病期间，应加强患儿护理，做好口腔卫生，食物以清淡、流质及半流质等为宜，多喝温水；忌食油腻、冰冷、辛辣、酸咸等刺激性食物和鱼、虾、蟹等。

（3）手足口病主要是通过人群间的密切接触进行传播的。患者咽喉分泌物及唾液中的病毒可通过空气飞沫传播。唾液、疱疹液、粪便污染的手、毛巾、手绢、牙杯、玩具、食具、奶具以及床上用品、内衣等通过日常接触传播，亦可经口传播。因此，要做好被污染物品的消毒处理。

（4）本病流行时，要做好环境、食品卫生和个人卫生，尤其是手部卫生。不与他人共用毛巾或其他个人物品；打喷嚏或咳嗽时用手绢或纸巾遮住口鼻，随后将纸巾包裹好丢入有盖的垃圾桶内；不接触患者及其污染物品、污染环境；不在未经消毒处理的游泳池中游泳、玩耍，饭前便后要洗手，预防病从口入。

（5）衣物宜置于阳光下暴晒，室内要保持通风换气。

（6）流行期间，家长尽量少让孩子到拥挤的公共场所，减少被感染机会。

（7）注意婴幼儿的营养、休息，防止因过度疲劳而降低机体抵抗力。

（8）幼儿园等单位要做好晨间体检，发现疑似患儿，及时隔离治疗。

（9）中医、针灸及早干预，可有效防止并发症的发生，但一旦失治而出现并发症，要及时住院综合治疗。

（10）食疗参考方：

①荷叶粥：鲜荷叶2张，粳米50g，将荷叶切碎，煮粥食用。

②竹叶汤：竹叶20片，灯心草10根，扁豆15g，滑石6g，加少许糖，煎汤饮用。

【针灸治疗的优势】

小儿手足口病应做到早期发现，早期隔离观察，早期治疗，注意并发症和合并感染，一般预后良好。

手足口部位皮肤黏膜所发的疱疹、溃疡，中医认为是患儿内蕴湿热，外受时邪疫毒侵袭肺脾，造成肺卫失和或毒邪蕴积于脾，使脾主四肢及开窍于口的功能失调所致的发热性、出疹性疾病，故治宜清肺泻脾、解毒祛湿为主。针灸采用的是对经络腧穴的良性刺激，注重调节小儿机体的内环境来发挥其自身免疫功能，补虚泻实，标本兼治，泻不伤正，补不恋邪，体现了中医"整体观念""辨证论治"的思想，与西医着眼于消灭病原微生物而致力于寻找特效药物有明显不同。如运用透皮给药途径的中药腧穴贴敷疗法治疗手足口病，既有穴位的刺激作用，又有药物通过皮肤组织对其有效成分的吸收，发挥明显的药物效应而起到双重治疗作用，这种方法使药物极少通过肝脏，又不经过消化道，从而避免了口服药物对小儿胃肠的刺激，保护了小儿肝脏，且药物利用率高，减少了药物用量，节约了药品成本，又简便易于操作，避免了患儿服药的痛苦，家长小儿都易于接受。

第五节　皮肤疾病

一、湿疹

【概述】

湿疹是婴幼儿常见病、多发病之一。其主要表现为皮肤起红斑、丘疹、水疱，甚至糜烂渗出，并伴有瘙痒、红热、脱屑。本病在任何部位都可发生，但好发于面颊、额部及头皮处，严重者可发生在躯干、四肢。本病在任何年龄段都可发生，但近年来婴幼儿发病率呈逐渐上升趋势，且易转为慢性反复发作，体胖婴儿尤为多见。本病在任何季节都可发生，但常在冬季复发或加剧。

中医称小儿湿疹为奶癣或胎癣。古代文献对湿疹早有认识，如《外科正宗》记载："儿生胎中，母食五辛，父餐炙煿，遗热与儿，生后头面遍身发为奶癣，流脂成片，睡卧不安，瘙痒不绝。"中医认为湿邪乃发病的主要因素，加之喂养失宜，致脾失健运，又有外受风湿热邪，内外两邪相搏，浸淫血脉，郁于肌肤腠理之间，故成湿疹，其病机正如《医宗金鉴》所云，"由心火脾湿受风而成"。

西医学认为湿疹是由多种外在和内在因素引起的一种皮肤变态反应性疾病，多见于过敏体质者。

【临床表现】

该病多在婴儿出生1~6个月发病，急性湿疹初发于某一部位，很快发展成对称性或全身。皮疹可为红斑、丘疹、水疱组成，群集成片状，边界不清，伴剧烈瘙痒，挠破后常引起糜烂、渗液、化脓、结痂、脱屑等，一般2~3周好转，但易发和转变成慢性或亚急性湿疹。久病可见鳞屑、薄痂，皮肤苔藓样改变、干燥，皮肤肥厚明显。慢性湿疹常发于额、面颊、耳后、外阴、四肢伸侧及足背。凡婴幼儿及过敏体质儿童皮肤出疹且不伴发热，均应高度怀疑本病。

【辨证分型】

中医辨证本病以辨虚实以及湿热偏盛为要点，分为3型。

1.湿热俱盛型　证见皮疹现红斑、水疱、糜烂，味腥而黏，或有结痂，瘙痒难忍，伴有小便短赤、大便干结，舌红苔黄腻，脉滑，指纹青紫。

2.脾虚湿盛型　证见皮疹颜色暗红不鲜，表面有水疱、渗液和结痂，伴有纳差，大便稀溏、腹胀、吐乳，舌淡苔白腻，脉濡缓，指纹淡红。

3.血虚风燥型　证见皮疹干燥、鳞屑，色素沉着，苔藓样改变，瘙痒剧烈，皮肤肥厚粗糙，口干，夜寐不安，大便干结，舌淡苔薄白或少苔，脉细数。

【针灸处方】

［毫针刺法］

取穴：大椎、曲池、血海。脾虚湿困型加足三里、脾俞；阴虚内热型加太溪、三阴交、肾俞；风湿热型加风市、天枢；风湿瘀阻型加天枢；热甚加委中；痒甚加神门、后溪；除大椎外，均取双侧。

操作：常规消毒。大椎点刺不留针；曲池、血海、风市、天枢直刺，行捻转泻法，足三里、脾俞、太溪、三阴交、肾俞均行捻转补法；神门、后溪平补平泻，以上均留针20分钟。后溪点刺出血，委中点刺放血5滴。

疗程：每周2次，5次为1个疗程。

［头皮针疗法］

取穴：顶颞后斜线、额中线、额旁1线（双）、额旁2线（双）。

操作：常规消毒后，用指切快速进针法进针，针进帽状腱膜下层后，缓缓插入0.8寸许，用抽提法紧提慢按3次，留针2小时以上。

疗程：每日1次，5次为1个疗程。

[耳针疗法]

取穴：肺、脾、心、风溪、内分泌、肾上腺、神门、耳尖。

操作：耳郭常规消毒，耳尖点刺放血，余穴每次选2~3个，用王不留行籽贴压。

疗程：两耳隔日轮换，5次为1个疗程。

[腧穴贴敷疗法]

方1

取穴：足三里、合谷、内关、上巨虚及阿是穴（湿疹局部）。

药物制备：苦参15g，土茯苓9g，金银花9g，蝉蜕6g。共研细末，用无杂质凡士林调成膏状，备用。

操作：治疗时贴敷于患处及可增强机体免疫功能的穴位。每次选2个穴位，干后取下。

疗程：每日1次，7天为1个疗程。

方2

取穴：神阙。

药物制备：消风导赤散。生地黄、赤茯苓各15g，牛蒡子、白鲜皮、金银花、薄荷、木通各10g，黄连、甘草各30g，荆芥、肉桂各6g。上药共研末，过80目筛后，装瓶备用。

操作：用时先用生理盐水将脐部擦拭干净，然后取药末2~4g填脐，外用纱布、绷带固定。穴位贴敷同时用黄连粉干撒患处，待皮损减少后，用香油与适量黄连粉混合外涂。

疗程：每2日换药1次，连用3次为1个疗程。黄连粉每日换药1次。

[皮肤针疗法]

取穴：曲池、合谷、足三里、夹脊、小腿内侧、患部周围。

操作：常规消毒，叩刺微见出血。可加灸。

疗程：每日1次，3次为1个疗程。

[刺络疗法]

取穴：委中、商阳、后溪。

操作：常规消毒，刺委中及腘窝部该穴附近处怒张的络脉致出血5滴，商阳点刺出血5滴，后溪强刺激不留针。

疗程：每天1次，3次为1个疗程。

[腧穴激光照射疗法]

方1

取穴：曲池、肺俞、血海、足三里、三阴交。

操作：用He-Ne激光器照射，激光波长632.8~650nm，输出功率2~10mW，每穴照射5分钟。

疗程：每日1次，症状改善后改隔日1次，5~10次为1个疗程。

方2

取穴：阿是穴（湿疹皮损处）。

操作：采用JH-100型He-Ne激光医疗机进行He-Ne激光照射，其波长632.8nm，输出功率30mW，光斑直径3cm。治疗时将激光窗口对准皮损处，距离10~30cm，光斑大小以覆盖皮损为准，面积较大者可分2~3次，每次5~10分钟。可同时配合外用药治疗。

疗程：每天2次，14天为1个疗程。

[灯火灸疗法]

取穴：阿是穴。

操作：灯火灸。灸灼病灶中心及四周边缘。

疗程：每日或隔日1次，5次为1个疗程。

【评述】

（1）针灸对湿疹治疗有其独到之处，疗效显著，也可结合中药外敷治疗则疗效更佳；除了对症治疗还能提高患儿机体免疫力，预后效果佳，不易复发。

（2）避免过量喂食，防止消化不良。让患儿少吃动物蛋白质，如牛奶、蛋等。饮食应清淡，多吃水果蔬菜。食物中应含丰富的维生素、无机盐和水，糖和脂肪要适量，少吃盐。母乳喂养引起的湿疹，母亲应注意暂停引起过敏的食物。

（3）保持皮肤清洁干爽，修短指甲，避免患儿因瘙痒挠抓，导致皮肤溃破，可能发生细菌感染。

（4）避免受外界刺激，过敏的患儿尽量不要接触过敏原。室温不宜过高，否则会使湿疹痒感加重。家里不养宠物，如鸟、猫、狗等。室内要保持空气流通。

【针灸治疗的优势】

近年来，小儿湿疹发病率呈上升趋势，严重影响了小儿的身心健康。小儿皮肤发育尚不健全，最外层表皮的角质层很薄，毛细血管网丰富，内皮的水及氯化物含量比较丰富，故容易发生过敏反应。西医多以含糖皮质激素、抗组胺等外敷药物为主治疗该病，可以缓解瘙痒症状，虽收效明显，但容易产生副作用和药物依赖性，长期使用还易形成皮肤色素沉着。湿疹反复发作，长期激素类药物的治疗，转变成慢性湿疹的也较多见，临床治愈率低。而针灸对本病的治疗则有其特色和优势，其关键是辨证施治，首先是辨证清楚，责之心、脾、肺三脏，小儿心常有余，心火亢盛，易发痒疮，且心火上炎，发于头面较多；又小儿脾常不足、脾失健运，肺常不足、卫外不固，易受风湿之邪浸淫，发为湿疹；然后是在辨证基础上施治，清热凉血以泻心火，健脾和中以化湿热，宣肺解表以疏风散热，对因用穴，曲池、血海、大椎等就是其代表性穴位，可起釜底抽薪之效，而非头痛医头、脚痛医脚之举。针灸还有其他一些无痛疗法，如药物贴敷、激光穴位照射等，不仅效果好，而且会被儿童愉快接受，同时，针灸治疗不仅有局部治疗作用，还能调节整体功能，提高患儿机体免疫力，更不会产生药物的毒副作用和依赖性，不失为治疗小儿湿疹有效而安全的治疗方法。

二、荨麻疹

【概述】

小儿荨麻疹是一种常见的皮肤过敏性疾病。一般在接触过敏原后，身体一定部位出现大小、性状不一的鲜红色风团，剧痒，发生及消退迅速，消退后不留痕迹，但又不断成批发生。引起荨麻疹的病因很多，有各种食物、药物、感染、物理因素（冷、热、日光等）、精神因素、遗传及个人特异体质等因素。小儿荨麻疹较成人容易查找原因，急性发作者病程短，容易防治，慢性反复发作者，迁延难愈。

中医称本病为"瘾疹""风疹块"，主要由风邪所致，多属实证。本病病机为风邪郁于肌腠，营卫失调。小儿脏腑娇嫩，形气未充，稚阴稚阳，易为外感六淫侵袭，且易食伤。多由先天禀赋不足，又食鱼虾等荤腥动风之物；或因饮食失节，肠胃积热，内不得疏导，外不得宣通，郁于肌表；或因气血虚弱，卫外不固，复感风热之邪，郁于皮肤肌腠之间而发病；再有情志不遂，肝郁不舒，且"肝常有余",易肝热生风,外邪入侵,郁而化火,灼伤阴血,致使阴血不足,复感风邪而诱发。

【临床表现】

发作前常有进食异体蛋白食物,如海鲜、蘑菇等,或有对冷、热、日光等过敏史,或有药物过敏史,或自身精神因素。临床表现以皮损为主。皮疹为大小不等、形状不一的红斑、风团,边界清楚;皮疹此起彼伏,发无定处,剧烈瘙痒,消退后不留痕迹。少数患儿可有皮肤外的全身症状,如发生于消化系统胃肠黏膜的可出现呕吐、腹痛、腹泻;发生于喉头黏膜者可有呼吸困难,甚至窒息。亦有患儿表现为发热,咽部充血疼痛,精神欠佳。

【辨证分型】

中医临床所见荨麻疹常有以下4型。

1.风热袭肺型 证见风团色红,遇热加重,得冷则缓,灼热剧痒,伴发热恶寒,咽喉肿痛,口渴心烦,舌红苔薄黄,脉浮数。

2.风寒束表型 证见风团色淡或白,伴有瘙痒,遇风冷加重,畏寒恶风,口不渴,苔薄白,脉浮紧。

3.脾胃湿热型 证见风团色红,反复发作,常剧痒,伴发热,或腹痛、腹泻,食欲不振,苔黄腻,脉濡数。

4.气血两虚型 证见病久不愈,风团时隐时现,劳累后复发或加重,神疲乏力,舌淡苔薄白,脉濡细。

【针灸处方】

[**毫针刺法**]

方1 辨证选穴法

取穴:曲池、血海。

风寒束表加风门、肺俞;风热袭肺加大椎、风池、合谷;脾胃湿热加阴陵泉、大都、天枢;气血两虚加中脘、气海、足三里。

操作:常规消毒。曲池、血海、风门、肺俞、风池、阴陵泉、大都、天枢、合谷、三阴交均用提插或捻转泻法或平补平泻;大椎用三棱针点刺后加拔火罐;中脘、气海、足三里用补法,可加温针灸。

疗程:每日1次,5次为1个疗程。

方2 辨证选穴法

取穴:曲池。

全身泛发者，配合风池、合谷、血海；胃肠积热者加中脘、足三里；重症伴发热烦躁者加大椎、委中穴；伴腹痛者配天枢穴。

操作：常规消毒。曲池穴常规消毒后，用1.5寸毫针直刺本穴，得气后用捻转提插泻法，强刺激运针1~2分钟，留针25分钟，其间反复行针2~3次。委中点刺放血，余穴用捻转泻法或平补平泻，留针20分钟。

疗程：每日1次，5次为1个疗程。

[头皮针疗法]

取穴：顶中线、顶颞后斜线。

操作：常规消毒。用0.25mm×25mm不锈钢毫针，针尖方向顶中线由前顶向百会，顶颞后斜线由百会向曲鬓，快速破皮进针，行抽提法，留针2~8小时。

疗程：每日1次，5次为1个疗程。

[耳针疗法]

方1　压籽法

①取穴：主穴为荨麻疹区，配穴为内分泌区。

操作：先选穴定点，找荨麻疹区及内分泌区敏感处，用75%酒精消毒，待皮肤干燥后，在0.6cm×0.6cm小块胶布中间放一饱满的王不留行籽，贴压在选好的穴位上，用手指按压贴实，按压时有疼痛发热感，嘱家属每天按压3~4次，每次10~15下，3~5天换贴1次，一般选两侧穴位，7天为1个疗程。

②取穴：风溪、肺、神门、交感、肾上腺、内分泌。

操作：两耳每次选穴2~3个，用王不留行籽贴压，每天按压3~4次。每次10~15下。

疗程：每日1次，隔日轮换，7次为1个疗程。

方2　穴位注射法

取穴：耳穴内分泌、荨麻疹区。

药物：氯苯那敏注射液。

操作：常规消毒。氯苯那敏注射液1mL（含10mg），用注射用水2mL稀释后，于上述穴位各注入0.1mL。注意不可刺穿耳壳。

疗程：每日1次，5次为1个疗程。

[腧穴贴敷疗法]

取穴：曲池、血海（均双侧）。

操作：药物组成：徐长卿30g，乌梅、银柴胡、乌梢蛇各10g，马来酸氯苯那敏40mg。将中西药分别研成细末，用时将中药末适量（每穴3g）用陈醋调膏，摊于直径约4cm见方的敷料卜，然后撒上马来酸氯苯那敏粉，贴敷于双侧曲池、血海穴上，隔日1次，连贴5次为1个疗程。

[**腧穴注射疗法**]

方1

取穴：风池、大椎、血海、三阴交。

风热配曲池；风寒配合谷；积热配内庭；气血虚配足三里；呼吸困难配天突；恶心呕吐配中脘。

药物：外感风邪用柴胡注射液、板蓝根注射液、银黄注射液；胃肠蕴热用清开灵注射液；气血亏虚用生脉注射液。

操作：常规消毒。用腧穴注射常规操作法，抽取柴胡注射液、板蓝根注射液2~4mL，银黄注射液1~2mL，清开灵注射液2~4mL，气血亏虚生脉注射液4mL。每次选穴2~3个，每次每穴注射0.5~1mL。

疗程：每日1次，5次为1个疗程。

方2

取穴：肺俞、曲池、血海。

药物：自血。

操作：在患者肘静脉处常规消毒，用5mL无菌注射器抽取4mL静脉血，所选穴位常规消毒后将静脉血立即注入穴位中，每穴2mL。

疗程：隔天交替穴位施治1次，6次为1个疗程。

方3

取穴：血海、足三里、曲池、三阴交。

药物：徐长卿注射液。

操作：穴位常规消毒。用一次性注射器（7号针头）抽取徐长卿注射液（10mg/2mL）5mL，分别注入上述穴位，上下提插，得气后缓慢推注，每穴2mL。

疗程：两侧交替，隔日1次，5次为1个疗程。

[**刺络疗法**]

方1

取穴：曲池、血海、委中。

头面部多者加列缺，腰背部多者加肾俞，胸腹部多者加三阴交，发于胃肠道黏膜者加足三里，发于喉头黏膜者加天突，眼睑肿者加太阳，手肿者加八邪，足肿者加八风。

操作：常规消毒。根据病情轻重，每穴点刺出血1~3滴。

疗程：急性期每日1~3次，慢性者每周1~2次，5次为1个疗程。

方2

取穴：大椎、肺俞、曲池、血海、三阴交。

操作：患者取俯卧位，充分暴露背部，局部常规消毒，用三棱针在所选穴大椎、肺俞上点刺4下，后用真空罐抽血3~5mL，同时针曲池、血海、三阴交。体质虚弱者轻刺激，体质强壮者可重刺激。每次留针20分钟，间隔5分钟进行捻转提插，强刺激1分钟左右。

疗程：间隔3~5天点刺1次。针刺每日1次，10次为1个疗程。疗程间隔休息3天，再行第2疗程。

［**腹针疗法**］

取穴：主穴为引气归原（中脘、下脘、气海、关元）。配穴为腹四关（滑肉门、外陵），调脾气（大横）。

操作：令患儿取仰卧位，暴露腹部，先测准腹针穴位，然后常规消毒，用S4×40（34号）薄氏腹针专用针迅速刺入皮下，然后缓慢进针到地部。如针尖抵达预计深度时，一般采用只捻转不提插的手法。施术分3步进行，即候气、行气、催气。进针后停留3~5分钟为候气，3~5分钟后捻转1次为行气，再隔5分钟再捻转行针1次为催气。留针30分钟。留针期间在神阙加灸，以微烫而不疼痛为度。

疗程：每日1次，每周5次（周六、周日休息），4周为1个疗程。

［**艾灸疗法**］

取穴：阳溪、大椎、曲池、合谷、血海、足三里、委中、膈俞。

操作：温和灸。每次选3~5穴，每穴每次灸10~20分钟。

疗程：每日1~2次，连灸1~2月为1个疗程。

【评述】

（1）针灸对于荨麻疹急性发作时可有效止痒，对其他伴随症状如发热、腹痛、腹泻等均能有效控制，病程较长者可配合中西药治疗。

（2）尽量找出过敏原并减少接触过敏原，如花粉、尘土、螨虫等。

（3）少吃或不吃辛辣腥发类食品，尤其是海鲜、羊肉等。增加新鲜水果蔬菜的摄入，多饮水，保持大便通畅。

（4）尽量避免外伤或其他感染病灶（扁桃体炎、咽炎、中耳炎、胃肠炎等）的出现或加重。

（5）保证睡眠，保持良好心情。积极提高免疫力，加强体育锻炼。

（6）依据天气变化适当增减衣物，避免汗出受风。

（7）勤剪指甲，避免患儿抓挠患处。可用冷敷的方法减轻瘙痒感。

【针灸治疗的优势】

目前临床治疗小儿荨麻疹较多采用内服抗组胺药物，外用具有抗炎、抗过敏及止痒功效的药剂，效果一般，且容易复发，部分药物副作用会影响小儿生长发育。荨麻疹属于中医"瘾疹"范畴，因风邪起病，古有"治风先治血，血行风自灭"的治疗原则，故针灸的治疗也从调和气血着手。所选穴位具有祛风止痒，活血祛瘀功效，气血亏虚的增加配穴足三里等以生养气血，增强免疫力。肺主皮毛，治疗时宣肺解表，清宣肺气，以利于肌肤腠理开阖。针灸对本病除了能对症治疗外，同时可增强患儿脾胃功能和免疫力，配合家长护理可有效控制本病的发生。

三、带状疱疹

【概述】

带状疱疹即中医所称的缠腰火丹，是指发生在腰胁部为主，大小不等的水疱，由水痘－带状疱疹病毒感染引起，病毒具有亲神经性，可长期潜伏于脊髓神经后根神经节内，当人的免疫功能下降时，病毒活跃而引起疱疹性皮肤病。临床主要特点是沿神经分布，在炎性红斑上发生群集性绿豆大小水疱，疱液澄清，疱壁紧张发亮，或发痒或皮肤感觉过敏，而神经痛症状最为明显。

中医还称带状疱疹为"蛇丹""火带疮""蛛蛛疮""蛇串疮""串腰疮"等。《医宗金鉴·缠腰火丹》记载："此证……有干湿不同，红黄之异，皆如垒垒珠形。干者色红赤，形如云片，上起风粟作痒，发热，此属肝心二经风火……湿者色黄白，水疱大小不等，作烂流水，较干者多疼，此属脾肺二经湿热……"除此之外，尚有疱疹消退，但有后遗痛者。

【临床表现】

起病突然，先有皮肤烧灼感，感觉过敏，或先有刺痛感，1~4天后在炎性红斑上发生群集性绿豆大小水疱，间有出现丘疹、大疱或血疱，但各群之间皮肤正常。皮肤常沿外围神经作带状分布，单侧多见，以肋间神经和三叉神经区多见，其次为上肢臂丛神经和下肢坐骨神经区。可有轻度的全身症状如发热、周身不适等，局部淋巴结肿大压痛。伴不同程度疼痛。最后干燥结痂，病程2~3周可自愈，愈后不复发，但神经痛可持续1个月或更久。

【辨证分型】

中医辨证，临床可分为3型。

1.肝经郁热型　证见皮损鲜红，疱壁紧张，灼热刺痛；伴口苦咽干，渴喜冷饮，双目红赤，烦躁易怒，大便干或小便黄；舌质红，苔薄黄或黄厚，脉弦滑数。

2.脾虚湿蕴型　证见皮损颜色较淡，疱壁松弛，易于溃破，渗水糜烂，疼痛略轻；伴食少腹胀，口不渴，大便时溏；舌质淡，苔白或白腻，脉沉缓或滑。

3.气滞血瘀型　证见皮疹消退后局部疼痛不止；舌质黯，苔白，脉弦细。

【针灸处方】

［毫针刺法］

方1

取穴：阿是穴（皮损区）、支沟、阳陵泉、三阴交。

肝经郁热加曲泉、行间、期门；脾虚湿蕴加足三里、公孙、阴陵泉；病灶在腰以上加曲池、合谷、外关；病灶在腰以下加血海、侠溪。

操作：阿是穴用"围刺法"：常规消毒，用1~1.5寸毫针朝疱疹方向斜刺，在皮损周围进6~8针，略加提插捻转。足三里、血海用补法，余穴均用泻法，留针20~30分钟，5~10分钟运针1次。

疗程：每日1~2次，10次为1个疗程。

方2　华佗夹脊穴针刺法

取穴：相应华佗夹脊穴（发病部位的肋骨沿向脊椎之相应夹脊穴）。

操作：常规消毒，直刺0.5~0.8寸，以针感向肋间放散为佳。

疗程：每日1次，10次为1个疗程。

［耳针疗法］

方1　毫针刺法

取穴：肺、敏感点（耳郭上，与病灶相应位压痛明显处）、皮质下、内分泌、交感、枕、肾上腺。

操作：每次选2~3穴，常规消毒，用毫针强刺激。

疗程：每日1~2次，两耳交替，10次为1个疗程。

方2 穴位注射法

取穴：同上。

药物：0.25%~0.5%普鲁卡因注射液。

操作：每次选2~3穴，常规消毒，每穴注射0.25%~0.5%普鲁卡因0.1~0.3mL。

疗程：每日1次，两耳交替，10次为1个疗程。

[腧穴注射疗法]

取穴：曲池。

药物：维生素B_{12}注射液（含量100mg/mL）。

操作：每次取双侧，常规消毒，深刺得气后，每侧穴注入1mL。

疗程：每日1次，10次为1个疗程。

[腧穴激光照射疗法]

取穴：阿是穴（皮损区）、夹脊穴、曲池、阳陵泉、侠溪、支沟、太冲、足三里。

操作：用He-Ne激光器照射，激光波长632.8~650nm，输出功率30mW，激光针功率为2~3mW，阿是穴（皮损区）采用激光散焦照射，照射距离为40~60mm，照射密度为0.5~1mW/cm^2，每处照射5~10分钟。其余光斑直径0.5cm，每穴照射5分钟。

疗程：每日1次，症状改善后改隔日1次，5~10次为1个疗程。

[皮肤针疗法]

取穴：夹脊穴（脊柱两侧旁开2cm之平行线）、阿是穴（距病灶边缘1cm之环状区）。

操作：皮肤常规消毒，以较强手法叩刺平行线和环周线，皮肤针针尖方向与皮肤表面垂直，针尖接触皮面应短暂（约每秒2次），针间距离0.5~1cm。每条刺激线连叩3遍，注意不可叩刺病灶，以防感染。

疗程：每日1~2次，10次为1个疗程。

[火针疗法]

取穴：肺俞、胆俞、脾俞、阿是穴（皮损区周围）、支沟、阳陵泉。

操作：穴位常规消毒，将针在酒精灯上烧灼，至针尖红而发亮，迅速刺入穴位，直刺3mm，快刺疾出。阿是穴则采用疱疹周围围刺之法。注意针孔清洁，勿用手抓挠。

疗程：每3日1次。3次为1个疗程。

[**艾灸疗法**]

方1

取穴：阿是穴。

操作：艾炷灸。于阿是穴之二处（一处为先发之疱疹，一处为疱疹密集处）各置一麦粒大之艾炷，点燃后，觉灸痛即吹去未燃尽之艾炷。再以同样的方法，延伸至远端疱疹密集处各灸1壮。

疗程：1次即可，如不愈，隔5天再灸1次。

方2

取穴：阿是穴。

操作：艾卷灸。取纯艾卷或药艾卷，点燃一端后熏灸阿是穴。采用"围灸法"，用艾卷在病损处由中心向周围围灸，直灸至局部潮红，患者自觉舒适，不知痛为度，通常需时30~40分钟。

疗程：每日1次，5天为1个疗程。

方3

取穴：阿是穴（皮损局部）、大椎、内关、三阴交、足三里、患侧指趾冲。

操作：雷火灸。根据带状疱疹面积大小决定用1或2支炷条，固定在灸具上，距离疱疹部位2~3cm，根据疱疹走向，决定灸盒采用横向或斜向放置，每活动灸8次间歇3秒，灸至皮疹及其周围皮肤发红，深部组织发热为度，皮疹范围较长时，可分段灸，一般时间为15~20分钟；用雀啄法，距离穴位2~5cm，灸大椎、内关、足三里、患侧指趾冲（若患在上腰部灸手五指冲，患在下腰部灸足五趾冲），每雀啄8次为1壮，每壮之间用手压一压，每穴各灸8壮。

疗程：每日1次，6天为1个疗程，间歇2天灸第2个疗程。

[**灯火灸疗法**]

取穴：

①胸胁腰背部：内关、委中。

②头面部：列缺、合谷。

③四肢加阳陵泉。

④腹部加足三里、三阴交。

⑤臀部加环跳。

操作：每次取一穴，以灯心草一根，约3寸长，一端蘸植物油，点燃后迅速将燃着端接触穴位的皮肤，一点即起。施灸处可出现绿豆大的水疱，不必处理，会自行消退。

疗程：每日1次，4次为1个疗程。注意：第二天灸灼时，宜在原灸点旁边操作。

[**棉花灸疗法**]

取穴：阿是穴（皮损局部）、大椎、内关、三阴交、足三里、患侧指趾冲。

操作：常规消毒疱疹及周围局部皮肤，取规格为0.30mm×（25~40）mm一次性针灸针，于疱疹周边与皮肤呈15°~30°角进针，针间距1~2cm，针数视皮损范围大小而定，一般使用4针将疱疹围住，面积较大者使用6针，捻转使之得气，留针20分钟后起针。拔针后取消毒棉少许，将其撕成极薄的一层网状薄棉片，敷于疱疹表面，点燃薄棉，直至燃尽，本法以棉片薄、燃烧速度较快为特点，皮肤不会烧伤，完成1次治疗。

疗程：隔日1次，5次为1个疗程。

[**拔罐疗法**]

取穴：阿是穴。

操作：令患儿选好体位，一般取坐位。然后充分暴露病灶区。用闪火法，先在皮损两端吸拔，接着沿带状分布，将罐依次拔在疱疹密集簇拥之处。罐具大小，依部位而选，但必须拔紧。如松弛不紧者，一定要重新吸拔。罐数按病灶范围而定，以排满为度，留罐约15分钟。留罐期间，如罐内皮肤出现水疱，不必介意。拔罐后如有破溃者，外涂龙胆紫药水，局部感染重者，可撒氯霉素粉。

疗程：一般每日1次，不计疗程，直至痊愈。

[**刺络疗法**]

方1 单用刺络法

取穴：阿是穴。

发热加曲池，口苦目赤加太冲，便秘加大横。

操作：常规消毒皮损部位，用细三棱针在疱疹周围上下左右点刺出血3~5mL。余穴点刺出血0.5mL左右。

疗程：每日1次，2~3次即止。

方2 经外奇穴法

取穴：龙眼穴（位于小指近端指关节尺侧面上，握拳取之）。

若疱疹的发病部位在胸或胸以上部位者加曲池、合谷穴；疱疹在腰部或下肢者加足三里、三阴交。

操作："龙眼穴"放血：穴位常规消毒后，用三棱针点刺，然后进行挤压，可有黄色黏液或恶血溢出，挤出1~2滴即可。针刺"截法"须先辨别带状疱疹的"龙头"和"龙尾"，疱疹最先出现处为"龙尾"，疱疹延伸方向之端为"龙头"。针刺前先用75%酒精棉球消毒皮肤，继用三棱针先在距"龙头"约5分处点刺5~7针，后在距"龙尾"约5分处点刺5~7针，疱疹两侧酌情点数针，点刺出血，再用火罐于点刺处拔罐10分钟，以拔出紫暗色血液。起罐后，用酒精棉球擦净该处，不必包扎。配穴刺激手法取泻法，每穴留针30分钟。

疗程：每日1次，5次为1个疗程。

方3　加拔罐法

取穴：阿是穴（皮损局部）。

操作：常规消毒，先以梅花针用重手法点刺局部至水疱全部破溃并稍有出血，继用负压罐吸出全部残余液体及部分血液，擦干局部，涂以紫金锭，用无菌纱布覆盖。

疗程：每日1次，痊愈即止。

［腧穴贴敷疗法］

取穴：阿是穴（病变部位）。

药物：将雄黄、青黛、冰片各等份研成细末，用麻油调匀，备用。

操作：治疗时用棉签涂患处。

疗程：1日数次，痊愈为止。

［浮针疗法］

取穴：阿是穴（病痛周围）。

操作：皮肤常规消毒。将一次性浮针用进针器在病痛周围上、下、左、右任选一点与皮肤呈15°~25°角快速进针，针尖必须对准病痛部位，针进皮下浅筋膜层后，把针体放平，针尖稍上翘，缓慢将针推进，然后再作扫散。扫散完毕，抽出针芯，然后把胶布贴附于软套管管座，以固定留于皮下的软套管，软套管一般留置皮下5~8小时即可取出。如果病痛范围大，进针点可离病痛较远处针刺。

疗程：每周2次，痊愈为止。

［微创埋线疗法］

取穴：阿是穴（皮损周围约离疱疹0.5~1寸处）、皮损相应侧的夹脊穴。腰部以上配双侧曲池、合谷、外关、支沟；腰部以下配双侧三阴交、太冲、血海、阳陵泉。

操作：患者取适当体位，穴位用碘伏消毒，用消毒镊子将特制的PGLA线体置入一次性埋线针前端。先取主穴进行治疗，以9号埋线针呈15°～25°角斜向脊柱深刺使针感循神经分布线路传导。如果疼痛区较大，也可以按皮损范围在周围埋植3~5根线体，并施行皮下扫针法，一般可以立即止痛，当触摸皮损不再疼痛后，压下弹簧将线体留置入穴位内。其他穴位可以按照常规埋线进针法。

疗程：每周1次，5次为1个疗程。

［红外线照射疗法］

取穴：病变部位。

操作：采用KDH–B型红光治疗仪，红光波长（600~700）nm，红外线波长4000nm，输出功率大于3W，照射距离10cm，光斑直径大于30mm。开机后预热1分钟，直接照射小儿疱疹病变部位，每个部位照射10分钟。

疗程：每周1次，5次为1个疗程。

【评述】

（1）针灸治疗本病疗效肯定。治愈后一般不会复发。对后遗痛更是疗效显著。

（2）注意休息，给以易消化的饮食和充足的水分。

（3）不要摩擦患处，避免水疱破裂，以预防继发细菌感染。或可外用中草药湿敷，促使水疱干燥、结痂。

（4）增强营养，多食豆制品，鱼、蛋、瘦肉等富含蛋白质的食物及新鲜的瓜果蔬菜。

（5）少吃或不吃辛辣及肥、甘、发物，如牛肉、羊肉、海鲜、葱、姜、蒜、辣椒等。

（6）本病提示免疫力下降，要让孩子适时作息，劳逸结合，增强体质。

（7）成药外用

①云南白药用白酒调成糊状，涂敷患处，每日3~5次。

②南通蛇药片适量，加50~60度白酒调成糊状涂敷患处。

（8）带状疱疹有一定传染性，患者水疱疱液内存在大量水痘–带状疱疹病毒，通过直接或间接接触患者皮肤，能使未患过水痘的小儿传染上水痘，故应避免接触传染，但不会直接传染上带状疱疹。

（9）食疗参考方：

①木瓜牛奶：木瓜半个、牛奶200mL、糖适量。木瓜去皮和籽，洗净，切

块，放入果汁机中，加入牛奶、糖一起拌打成果汁，趁鲜饮用。

②绿豆汤：绿豆洗净，加水适量入锅中煎煮，煮烂后加蜂蜜适量，饮汤食豆。

③瘦肉粥：猪瘦肉若干，剁碎，加入粳米粥内同煮，可放入盐、香油等调味后食用。

【针灸治疗的优势】

本病由水痘-带状疱疹病毒感染引起，虽是成人多发，但小儿发病后水疱成群，疼痛难忍，故当及时治疗，以解除痛苦。针灸治疗本病，具有十分显著的疗效，一般可在1~3次内缓解疼痛，而且治疗时间短暂，又可免除药物的副作用，是小儿带状疱疹的适宜疗法，对于本病的后遗痛，针灸方法众多，故更加是首选疗法之一。

在对本病的众多的针灸疗法中，刺络拔罐法、围针法、棉花灸等颇具中医特色。刺络拔罐法用三棱针点刺在疱疹间隙处，刺4~5个点，然后加拔闪火罐，放血5~10mL，如此可使邪从血解。围针法沿着带状疱疹病损部位，针尖向病灶中央用平刺法围刺，根据病灶范围，少则4针，多则14、15针，施以泻法，或用电针疏密波，可取得很好的止痛效果。棉花灸则方法简便，灸后即可使疱疹缩小、平塌、疼痛减轻、而后结痂脱落。而符仲华博士发明的浮针疗法，更是异军突起，对带状疱疹后遗痛的止痛效果肯定，常常一次即可收功，足见针灸疗法之优势，是其他疗法所不可及的。

第六节　五官疾病

一、口疮

【概述】

口疮是小儿常见的口腔疾病，以口颊、齿龈、舌体、上颚等处出现溃疡为特征。发于口唇两侧称为"燕口疮"；满口糜烂，色红疼痛者称为"口糜"。可见于任何年龄的小儿，营养不良的小儿发病率高。乳食刺激溃烂局部，因疼痛拒食或少食，可加重小儿营养不良。

本病可单独发生，也可伴发于其他疾病之中，如腹泻、营养不良、急性感染、久病体虚等全身性疾病时。西医各种口角炎、口炎（如疱疹性口炎、溃疡性口炎）、舌炎、龈炎均属于"口疮"范畴。

本病的病因有外因和内因两方面，外因为感受风热之邪，风热乘脾，内因为婴儿胎中有热，或脾胃湿热内蕴，郁而化火，或素体虚弱，火从内生，以及口腔不清洁或破损，湿毒内侵，兼可导致口舌生疮。病机为热毒蕴结于口舌，与心脾关系最为密切。

【临床表现】

口疮临床表现以齿龈、舌体、两颊内侧、上颚等处出现溃烂，疼痛拒食，或伴发热为特征。溃疡周围色红或微红，患儿烦躁哭闹，伴有口臭、流涎，口干欲饮或口干不渴，小便短黄，大便干结。素体虚弱者可见口疮反复发作或迁延不愈，神疲颧红，多梦盗汗，手足心热等。

【辨证分型】

口疮的辨证要点有两方面。一是辨虚实，起病急，病程短，口腔溃疡较重、疼痛较甚，或伴有发热者，多为实证；起病缓，病程长，口腔溃疡及疼痛较轻者，多为虚证。二是辨脏腑，口腔溃疡见于舌面、舌尖、舌边等处，多属于心；溃疡见于口颊部、上颚、齿龈、口角等处，多属于脾胃。

中医临床辨证可分3型。

1.风热乘脾型 证见口颊、上颚、齿龈、口角溃疡，边缘微红，疼痛不能进食，烦躁哭闹，小便短赤，大便秘结，或伴发热，舌红苔薄白，脉浮数。

2.心脾积热型 证见舌面、舌边、舌尖或齿龈、上颚溃烂，色红疼痛，饮食困难，心烦不安，口干欲饮，小便短赤，舌尖红苔薄黄，脉滑数。

3.虚火上炎型 证见口腔溃烂，边缘色微红，疼痛不甚，反复发作，神疲颧红，口干不渴，舌红少苔，脉细数。

【针灸处方】

［**毫针刺法**］

方1

取穴：地仓、合谷、承浆、足三里。

风热加少商；积热重者加曲池；虚火加涌泉。

操作：常规消毒。地仓、合谷、承浆、足三里均平补平泻，少商点刺出血，曲池用捻转泻法，涌泉用温和灸。

疗程：每日1次，3次为1个疗程。

方2

取穴：玉枕。

操作：左病取右穴，右病取左穴。常规消毒皮肤，脾胃积热型点刺出血；阴虚火旺型将针尖斜向内上方与皮肤呈30°角刺入1寸用泻法，留针10~15分钟，行针2~3次；中气不足型按前法进针后先泻后补，针后加灸20~30分钟，也可单用灸法。

疗程：每日1次，3次为1个疗程。

方3

取穴：主穴为涌泉穴旁外1寸。配穴为足三里、合谷。

操作：常规消毒。诸穴均予泻法，不留针，快速直刺6~7分。

疗程：隔日1次，3次为1个疗程。

[**艾灸疗法**]

取穴：足三里、合谷、地仓、列缺、承浆、劳宫。

操作：用艾条雀啄灸、温和灸。

疗程：每日1次，10次为1个疗程。

[**腧穴贴敷疗法**]

方1

取穴：涌泉。

药物组成：黄连5g，吴茱萸3g，共研细末，醋调成糊状备用。或用细辛6~10g，研细末，醋或开塞露调成膏状备用。

操作：将上药贴敷于足底涌泉穴，用布包扎，勿使药物离穴。

疗程：每日1次，10次为1个疗程。

方2

取穴：印堂。

药物组成：取生巴豆2粒，去皮，捣碎成泥饼状，备用。

操作：将上药敷于印堂穴处，外贴2cm×2cm大胶布以固定。贴5小时后去掉。去药后局部皮肤微潮红，部分患者约2小时后潮红处会起水疱，2~3天后水疱破裂、消失，属正常现象，局部皮肤起水疱后次日不再贴敷药物。

疗程：每天1次，连贴2天为1个疗程。

方3

取穴：涌泉。

药物组成：吴茱萸研为细末，用鲜姜汁调和，取直径约1cm药饼置于约4cm方块胶布中央，备用。

操作：将上药贴敷于双足心涌泉穴，4~6小时后取下。

疗程：每天贴1次，7天为1个疗程。

[耳针疗法]

取穴：口、舌、心、脾、肾上腺、神门、耳尖。

操作：所取穴位严格消毒后，用0.5寸毫针快速刺入，不留针。耳尖可点刺出血，或用王不留行籽贴压。左右交替，每日按压3~5次。

疗程：每日1次，5次为1个疗程。

[腧穴激光照射疗法]

取穴：阿是穴（口疮局部）、少商。

操作：He-Ne或半导体激光照射。波长632.8~650nm，输出功率10mW，激光局部照射上穴，每次10分钟。

疗程：每日1次，10次为1个疗程。

[腧穴注射疗法]

取穴：曲池、足三里（均双侧）。

药物：维生素B_1注射液。

操作：常规消毒，取0.1mL维生素B_1注射液，对一侧曲池、足三里穴位注射，双侧交替进行。

疗程：每日1次，5次为1个疗程。

【评述】

（1）针灸治疗小儿口疮预后良好。部分溃烂严重者可结合中药外敷患处（如西瓜霜、锡类散等）。有发热症状者，先采用擦浴等物理降温方法。

（2）口疮发作期间给予流质饮食，避免酸、辣、热、粗、硬等刺激性食物。日常饮食宜清淡并注重营养，多食新鲜蔬菜、水果。

（3）养成良好的清洁口腔习惯，睡前刷牙，饭后漱口，多喝水。

（4）及时清洁消毒婴幼儿的食具、毛巾、奶瓶，哺乳妇女保持乳头清洁。

（5）改掉小儿吮手指的不良习惯，避免口腔感染。

（6）保证小儿充足睡眠时间，消除紧张等精神因素，避免因自主神经功能失调诱发本病。

（7）食疗参考方：

①竹叶饮：鲜竹叶一把，洗净，入水加冰糖适量，煮沸片刻，代茶饮。

②番茄汁：番茄数个，洗净，用沸水浸泡，剥皮去籽，用洗净纱布包绞汁

液，含漱，每日数次。

③生地莲子心煎：生地黄9g，莲子心6g，甘草6g，水煎频服。

④玄麦茶：玄参15g，麦冬9g，甘草3g，水煎代茶饮。

【针灸治疗的优势】

西医学认为免疫力低下是口疮反复发作的关键因素，中医学认为阴虚体质的小儿更易患口疮。在健康情况下，人体口腔内存在着许多非致病菌，一旦人体抵抗力下降，就可能发生口腔局部炎症、溃疡。如小儿饮食过热、过硬，或使用餐具、牙具用力过大等，都可损伤口腔黏膜而引起发炎、溃烂。一般多采用喷撒西瓜霜、锡类散等药物，这种方法小儿不易配合，且治标不治本。

针灸治疗小儿口疮，针对"外火"和"内火"，消除了导致复发性口疮之病因，故能取效。诸多治疗方法中最为简易的属穴位贴敷疗法，选取足少阴肾经之涌泉穴，可通达全身，引火归原，使上浮之虚火回返下焦，从而起到调整阴阳的作用。且贴敷从外而治，可免除煎服中药之苦，方法简便，易被小儿及家长接受。

二、流涎症

【概述】

小儿流涎症俗称"流口水"，是指涎液经常不自觉地从口中流溢出的一种病症。中医称"滞颐"，"颐"指两颊、腮。

一般来讲，1岁以内的婴幼儿因唾液分泌量大，牙齿、牙槽生长缓慢，大多都会流口水，随着生长发育，这种现象会逐渐消失。如果小儿到了3岁以后仍然流口水，则属异常现象。脑瘫、先天性痴呆儿流涎症状比正常发育的儿童多见且严重，鹅口疮、疱疹性口炎、虫证等常可出现流涎现象。

《诸病源候论》中记载："滞颐之病，是小儿多涎唾，流出渍于颐下，此由脾冷液多故也。"后世医家认为涎为脾之液，脾胃虚弱，脾脏虚冷，或由脾胃积热，失于调摄，津液不收，故而流涎。故本病病因多责之于脾胃虚寒或脾胃积热，脾气不足是其根本。正如《幼科释谜》所说："小儿多涎，亦由脾气不足，不能四布津液而成。"然肾为先天之本，肾气充足则小儿生长发育良好，肾气不足则生长发育迟缓，形瘦神疲，影响水液固摄，故与先天之本的肾也关系密切。

【临床表现】

多见于3岁以内的小儿，临床表现以唾液增多，涎液不断溢出口角为特征。

涎液浸渍于两颐及胸前，不仅衣物被浸润而常湿，且口腔周围发生粟样红疹及糜烂。属实热者，涎液黏稠，口渴喜冷饮，大便秘结，小便短赤；属虚寒者，涎液清稀，大便溏薄，畏寒肢冷，偶有遗尿。可伴有消化不良，一般全身状况良好，无发热症状。

【辨证分型】

流涎的中医辨证主要分清虚和实。涎液黏稠为实，清稀为虚；唇面色赤红为实，色淡白为虚；大便干结为实，大便溏薄为虚。临床分为3型。

1.脾胃积热型 证见流涎稠黏，颐肤红赤、痛痒，口角赤烂，面赤唇红，啼声响亮，口渴引饮，大便秽臭或燥结，小便短黄，舌质红，苔厚腻，脉滑数。

2.脾胃虚寒型 证见涎液清稀，多如漏水，颐肤湿烂作痒，面白唇淡，四肢不温，啼声低弱，大便稀溏，舌淡苔白，脉沉迟。

3.肾虚不摄型 证见滞颐日久，面黧神怠，偶有遗尿，胃纳呆滞，畏寒怕冷，四肢不温，舌淡有齿印，脉沉细。

【针灸处方】

［毫针刺法］

方1

取穴：金津、玉液、地仓、廉泉、承浆、颊车。

脾胃积热加合谷、曲池；脾胃虚寒加脾俞、足三里；肾虚不摄加肾俞、三阴交。

操作：皮肤常规消毒。金津、玉液用75mm不锈钢毫针或细三棱针点刺周围静脉出血；地仓、承浆、颊车或直刺或平刺，廉泉直刺，均平补平泻；合谷、曲池用捻转泻法，脾俞、足三里、肾俞、三阴交用捻转补法可加温针。

疗程：每日1次，5次为1个疗程。

方2

取穴：取地仓为主穴。配穴：颊车、上廉泉、曲池为第1组；风池、合谷、足三里为第2组。

操作：常规消毒，选用32号1.5寸毫针。主穴地仓操作：用朱琏《新针灸学》中的缓慢进针法。即针尖轻触皮肤后要"指虚"（刺手手指稍放松）执针，快速捻转，捻捻停停，停针时指实，捻转时指虚，虚实交替，将针逐渐捻入，用时可1分钟。此时可见患儿口角针刺周围皮肤上出现指甲大小红斑，说明产生皮肤感应。当进针 0.2~0.3 寸后，轻快捻转，缓慢提插 2~3 分钟，此时可见患儿口角上翘，现微笑面容。不留针。配穴 1、2 组交替，均快速进针，提插捻转，得气即可，不留针。

疗程：每日或隔日 1 次，5 次为 1 个疗程。

方 3

取穴：主穴为脾俞、肾俞、颊车、地仓、夹承浆、下颌下腺、舌下腺、腮腺。配穴为三阴交、合谷。

其中下颌下腺及腮腺按解剖学定位分别在口腔内相应的内壁投影处取穴，舌下腺在舌系带根部两侧舌下襞，约当金津、玉液处取穴。

操作：患者取仰卧位，口腔外诸穴局部常规消毒后以长 40mm 毫针快刺，提插捻转刺激，不留针，每穴约 20 秒。口腔内穴位以长 75mm 毫针点刺，每穴点刺 3 次，不留针。湿重兼有热者，口腔内下颌下腺、舌下腺、腮腺处可少量放血，虚证为主者以不出血为佳。

疗程：隔日 1 次，14 天为 1 个疗程，疗程间休息 5 天。

[**腧穴贴敷疗法**]

方 1

取穴：涌泉（双）。

药物制备：将吴茱萸 3g、胆南星 1g 共研细末和匀，加醋调成糊状，做成直径 2cm 左右大小的药饼，备用。或用吴茱萸粉 6~12g，加醋适量调成糊状，备用，

操作：每晚临睡前将药饼或药糊分别贴敷于足底涌泉穴上，外用纱布、绷带固定，于次日晨揭去。

疗程：每日 1 次，5 次为 1 个疗程。

方 2

取穴：神阙。

药物制备：将细辛研细末加醋调成糊状，备用。

操作：每晚敷于神阙穴上。

疗程：每日 1 次，5 次为 1 个疗程。

[**刺络疗法**]

取穴：四缝。

操作：常规消毒。用三棱针速刺，放出少许黄水。

疗程：每隔 2~3 天 1 次，3 次为 1 个疗程。

［**艾灸疗法**］

取穴：少商、合谷、地仓、列缺、承浆、中脘。

操作：用艾条雀啄灸、温和灸，每次10~15分钟。

疗程：每日1次，5天为1个疗程。

［**耳针疗法**］

取穴：口、舌、面颊、脾、胃、肾。

操作：所取穴位严格消毒后，用0.5寸毫针快速刺入，不留针。或用王不留行籽贴压。左右交替，每日按压3~5次。

疗程：每日1次，5次为1个疗程。

［**头皮针疗法**］

取穴：顶中线、额中线、额旁2线、颞前线。

操作：穴位严格消毒后，半刺，不留针。

疗程：每日1次，5次为1个疗程。

【评述】

（1）生理性流涎随着口腔内生长发育的完善可自行消失，无须治疗；病理性流涎需认真查明原发病，积极治疗原发病。针灸治疗以刺激口腔局部腧穴和脏腑调理为主，能起到标本兼治的效果，预后较好。

（2）对流涎患儿当勤换兜布和上衣，防止感染和诱发感冒等疾病，用柔软纱布擦拭涎水以防局部皮肤受损。

（3）勿常捏压小儿腮部，以免刺激腺体，导致腺体机械性损伤。

（4）断奶即应合理添辅食，循序渐进，防止辅食过度刺激口腔腺体而流涎。

（5）对于流涎严重的患儿，家长应密切关注有无口腔内部疾病，如口腔炎、黏膜充血或溃烂，舌、唇部溃疡等。

（6）食疗参考方：

①绿豆甘草汤：绿豆30g，甘草4g。煎汤。小儿频服，每日1剂，连服1周。

②杭菊花汁：杭菊花10g，煎汁，加蜂蜜适量。每日分2次口服，连服5~7天。

③益智粥：益智仁30~50g，白茯苓30~50g，大米30~50g。先把益智仁同白茯苓烘干后，共研细末，然后将大米淘净后煮成稀薄粥，待粥将熟时，每次调入药粉3~5g，稍煮即可；也可用米汤调药粉3~5g稍煮。每日早晚2次，每次趁热服食，连用5~7天。

④姜茶：老姜3片，红糖适量，加水煮沸代茶。

【针灸治疗的优势】

流涎是婴幼儿时期常见病证，一般病情较轻，但治疗常难以迅速见效。临床上有些小儿流涎迁延不愈，临证时不仅要抓住其伴随症状，还应着重辨证论治原发病，并注意小儿的生理、病理特点，审因论治，基于此，针灸治疗常获较好疗效。流涎之根本在于脾胃虚弱，针灸治疗通过刺激局部腧穴，如地仓、廉泉、承浆、颊车等，使口角皮肤肌肉产生感应；配以脾俞、肾俞、三阴交等远道穴，强健脾胃，以达到"治本"之效。

脑瘫儿童的流涎症主要是由于患儿口腔内器官运动功能障碍，吞咽功能异常和口咽括约肌功能不全，极少与唾涎分泌过多有关。因此，对于此类流涎症需重点治疗原发病。通过体针及头皮针的刺激，能够疏通经络，促进大脑发育，并加强神经调控，使口唇闭合功能和吞咽功能正常，涎水得以正常控制。

三、假性近视

【概述】

近视是以视近清楚，视远模糊为特征的眼病。假性近视是近视的一种情况，区别于真性近视而言，一般发生于学龄儿童时期，由于阅读、写字离书本太近，坐姿不正，或看电视时间过长，距离过近，光线过强或过弱，造成睫状肌及眼外肌处于高度紧张状态，调节过度，从而引起视力减弱。假性近视属可逆性病变，错过这个时期的治疗时间，将转变成真性近视。据统计报道，6~18岁的青少年和儿童的近视发病率达30%以上，且发病年龄提前，而其中60%的近视具有可调节性。学龄阶段的少儿身体发育较快，而器官组织尚未完全发育成熟，各种不良用眼习惯影响眼肌及眼底的血液，久之可导致眼局部气血瘀滞，血行不畅，或精血乏源，不能上充于目，从而形成假性近视。

发现视力减退情况时，不能急于配戴眼镜，以免误配眼镜而增加眼球负担，使假性近视进一步发展为真性近视。可以通过加强眼部的保健锻炼，适当的休息和正确的治疗达到恢复和治愈的目的。

本病中医古称"能近怯远""近觑""视近怯远"等。中医学辨证认为本病多因先天禀赋不足，后天发育不良，劳心伤神，心阳耗伤，使心、肝、肾气血亏虚，加之用眼不当，使目络瘀阻，目窍失于精血濡养所致。

【临床表现】

假性近视的临床表现主要有如下几点。

1. **眯眼** 当目标不清楚时，可能眯眼来暂时提高和改善视敏度。

2. **眨眼** 频繁眨眼，在一定程度上可缓解近视，增加视力清晰度。

3. **揉眼** 视物模糊的孩子爱揉眼睛。

4. **歪头** 歪头时可减少部分弥散光线的干扰和影响。

5. **皱眉** 双眼用力以改变视力。

6. **扳眼** 少数孩子看不清时，爱用手扳眼睛将眼角皮肤向外扳扯。

7. **斜眼** 当孩子一只眼睛视力下降快时，开始主要用另一只眼睛。

8. **凑近** 经常表现为看电视时往前凑。

9. **模糊** 孩子开始抱怨室内光线暗，或说黑板反光。

10. **出差错** 注意力不集中，学习下降，经常头疼。

【辨证分型】

假性近视在临床辨证中可分3型。

1. **肝肾亏虚型** 证见视物昏暗，眼前黑花飞舞，头昏耳鸣，夜寐多梦，腰膝酸软，舌淡红少苔，脉细。

2. **脾胃虚弱型** 证见视物易疲劳，目喜垂闭，食欲不振，四肢乏力，便溏，舌淡，苔薄白，脉弱。

3. **心阳不足型** 证见神疲乏力，畏寒肢冷，心烦失眠，健忘，舌淡苔薄，脉弱。

【针灸处方】

[毫针刺法]

取穴：攒竹、睛明、阳白、鱼腰、丝竹空、球后、四白、翳明、养老。

肝肾亏虚加肝俞、肾俞、三阴交；脾胃虚弱加脾俞、足三里；心阳不足加心俞、内关。

操作：常规消毒，用0.22mm×25mm不锈钢毫针，攒竹透睛明，阳白透鱼腰，丝竹空向下平刺，刺球后时用直径0.22mm或0.25mm、长40mm不锈钢毫针，左手轻压眼球向上，向眶缘缓慢直刺0.8~1寸，不提插，刺养老时以掌向胸，针尖向内关方向斜刺0.5寸，余均直刺。留针20分钟。

疗程：每日或隔日1次，10次为1个疗程。

[耳针疗法]

方1

取穴：眼、屏间后、屏间前、肝。

操作：用王不留行籽贴压，每日按压3~5次，每次3~5分钟。

疗程：两耳轮换，隔日1次，10次为1个疗程。

方2

取穴：神门、肾、肝、脾、心、眼等耳穴。

操作：先用75%酒精棉球将耳郭皮肤消毒，再用干棉球擦干耳郭皮肤。左手固定耳郭，右手持止血钳夹取贴有王不留行籽的胶布（胶布大小约0.6cm×0.6cm），对准穴位贴压，然后用手指轻压穴位2分钟，每次治疗只贴单侧耳穴，两耳交替贴压。嘱患者每天按压上述穴位5次，每次约2分钟。

疗程：每3天换1次，10次为1个疗程。

[**头皮针疗法**]

方2

取穴：枕上正中线、枕上旁线。

操作：常规消毒。双眼假性近视全取，单眼假性近视者，枕上旁线取对侧。用直径0.25mm、长25mm不锈钢毫针快速破皮进针，针进帽状腱膜下层0.8寸，行抽提法，留针2小时以上。

疗程：每日1次，10次为1个疗程。疗程间隔3~5日。

[**腧穴激光照射疗法**]

方1

取穴：睛明、四白、阳白、合谷。

操作：用He-Ne激光穴位照射。输出功率1.5~2.5mW，光斑直径1~1.5mm，每次选取患眼2个穴位照射，每次10分钟。

疗程：每日1次，10次为1个疗程。

方2

取穴：睛明、承泣、攒竹。

操作：用JG-4型He-Ne激光穴位照射。波长6328Å，配有两束导光纤维，光纤输出功率>2mW，输出激光角<20°。将激光针头与穴位皮肤靠紧垂直射入。每对穴位照射5分钟。

疗程：每日1次，10次为1个疗程。

[**艾灸疗法**]

取穴：承泣、睛明、攒竹、风池、足三里、光明、肝俞、肾俞。

操作：温和灸。每次交替选灸3~4穴，每次每穴灸10~15分钟。

疗程：每日或隔日1次，连灸1~3个月为1个疗程。

[皮肤针疗法]

取穴：主穴为正光1（位于眶上缘外3/4与内1/4交界处，即攒竹与鱼腰穴之间中点，眶上缘下方）、正光2（位于眶上缘外1/4与内3/4交界处，即丝竹空与鱼腰穴之间中点，眶上缘下方）。

配穴为风池、内关、大椎、心俞、肝俞、胆俞、肾俞。

操作：用梅花针叩打主穴，颈部及眼区，于颈椎两侧各扣3遍，眼眶上缘及下缘密扣3~4圈，同时在睛明、攒竹、鱼腰、四白、太阳、风池等各穴多叩打几遍，一般每穴叩打20~50次。轻刺激。

疗程：每日1次，10次为1个疗程。疗程间休息3~5日。

[鬃针针刺疗法]

取穴：上、下眼睑上的泪小点和泪小管，位于睛明穴附近，属于经外奇穴。

操作：充分暴露上、下泪小点，手持鬃针垂直刺入泪小点1.5mm，然后转向水平方向向泪小管进针4~15mm，轻轻捻转，以局部酸麻为度，留针5分钟，起针后嘱患者闭眼10~15分钟。

疗程：每日1次，10次为1个疗程，休息3天再行下1个疗程。每疗程后复查视力，如视力恢复正常则停止治疗。

【评述】

（1）年龄越小越容易治愈。治疗前视力好者，疗效较好，反之疗效较差。

（2）阅读和书写时注意光线、距离、姿势等，不在乘车或卧床情况下看书，看书时间不宜过久，每半小时眺望远处或看绿色植物。限制青少年出入游戏厅、KTV等娱乐场所，避免光、色等理化因素刺激眼睛。

（3）科学用眼，保持眼部清洁，每天坚持认真、规范地做眼保健操，能达到保护视力、预防近视的目的。

（4）积极参加体育锻炼，保证每天至少1小时户外活动，让眼睛充分休息。

（5）经常按压眼周穴位，指端按压睛明、承泣、四白、攒竹、丝竹空、太阳等穴，由轻到重，以出现酸胀感为佳。

（6）多吃新鲜蔬菜、水果、豆制品和粗粮，增加海带、紫菜、杏仁、核桃仁、肝类、肉类等富含蛋白质、维生素、微量元素的食物。

（7）视力下降时需经眼科检查，确定是真性近视还是假性近视，如果是假性近视者不宜忙于配戴近视眼镜。

（8）食疗参考方：

①鸡蛋冲牛奶：鸡蛋1~2个，牛奶1杯。将鸡蛋打碎，搅匀。待牛奶（奶粉冲拌也可）煮沸后，倒入鸡蛋，滚起即收火。趁热服用。

②猪肝羹：猪肝100g，鸡蛋2只，豆豉、葱白、食盐、味精适量。先将猪肝洗净，切成片，置锅中加水适量，小火煮至肝熟，加入豆豉、葱白，再打入鸡蛋，加入食盐、味精等调味后食用。

③核桃芝麻粉：核桃1500g，去壳及衣，放在铁锅内，用文火炒，待炒成微黄后取出，冷却，捣烂成泥。黑芝麻500g，去除泥沙，放在淘米箩内，用水漂洗后取出，放在铁锅内，用文火炒，炒干后取出并研细末。用核桃泥与黑芝麻粉各1匙，冲入煮沸过的牛奶或豆浆内，再加蜂蜜1匙，调匀后服用，每日1次，可当早点。

【针灸治疗的优势】

假性近视导致视物不清，会极大地影响学生的学习和社会交往，甚至影响青少年的性格健康发展。关键在于及早治疗，防止进一步发展为真性近视。西医治疗常采用解痉药物，使睫状肌痉挛放松，或扩瞳孔药物使睫状肌麻痹，但这类药物疗效较慢，且有一定副作用。针灸疗法通过刺激眼周腧穴，调节眼部经气，加速眼部血液循环，改善眼肌的调节功能，使眼睫状肌痉挛缓解，视力提高。从脏腑经络理论出发，以滋肝明目、益气养血、调节眼部经气为治疗原则，内外兼顾，解除眼部气血瘀滞，改善眼底供血，使视力恢复至正常状态，且无副作用。

现代研究证明，针刺可调节支配泪道的神经功能进而调整和改善眼部的神经、血管、肌肉的功能状态。针刺风池、翳明这些穴位对椎－基底动脉系统血液循环有促进作用，能够改善脑血液循环，进而间接地起到改善视力的作用。若在治疗和巩固的同时，患者能尽量避免形成近视的各种因素，则可获得较为理想的远期疗效。

四、过敏性鼻炎

【概述】

过敏性鼻炎又称"鼻鼽""鼽嚏"。金代《素问玄机原病式》说："鼽者，鼻出清涕也。"明代《证治要诀》说："清涕者，脑冷肺寒所致。"临床所见过敏性鼻炎有寒与热的区别，或者寒热夹杂。其病因是肺气虚弱、卫阳不固，涉及肺、脾、肾三脏。中医学认为小儿乃"稚阴稚阳"之体，脏腑娇嫩，有"肺常不足""脾常不足""肾常虚"的生理特点，因风冷异气乘虚侵袭肺系而为病，故往往肺、脾、肾三者互为因果。

现代生活方式下的小儿，家长溺爱，户外活动相对减少，锻炼不足，身体素质较差，加上饮食因素，喜冷饮、甜食、零食、快餐，或过服维生素、补品等致脾胃运化失调，痰饮内伏，易与外风相互搏结而为病。

有报道显示，过敏性鼻炎占鼻病的40%，且发病率呈上升趋势，多见于青少年，哮喘有过敏性鼻炎者为80%，过敏性鼻炎有哮喘者为30%，且50%以上患者有家族史。若长期发展下去，可引起全身症状，如乏力、食欲不佳、体重不增，生长发育迟缓和器官功能障碍等并发症状。一旦转为慢性，极易合并过敏性哮喘和咳嗽变异性鼻炎。可见，过敏性鼻炎的发病会带来严重的后果，需要加以重视。

【临床表现】

小儿过敏性鼻炎虽有季节性和常年性的不同，但临床表现不外乎鼻痒、打喷嚏、流鼻涕、鼻塞等症状。

1.鼻痒和打喷嚏 每天常发作数次阵发性连续打喷嚏，多在晨起或夜晚，伴眼痒、流泪。

2.大量清水样鼻涕 伴随着打喷嚏的同时，大量鼻涕流下。但急性反应趋向减弱或消失时，可减少或变稠厚，若继发感染可变成黏脓样分泌物。

3.鼻塞或嗅觉障碍 鼻塞程度轻重不一，常为双侧，间歇性或持续性。为嗅觉黏膜水肿、鼻塞而引起者，多为暂时性。

4.并发症 头晕、头痛、耳闷、失眠、眼睛发红发痒及流泪、鼻窦炎、咽喉炎、哮喘、中耳炎等。

5.鼻部检查 鼻尖周围皮肤发红，黏膜苍白、水肿，鼻甲肥厚。在发作期，鼻腔黏膜苍白水肿，鼻腔内有大量的水样分泌物，分泌物涂片检查，可见有大量的嗜酸性粒细胞。间歇期约半数患者的鼻腔黏膜恢复正常。病程长而有持久水肿者，中鼻甲黏膜可有鼻肉样变或形成息肉。

【辨证分型】

中医临床可分为3型。

1.肺虚感寒型 常因感受风寒而发病，恶风寒，面白，气短，咳嗽，咳痰色白。舌苔薄白，脉浮等。

2.脾气虚弱型 证见鼻痒而喷嚏连作，清涕量多，四肢无力，大便溏薄。鼻黏膜色淡红。舌淡，苔白，脉细弱。

3.肾阳亏虚型 证见鼻痒，鼻塞，喷嚏较多，遇风冷则易发作。畏寒肢冷，小便清长，大便溏薄。鼻黏膜淡白，鼻甲水肿。舌淡，苔白，脉沉细。

【针灸处方】

[毫针刺法]

方1

取穴：迎香、印堂、风门、足三里。

脾气虚加脾俞、三阴交；肾虚加命门、肾俞。

操作：常规消毒。迎香用0.5或1寸毫针向内斜刺0.2寸左右，不提插捻转；印堂针尖向下斜刺0.5~0.8寸，捻转平补平泻，最好针感向鼻部反射；风门用1寸毫针从脊柱两侧向脊柱方向斜刺，与皮肤呈30°角，捻转平补平泻；足三里直刺1寸，用捻转补法，或加针柄灸；脾俞用1寸毫针向脊柱方向斜刺，与皮肤呈30°角，捻转补法；三阴交直刺1寸，用捻转补法；命门垂直进针0.3~0.5寸，捻转补法；肾俞直刺1~1.2寸，提插捻转补法。

疗程：每日或隔日1次，10次为1个疗程。

方2

取穴：取印堂透鼻根、四白透鼻根、迎香透鼻根、列缺、合谷、风池。

气虚加足三里、气海、百会；阴虚加关元、太溪；阳虚加肾俞、关元；血虚加血海、膈俞；风寒加大椎、曲池；风热加大椎、鱼际；痰热加丰隆、内庭。

操作：令患者仰卧位，穴位皮肤常规消毒。取0.35mm×75mm毫针针刺3组透穴，针尖朝向鼻根，要求鼻根部及鼻腔内产生强烈的酸困重胀感或流眼泪为准；合谷直刺，列缺斜刺，要求局部有酸麻重胀感；风池斜向对侧眼球方向直刺，使针感传向同侧眼球及鼻根；所有配穴均提插捻转使局部产生麻胀感为度。实证用泻法，虚证用补法。每次30分钟，期间行针1次。

疗程：每日1次，10次为1个疗程，疗程间隔3天。

[耳针疗法]

取穴：内鼻、外鼻、肺、肾上腺。

操作：将王不留行籽用胶布贴于所取耳穴，每日按压3次，每次按压1~2分钟。

疗程：两耳轮换，隔日1次，10次为1个疗程。

「腧穴注射疗法」

方1

取穴：足三里、迎香、肺俞、肾俞（均双侧）。

药物：当归注射液或维生素B_{12}注射液。

操作：常规消毒。每次2穴，每穴注射药物0.2~0.5mL，交替取穴。

疗程：每日1次，10次为1个疗程。

方2

取穴：足三里、解溪。

药物：人血丙种球蛋白。

操作：常规消毒。用人血丙种球蛋白100mg（1mL）注射足三里穴加TDP照射解溪穴。

疗程：每日1次，10次为1个疗程。

[腧穴贴敷疗法]

取穴：大椎、肺俞、风门、肾俞、足三里。

药物制备：

①白芥子、细辛、甘遂，以5：3：2的比例调配。

②白芥子、延胡索、细辛、甘遂，等量调配。

以上任选一方，研成细末，用鲜生姜汁或蜂蜜调和，制成药饼，备用。

操作：将药饼于"三伏天"的头伏、中伏、末伏，贴敷于上穴，用胶布固定，贴敷2小时，若患儿感灸热难忍，则提前揭去，无须起疱，以免皮肤破损感染，影响治疗。也可在发作时贴敷，方法同上。

疗程：每夏三伏天头伏开始，10天1次，三夏为1个疗程。

[艾灸疗法]

取穴：迎香、合谷、印堂、通天、风池、足三里。

操作：温和灸。每穴10~20分钟。

疗程：每日或隔日1次，连灸1~3个月为1个疗程。

[腧穴激光照射疗法]

取穴：迎香、印堂、阿是穴（鼻腔）。

操作：用He-Ne激光器照射，激光波长632.8~650nm，输出功率1.5~6mW，每穴照射5分钟。

疗程：每日1次，5~10次为1个疗程。

［**头皮针疗法**］

取穴：额中线、额旁1线（双）。

操作：常规消毒，用1寸针向下平刺0.5~0.8寸，用抽提法，配合揉鼻等运动。

疗程：隔日1次，10次为1个疗程。

［**刺络疗法**］

取穴：通天、上星、少商。

操作：常规消毒，以三棱针点刺出血。

疗程：隔日1次，10次为1个疗程。

【**评述**】

（1）过敏性鼻炎在切断过敏原后，采用针灸方法治疗预后较好，随着小儿生长发育，免疫力会加强，一般不会留后遗症。

（2）查出致病源后，应尽量避免与之接触。减少小儿户外活动，外出时注意防寒，尽量不接触花草或者柳絮，最好戴口罩，远离宠物。

（3）加强体育锻炼，可进行耐寒训练，用冷水洗脸，多晒太阳。

（4）保持良好的精神状态，情绪刺激可诱发鼻炎。

（5）平衡饮食，多食蔬菜水果，少食冰冷或寒性的食物。

（6）天气转凉，可常用双手食指尖按揉迎香穴，至明显发热或感觉鼻通气，多喝温开水。

（7）食疗参考方：

①辛夷豆腐汤：辛夷15g，豆腐250g。同煮，喝汤吃豆腐，每日1次。

②菊花粥：菊花、桑叶各15g，粳米60g。将菊花、桑叶加水煎煮，去渣取汁，放入粳米煮粥服用，每日1次。

③红枣苍耳汤：红枣10枚，苍耳子9g。同煮汤，饮汤食枣。

【**针灸治疗的优势**】

过敏性鼻炎属于变态反应性疾病，因某种物质引起小儿过敏反应而致，会长期、反复发作。针灸治疗过敏性鼻炎方法颇多，如针刺、穴位注射、穴位埋线、穴位贴敷、耳针、头皮针、激光针、腕踝针等，可调和阴阳，温通经络，扶正祛邪，且能调畅气机，振奋清阳，起到标本同治的效果。临床试验研究证实针灸疗法具有显著的抗变态反应作用，并具有广泛调节免疫和神经内分泌网络系统功能的基础，针灸特定穴位对患病个体体内多种关键性的免疫学指标具有明显的调整作用。临床上通过针刺、穴位贴敷等疗法，刺激穴位，达到通鼻窍、健脾胃、补肾气，调整小儿脏腑功能，增强机体抗病能力的目的。过敏性鼻炎的发生与特定的过敏体质有关，目前西医多采用抗过敏药物治疗小儿过敏性鼻炎，往往存在治标不治本的问题，还会带来药物的毒副作用，从而影响小儿的学习成绩，尤其是少儿内脏器官尚未发育完全，长期服用药物会对内脏产生极大伤害，而针灸疗法致力于提高小儿的免疫力，改善过敏体质，减弱过敏原对机体的致敏反应，使疾病发作间隔时间延长，症状逐渐减轻，避免或减少激素、抗生素的使用，提高小儿生活质量。在针灸方法的选用上，则可根据小儿年龄、耐受和愿意接受的程度，相对选用微痛的针刺、刺络等疗法或无痛的激光、温和灸、穴位贴敷等疗法，可供选择的余地也大。

五、咽喉肿痛

【概述】

咽喉肿痛是指咽喉部红肿疼痛的病证，亦称喉痹、喉喑等。本病虽可见于男女老幼，但小儿因肺常不足，腠理疏浅，外加冷暖不能自知，极易受外邪侵袭，而门户咽喉则首当其冲，必受其累，故尤为好发，实为小儿多发病、常见病之一。

中医认为，咽主地气，喉主天气。地气所主者指足阳明胃，天气所主者指手太阴肺。咽喉肿痛关键辨证责之肺胃。而其病因有外感内伤之别：小儿咽喉肿痛则多为外感实证，每多暴发，红肿热痛，吞咽不利，声音嘶哑，痛苦不堪；内伤则多因过食辛辣而致。西医学的急、慢性咽炎，扁桃体炎，喉炎等可参考本病治疗。

【临床表现】

本病新病暴发，咽喉红肿疼痛明显，声低音粗，嘶哑，或有犬吠样咳嗽或破竹样咳嗽，或有吸气性喉鸣和呼吸困难，因多出现在外感病中，故多伴有发热恶风，口渴引饮，头痛身痛，咳嗽有痰等症状。

当久病渐起，反复发作者，则咽喉红肿疼痛轻微，但日久难消，不时有"喀喀"声和少量稀薄痰液，咽部殷红有滤泡。

本病严重者，则表现为咽喉部充血、水肿、剧痛，高热汗出，烦躁不安，口渴喜冷，溲黄便秘等。

【辨证分型】

中医临床可分为3型。

1.外感风热型 证见咽喉红肿热痛，喉痒咽干，吞咽不利，声低音粗，伴发热恶风，咳嗽有痰，口渴溲赤，舌红苔薄黄，脉浮数。

2.肺胃热毒型 证见咽喉红肿热痛，咳痰黄稠，声音嘶哑，吞咽困难，伴高热汗出，口渴喜冷饮，溲黄便秘，舌红苔黄，脉滑数。

3.虚火上炎型 证见咽喉轻微肿痛，干咳少痰，有"喀喀"清痰之声，伴五心烦热，形瘦气怯，口干不欲饮，舌质红，少苔，脉沉细数。

【针灸处方】

［毫针刺法］

方1

取穴：大椎、少商、商阳、合谷、曲池、风池。

外感风热加风门；肺胃热毒加内庭；阴虚加太溪；痰黄质稠加丰隆；便秘加天枢；吞咽困难加廉泉；声音嘶哑加照海。

操作：常规消毒。大椎施以泻法，针后拔罐，少商、商阳点刺出血，太溪用捻转补法，其余诸穴均用提插捻转泻法，留针15分钟。

疗程：每日1次，5次为1个疗程。

方2

取穴：列缺透偏历、虎口（拇食指蹼缘中点）透合谷。

操作：常规消毒。选病灶对侧或双侧，进针0.5~1寸，强刺激，不留针。

疗程：每日1次，5次为1个疗程。

方3

取穴：照海。

风热犯肺配大椎；胃火旺盛配内庭；肝火上炎配间使；肺阴不足配鱼际；肾阴不足配太溪；气虚发热配足三里。

操作：实证用泻法，留针40分钟，虚证用补法，留针30分钟。每10分钟行针1次。每次照海穴进针后，行针至咽部有蚁行感或疼痛减轻时停针。

疗程：每日1次，2次为1个疗程，疗程间隔1天。

［头皮针疗法］

取穴：额中线，额旁1线（双）、额旁2线（双）、额旁3线（双）。

操作：常规消毒。平刺，额中线用抽提法，配合咽喉吞咽活动；额旁1线、额旁2线接G6805电针治疗仪，疏密波，通电20分钟；额旁3线用提插补法。

疗程：每日1次，5次为1个疗程。

[耳针疗法]

取穴：咽喉、肺、胃、肾。

操作：常规消毒。中等刺激，留针30分钟。

疗程：每日1次，5次为1个疗程。

[艾灸疗法]

取穴：风门、大椎、曲池、尺泽、孔最、列缺、太溪、少商。

操作：每次选3~4穴，艾卷灸。少商常规消毒，点刺出血。

疗程：急性日灸1~2次，连灸3~5日为1个疗程；慢性2~3日灸1次，连灸2~3个月为1个疗程。

[腧穴激光照射疗法]

取穴：增音穴（甲状软骨两侧凹陷处）。

操作：用He-Ne激光照射，输出功率1.5mW，红色光束光斑直径0.5cm，输出电流0~10mA，每穴照射1分钟。

疗程：每日1次，15次为1个疗程，疗程间隔7天。

[腧穴注射疗法]

取穴：太溪、照海。

药物：风热用鱼腥草注射液，虚火用复方丹参注射液。

操作：常规消毒。每穴注射药液0.5~1mL，两侧交替进行。

疗程：每日1次，5次为1个疗程。

[刺络疗法]

方1

取穴：

①急性：少商、商阳，或舌下静脉。

②耳背静脉或咽后壁增生的滤泡。

操作：常规消毒。少商、商阳和舌下静脉三棱针点刺放血，耳背静脉每2日1次。耳背选近耳轮处明显的静脉1条，左右均可，揉搓数分钟后，使其充血，消毒后左手拉平耳背，中指顶于下，右手用手术刀刀尖划断血管，见其自然出血约0.5mL，但注意不损伤软骨。1周1次，两耳交替。咽后壁增生的滤泡用消毒长针点刺出血。

疗程：每日1次，5次为1个疗程。

方2

取穴：大椎。

操作：先用手指在大椎穴皮肤上挤捏，使局部皮肤充血发红，然后局部皮肤常规消毒。取用消毒好的三棱针（如无三棱针，亦可用7号一次性注射器针头）在穴位上点刺，之后用力挤捏使出血数滴；再在该穴的上下左右1.5cm处各刺一针，也挤捏出血。

疗程：每日1次，5次为1个疗程。

方3

取穴：耳尖、大椎、肺俞。

操作：先用手按揉耳郭，使之充血，用75%酒精消毒耳尖，用三棱针点刺，挤出5~10滴血液，双耳交替进行。然后患者俯卧，常规消毒大椎、肺俞，用三棱针每穴点刺2~3下，用闪火法拔罐，留罐10~15分钟。

疗程：每日1次，5次为1个疗程。

方4

取穴：少商、商阳、关冲。

操作：常规消毒皮肤，左手拇食指捏紧应刺部位，右手对准穴位迅速刺入1分左右，立即出针，再轻轻挤压针孔周围，使出血数滴。

疗程：每日1次，5次为1个疗程。

[**皮肤针疗法**]

取穴：后颈部阳性物处、颌下、翳风、合谷、大椎。

操作：常规消毒。中度或较重刺激。

疗程：1日1~2次，2次为1个疗程。

[**腧穴贴敷疗法**]

取穴：涌泉。

药物制备：生附子20g，研成极细末，用醋调成糊状，备用。

操作：治疗时敷于双侧足心涌泉穴，纱布包扎，橡皮膏固定。

疗程：每日换药1次，连用3~5天为1个疗程。

【评述】

（1）针灸治疗咽喉肿痛效果显著。

（2）注意保暖。根据天气变化及时增减衣服，小儿多好动，家长应细心观察，穿衣以四肢温暖活动时偶有微汗为宜。

（3）要注意观察小儿的食欲，若出现食欲减退、口臭，要及时检查小儿口腔，以便及早治疗。

（4）患儿饮食宜进高热量、高蛋白质、富含维生素、清淡、易消化、无刺激性的食物，多饮水，每日保持蛋、奶的摄入。少吃糖果、饼干等零食，因此类零食易引起小儿内热蓄积，一旦诱因出现，即会发病。

（5）本病患儿在饮食上宜选择清热解毒、降火凉血、润喉通络的食物，如萝卜、丝瓜、菠菜、马兰头、竹叶菜、嫩豆腐、绿豆、绿豆芽、海蜇、藕粉、梨汁、蔗汁、橘子水、蛋花汤等。忌辛辣腥膻之物，如大葱、大蒜、辣椒、虾、螃蟹、黄鱼、雀肉等。

（6）食疗参考方：

①取白萝卜250g，橄榄6个。清洗后将萝卜切成片，橄榄打碎，加入适量水煮熟服下。每天早晚各1次。

②薄荷蒲公英粥：干薄荷15g，蒲公英30g，粳米50g，冰糖汁适量。将干薄荷、蒲公英同放入砂锅中，加水用小火煎药汁弃渣留汤，砂锅里另加水适量，加入粳米用小火煮粥，煮至粥快熟时，调入药汁和冰糖，搅匀，继续煮片刻即可食用。

③荸荠适量，洗净去皮绞汁，然后加入白糖调服。每天2~3次。

④三仁拌芹菜：三仁即杏仁50g、核桃仁50g、花生仁150g，芹菜200g。将三仁洗净、泡发，放入锅中，加水及少量精盐，煮熟。芹菜洗净、切段，用开水烫1分钟，取出放凉。将三仁、芹菜段同放盘中，混匀，调入调料，再拌匀即可食用。

⑤生橄榄10个，白萝卜250g。将萝卜洗净切小片，与生橄榄一起煎汤，以汤代茶饮服即可。

⑥甘蔗丝瓜粥：丝瓜、新鲜甘蔗各适量，粳米50g。先将丝瓜洗净切段，甘蔗洗净切碎，分别榨汁各100mL，锅上火，放入丝瓜、甘蔗汁，加入适量水，烧热，放入粳米，改用小火煮粥，米烂粥稠时，出锅即可食用。

（7）在治疗时应注意观察，如效果不明显或无效，应转用其他治疗方法，以防贻误病情。

【针灸治疗的优势】

咽喉肿痛是急、慢性咽喉炎和急、慢性扁桃体炎的常见伴随症状，针灸对此症确有迅捷、显著的疗效，一般治疗1~2次就能痊愈或者缓解。

针灸治疗本病，先根据辨证分其虚实，实则泻之，泻法则遵《素问·血气形志》"凡治病必先去其血"之训，以刺络疗法应用最多，治疗时一般循经取其井穴或耳穴点刺出血，因实热所致的急性咽喉肿痛，确能立竿见影地泻热、消肿、止痛，充分显示了中医学的神奇之处。笔者根据儿童幼小的特点，采用医院检验科"一次性使用采血针"，因其有自带发射机构，故患儿基本无痛，这既避免了小儿使用抗生素等带来的副作用，又无须服药，颇能被患儿接受，这是其他方法无法比拟的。若是辨证为虚，肾虚水亏，肺津失布，虚火伤及咽喉，则以滋阴降火为法，针灸有穴位贴敷引火归原，针刺照海穴滋阴降火等方法，效果也颇为良好。同时，在小儿天生害怕扎针的情况下，针灸还有耳埋、穴位激光照射、温和灸、穴位贴敷等无痛方法，均可采用，更加凸显小儿针灸的优势。

六、目赤肿痛

【概述】

目赤肿痛是以眼睛红肿而痛、多泪为主症的一种急性常见眼病。又称天行赤眼、暴风客热、暴发火眼、红眼等。本病相当于西医学中由细菌、病毒感染或过敏引起的眼结膜急性充血的急性结膜炎和流行性结膜角膜炎。临床以眼痛、痒、异物感及眼分泌物增多为主要特点。好发于春秋季节或夏秋季，起病较急，因接触而传染。新生儿淋球菌性结膜炎多由母体产道感染而致。

本病发病虽然不分男女老幼，但因小儿在幼儿园、学校集体生活，缺乏防病知识，个人自控能力又弱，若没有很好养成卫生习惯，则极易相互传染，甚至造成流行，故值得特别重视。

中医认为，目赤肿痛因风热时邪侵犯目睛，局部气血亢盛，与邪气交争而致，或因劳倦体虚遇感风热而发，同时，因郁怒伤肝，郁而化火，肝胆火盛，上攻于目，发为本病。《秘传眼科七十二症全书》记载："天行赤眼者，谓天气流行，毒气能传染于人，一人害眼，传于一家。"说明该病具有传染性。而"暴风客热，此症与暴露赤眼同，暴露者，肝心二经病也，故赤而痛"，说明该病只患于一人。

【临床表现】

本病常有接触红眼病患者病史，呈流行或散发发病。一般起病较急，双眼同时或先后发病。眼红眼痒，畏光流泪，眵多黏结，眼睑肿胀，结膜充血显著，近穹窿部更为明显，严重者角膜边缘部可发生浸润，或有结膜下出血点，球结膜水肿。细菌性结膜炎一般3~5日达到高潮，随后逐步减轻，10~14日即可痊愈。若是病毒性结膜炎中急性出血型，症状消退后易出现肢瘫或面瘫。区分细菌性或病毒性可通过分泌物涂片或结膜刮片检查确诊。

新生儿淋球菌性结膜炎临床表现为眼睑红肿，睑结膜明显充血并有假膜形成，球结膜高度水肿，水肿可突出睑裂；分泌物多，初呈浆液性或带有血丝，后为脓性；结膜水肿消退后睑结膜明显肥厚，乳头肥大，炎症消退后，结膜留下瘢痕。角膜易溃疡且发生穿孔。

【辨证分型】

本病根据临床表现，可分为外感风热、肝胆火盛2型。

1.外感风热型 证见初起白睛突然红肿，热痛眵多，痒涩交作，畏光流泪，分泌物稀薄，伴头痛、发热、恶风、鼻塞流涕，苔薄黄或薄白，脉浮细或数。

2.肝胆火盛型 证见目赤热痛，眵多流泪，畏光羞明，有异物感，结膜充血，眼睑水肿，流脓性分泌物，伴口苦、咽干、便秘，苔黄，脉弦数有力。

【针灸处方】

[毫针刺法]

方1

取穴：风池、太阳、攒竹透睛明、少商。

风热外袭加合谷、外关；肺胃积热加曲池、内庭；肝胆火盛加行间、日月。

操作：常规消毒，攒竹向下平刺透睛明，不提插捻转，太阳、少商可点刺出血；余穴均用泻法。每次留针30分钟。

疗程：每日1次，5次为1个疗程。

方2

取穴：攒竹、风池、太阳、鱼腰、上星、合谷、少商、睛明。

操作：常规消毒，先针刺风池、太阳、合谷；再取上星、攒竹、鱼腰、少商点刺出血；最后取睛明，用压针缓进法，留针10~20分钟。

疗程：每日1次，5次为1个疗程。

方3

取穴：肝穴（定位：在患者第2掌骨桡侧，紧靠第2掌骨且顺着第2掌骨长轴方向轻轻来回按压，即可察觉从掌骨头后凹陷处到掌骨基底部有一浅凹长槽。先标出长槽的中点，暂称A点，再标出从掌骨头后凹陷处到A点之间的中点，暂称B点，A点与B点的中点即为肝穴）。

操作：找准穴位后，医者还须用拇指尖在患者肝穴局部轻轻揉按，探寻到最敏感点，然后常规消毒，用28号1寸毫针直刺2cm左右，做均匀持续的小幅度提插行针，待针刺部位产生较强的酸麻重胀感后留针30分钟，每隔5~10分钟行针1次，使整个针刺过程均保持较强针感，出针时按压针孔，以防引起局部血肿。

疗程：每日1次，5次为1个疗程。

[**头皮针疗法**]

方1

取穴：枕上旁线（双）。

操作：常规消毒，平刺，接G6805电针治疗仪，疏密波，通电20分钟。

疗程：每日1次，5次为1个疗程。

方2

取穴：在枕外粗隆水平线上，前后正中线各旁开1cm，向上长约4cm处。

操作：患者取坐位，分开施术部位头发，酒精棉球消毒后，用28号2寸半毫针斜刺入双侧视区头皮下固定。并接通G6805电针治疗仪，用疏密波，频率200次/秒以上，留针30分钟。

疗程：每日1次，5次为1个疗程。

[**耳针疗法**]

方1

取穴：眼、肝、肺、耳尖、肾上腺。

操作：耳郭常规消毒，中强刺激。眼、耳尖穴放血。

疗程：隔日1次，5次为1个疗程。

方2

取穴：目1、目2，加患侧太阳穴。

操作：耳穴的目1、目2常规消毒，用王不留行籽贴压，而后用力由轻到重按压，使患者产生酸胀痛感为佳，每日按压3~5次，每次5分钟。然后患者取侧卧位，太阳穴常规消毒后，用三棱针快速直刺0.3寸左右退出，挤压出鲜血3~5滴，用消毒干棉球擦拭干净。

疗程：耳穴压丸隔日换贴1次。隔日行放血疗法1次。5次为1个疗程。

[**艾灸疗法**]

取穴：心俞、肝俞、瞳子髎、攒竹、足三里、足临泣。

操作：每次选4~5穴，每穴每次灸10~15分钟。

疗程：每日1次，连灸10~15次为1个疗程。

[腧穴激光照射疗法]

取穴：睛明、承泣、瞳子髎、合谷。

操作：用He-Ne激光或半导体激光（630nm）照射，输出功率1~5mW，每穴照射5分钟。但应注意绝不可用红外激光照射眼睛，如二氧化碳激光和半导体激光（810~830nm）等。

疗程：每日1次，到痊愈为止。

[腧穴注射疗法]

取穴：风池、太阳、足光明。

药物：维生素B_1注射液。

操作：常规消毒。用维生素B_1注射液注入各穴，每穴注入0.5~1mL。

疗程：隔日1次，10次为1个疗程。

[刺络疗法]

方1

取穴：中冲。

操作：常规消毒。三棱针点刺放血。

疗程：每日1次，3次为1个疗程。

方2

取穴：主穴为少商。虚者配足三里，实者配曲池。

操作：患者取坐位或仰卧位，局部皮肤常规消毒后，用三棱针快速刺入少商（约皮下0.2cm），然后拔针，见局部出血为佳。足三里温针灸，曲池强刺激。

疗程：每日针刺放血1次，3次为1个疗程。

方3

取穴：耳郭背部小络脉。

操作：令患者正坐位。在患者耳郭背部找出明显的紫红色小络脉，常规消毒后，用三棱针在小络脉上分段点刺出血，患左取左，患右取右，双眼都患病取双侧。

疗程：每日治疗1次，3次为1个疗程。

[皮肤针疗法]

取穴：后颈部阳性物处、眼区、颞部、风池、正光1（位于眶上缘外3/4与内1/4交界处，即攒竹与鱼腰之间中点，眶上缘下方）、正光2（即鱼腰与丝竹空之间中点，眶上缘下方）、太阳、合谷。重点为眼区、正光、风池。

操作：常规消毒后，行中度或轻度刺激，对重症患者可在项窝处重刺放血。

疗程：每日治疗1次，3次为1个疗程。

[**磁化锋钩针疗法**]

取穴：双侧太阳穴。

操作：患者取侧卧位，常规消毒后，用左手食中二指绷紧穴位周围的皮肤，右手持笔式拿针对准穴位快速刺入0.5寸深，稍待片刻，上下钩割5~6次（可听到割断皮下纤维的吱吱声）然后持针不动，留针3~5分钟再钩割5~6次，按进针方向倒退出针，并挤压放血4~5滴。

疗程：每日治疗1次，3次为1个疗程。

[**腧穴贴敷疗法**]

取穴：涌泉（双）。

药物制备：黄连适量研成细末，备用。

操作：治疗时用黄连粉适量调水，敷足心涌泉穴。

疗程：每日换药1次，连用3~5天为1个疗程。

【评述】

（1）针灸对本病有良好的疗效。

（2）注意个人卫生，保持眼部清洁。勤洗手，勤剪指甲，不用手揉眼，以免交叉感染；不用公用面盆、毛巾，不用别人用过的毛巾。自己的毛巾、手帕也应煮沸消毒。

（3）本病流行时应将患儿隔离，避免去理发店、游泳池等容易传染的场所。

（4）患儿要避免光、热刺激眼睛，减少看书、看电视等用眼活动。不要遮盖患眼，以免分泌物不能排出，同时遮盖后眼局部温度湿度增加会有利于细菌、病毒生长而加重红肿。

（5）马兰头、苦瓜、冬瓜、茭白、荸荠、菊花等有清热利湿解毒作用，可适量食用。

（6）患儿忌食大蒜、辣椒、韭菜、羊肉等辛辣刺激性食物和热性食物。不宜吃海腥发物。

（7）食疗参考方：

车前叶粥：将新鲜车前叶30~60g洗净，切碎，同葱白一茎煮汁后去渣，然后放粳米30~60g，煮粥。每日分2~3次服食，5~7天为1个疗程。

【针灸治疗的优势】

针灸治疗小儿目赤肿痛，有随拨随应之效，主要是通过近治作用和远治作用来实现。取眼部周围穴，如睛明、攒竹、鱼腰、瞳子髎、丝竹空、太阳等，固然对目赤肿痛有治疗作用，但颇有特色的是通过辨证论治，循经取穴更可以效如桴鼓。如风热时邪侵犯目睛，则宜疏风清热，消肿止痛，以取足少阳、手阳明及督脉经腧穴为主，具有代表性的如风池、曲池、合谷、大椎、上星等；如肝胆火盛，上攻于目，则宜疏泄肝胆，清热明目，以取足少阳、足太阳、足厥阴及手太阴、手阳明经穴为主，如风池、阳陵泉、行间、太冲、少商、曲池等。同时，针灸手法实泻虚补，尤其是刺络出血，更能清热化瘀，泻火凉血，消肿止痛。如少商放血，其法简，其效佳，其价廉，可用于群防群治，十分值得应用推广。

七、聤耳

【概述】

聤耳是发生于中耳部的急性或慢性化脓性耳病。又称脓耳或耳脓。是以耳痛、流脓、耳内胀闷、听力减退为主要症状的一种常见疾病。本病相当于西医的化脓性中耳炎。

《诸病源候论》卷二十九说："劳伤血气，热乘虚而入于其经，邪随血气至耳，热之聚，则生脓汁，故谓之聤耳。"聤耳暴病多属实证，久病多属虚证。实证多由肝、胆、三焦湿热火毒熏蒸所伤；虚证多由肾经虚损所致。中医认为本病是由于湿、热之毒邪聚于耳窍，蒸灼耳内，蕴热而生脓；西医认为本病是由于乙型溶血性链球菌、肺炎球菌和葡萄球菌等化脓菌经咽鼓管、鼓膜或血行感染中耳黏膜，使之充血肿胀、渗出、甚而鼓膜穿孔，从而使脓液外流。本病全身症状为发热，可伴惊厥、呕吐和腹泻，甚至神昏、谵语、抽搐，变生为黄耳伤寒，相当于西医所述的耳源性脑脓肿和耳源性脑膜炎，可危及生命。

《针灸大成》曾载："问曰：聤耳生疮，出脓水，当闻小儿有此症。答曰：洗浴水归耳内，故有。"临床上，本病虽然可发生于男女老幼，但因小儿脏腑娇嫩，又缺少自我保护意识和防病能力，往往容易外感风火湿热之邪，或因在游泳、沐浴、洗头、戏水时污水灌耳，或因挖耳损伤等而诱发本病，实为小儿临床常见疾病之一，若不能及时发现、及时治疗，会贻害终身，故当十分重视。

【临床表现】

本病急性发作者，有感冒、污水灌耳或挖耳损伤等病史，初起耳内瘙痒，或有充塞压迫的感觉；继而暴肿赤热，剧烈跳痛，如锥刺、鸡啄，直到耳窍流脓，疼痛稍有减轻。同时伴有怕冷、发热、纳呆、便秘、溲赤，苔黄腻，脉弦等全身症状；若损及骨膜，则转为慢性。慢性发作者，有急性聍耳、麻疹、伤寒等病史。初起耳内肿胀，疼痛，继而耳窍流脓，疼痛减轻，脓质稀薄，色青白或黑而臭，伴有全身不适，低热，眩晕，耳鸣，听力减退，苔薄黄，舌质红，脉细数等症状。病程可长达数年至数十年，久不收口，或愈后反复发作。

【辨证分型】

中医根据辨证，临床可分3型。

1. 风热外侵型　证见耳内突发胀痛和头痛，逐渐加剧，听力下降，鼓膜轻度充血，发热恶寒，口苦咽干，溲赤便干，舌红，苔薄白，脉弦数。

2. 肝胆火盛型　证见发热较重，不恶寒，耳痛剧烈，哭闹不安，听觉障碍明显，鼓膜红赤，向外膨隆，继则穿孔，脓液流出，大便秘结，小便短赤，舌红，苔黄，脉弦数。

3. 肾亏毒聚型　证见脓耳缠绵，脓液稀薄，或流黏液，时出时止，或有恶臭，耳不痛或微痛，听力减退，腰膝酸软，每遇外感，则症状加重，可伴有耳鸣、头痛、眩晕、低热、精神疲倦，脉细数，舌红少苔。

【针灸处方】

[毫针刺法]

方1

取穴：听会、翳风、颅息、行间、足三里。

风热加风池，发热加曲池，肾虚加太溪，腰酸加肾俞，便秘加天枢。

操作：常规消毒，听会开口取穴，直刺0.5寸，翳风直刺1.2寸，颅息平刺0.3寸，行间直刺1寸，风池直刺1~1.5寸，天枢直刺1寸，以上均施捻转泻法；太溪、肾俞、足三里直刺1寸，施捻转补法。

方2

取穴：聍耳穴（位于耳屏尖与听宫连线间靠耳屏尖外1/3处）。

操作：取患侧穴位，常规消毒，在无菌操作下，用30号5分毫针快速刺入皮下约1分深（小儿同身寸），逆时针捻转180°，迅速拔出，不闭孔。出针后同侧耳内有发热胀感。

疗程：每日1次，2~3次可愈。

方3

取穴：听会、翳风、丘墟、足三里。

实证加耳门；虚证加太溪；发热者加曲池。

操作：常规消毒，按《内经》"实则泻之，虚则补之"的原则进行辨证取穴，并以提插、捻转之补泻手法行针。一般是实证用泻法，留针时间长，为30~50分钟，在留针期间做1~2次行针；虚证用补法，留针时间较短，为20~30分钟，在留针期间一般不行针。一侧患耳针刺患侧，双耳患者针刺两侧。

疗程：急性中耳炎每日针刺1次，病情减轻后隔日1次，以7次为1个疗程。慢性中耳炎急性发作者疗程可适当延长到10次。在痊愈后再做巩固治疗2次。

［耳针疗法］

取穴：耳尖、神门、肾上腺、内耳。

操作：常规消毒，用毫针中强刺激。

疗程：每日1次，10次为1个疗程。

［电针疗法］

取穴：翳风、耳门；听宫、完骨；瘈脉、听宫。

操作：常规消毒，每次选1组，针刺得气后，接G6805电针治疗仪，疏密波，每次通电20分钟。

疗程：每日或隔日1次，10次为1个疗程。

［腧穴注射疗法］

方1

取穴：风池、太阳、翳风、耳门、听宫、外关。

药物：0.5%盐酸普鲁卡因注射液。

操作：常规消毒，用0.5%盐酸普鲁卡因注射液，每次取耳部1~2穴，其他穴位配合应用，患侧健侧交替使用，每穴注入1mL。

疗程：每日1~2次，10次为1个疗程。

方2

取穴：翳风。

药物：注射用青霉素钠（需皮试阴性后），或庆大霉素注射液。

操作：治疗组首先用3%双氧水冲洗外耳道，洗净后选用注射用青霉素钠（需皮试阴性后）或庆大霉素注射液按体重决定用药剂量。患者取坐位或直立位，成人选用5号或7号口腔注射针头，小儿选用5.5或6.5号针头，常规消毒翳风穴及周围皮肤，垂直进针，待患者有酸、胀感之后，即可缓慢注射药物。

疗程：每日1次，10次为1个疗程。

[腧穴激光照射疗法]

取穴：阿是穴（患耳鼓膜局部）、听会、中渚、翳风、丘墟、侠溪、足三里。

实证加太冲；虚证加太溪；发热加曲池。

操作：用He-Ne激光或半导体激光照射，激光波长632.8~650nm，输出功率7~10mW，每穴照射2分钟。

疗程：每日1次，10次为1个疗程。

[腧穴埋线疗法]

取穴：主穴为听宫、听会、耳门、翳风。配穴为外关、太溪、太冲。

操作：选准穴位，做好标记，外科常规消毒，用2%利多卡因局部麻醉，左手持止血钳夹2cm长羊肠线，将线中央置于局麻皮丘上。右手持埋线针缺口向下压线，双手配合以15°角将线埋入穴位适当深度，快速拔针，用酒精棉球压迫针眼，防止出血，创可贴保护针眼2~3天。

疗程：30天埋1次，视疗效情况可进行2~3次。

[艾灸疗法]

方1

取穴：翳风。

操作：施灸前，应先用消毒棉签蘸双氧水将外耳道拭净，然后点燃艾条，在距翳风穴（患侧）皮肤约3cm距离处，以雀啄法熏灸，一直灸至穴周围皮肤潮红，按之有烙热感即止，时间一般1分钟左右。嘱患者每天用双氧水清洁外耳道2次。

疗程：每日1次，5次为1个疗程。

方2

取穴：患耳局部。

操作：治疗前用消毒棉签清除外耳道脓液，然后用3%双氧水拭洗。以不见脓液为止，再以消毒棉签拭净。用一硬纸卷成一圆锥体型纸筒，锥尖留一比火柴头大的空隙，锥体能容纳燃着的艾条着火端。治疗时使患者患耳朝下，左手持纸筒，尖端插入外耳道。右手持燃着的艾条送入纸筒以使艾烟进入耳道，热量以患者能忍受为佳。灸15~30分钟，整个过程也可由患者自己掌握。以后家庭治疗，一经发现流脓或痒痛即灸，不限次数。

疗程：每日1次，5次为1个疗程。

［TDP照射疗法］

取穴：患耳局部。

操作：常规用3%双氧水清洁外耳道分泌物后用TDP照射，每次30分钟。

疗程：每日1次，7次为1个疗程。

【评述】

（1）针灸治疗本病有较好疗效，尤其是急性病例，在未化脓前止痛消炎作用突出。慢性病例也有疗效。急慢性病例，配合应用抗生素治疗，均可提高疗效，缩短病期。但在针灸治疗前，必须先对耳道清脓消毒以提高疗效。

（2）小儿游泳、洗澡后，要提醒和检查耳朵有否进水，如有进水要及时排出，以防病变。

（3）教育小儿不要随意挖耳朵，耳朵若有不适，要到医院检查治疗，以免耳朵损伤感染。

（4）治疗期间忌食辛辣香燥食品和鱼腥发物。

【针灸治疗的优势】

聤耳虽是男女老幼皆可发生，但小儿先天不足，稚阴稚阳，又天生喜欢嬉戏，自我保健意识和能力较弱，外感风毒、污水灌耳、挖耳损伤等机会均比成人大得多，故尤易染身。笔者曾在农村从医，临床所见小儿聤耳的发生率更高，故应充分重视。针灸治疗聤耳，古籍早有记载，如《针灸聚英》说："聤耳生疮有脓汁，耳门翳风合谷窟。"《医宗金鉴》说："耳门耳聋聤耳病。"历来认为针灸治疗本病效果较好，临床实践也得以应验。针灸的疗效一是来自近治作用，耳门、听宫、听会、翳风、颅息、完骨、瘈脉、角孙、和髎等，绕耳一周皆是治耳病之效穴，能起到祛风通络、消肿止痛、开窍益聪的作用；二是来自经络腧穴的远治作用，如手、足少阳，手太阳等对本病都有经脉所过，主治所及的作用，常用的有外关、中渚、液门、侠溪、丘墟、前谷、后溪、阳谷等；还有腧穴的对因治疗作用，如曲池祛风清热解毒，足三里健脾渗湿，补托排脓，行间泻肝胆热毒等，有报道称用循经远道取穴治疗本病，轻者1个疗程，重者最多2个疗程即可治愈，足见中医针灸辨证论治、循经取穴之优势。在针灸方法上，耳针、温和灸、激光腧穴照射等都能为小儿所接受，且无副作用，有利于保护患儿稚嫩的脏器，值得推广应用。

第七节 脑 病

一、脑性瘫痪

【概述】

小儿脑性瘫痪简称小儿脑瘫，是指小儿因多种原因（如感染、出血、外伤等）引起的脑实质损害，出现非进行性、中枢性运动功能障碍而发展为瘫痪的疾病。其严重者伴有智力不足、癫痫、肢体抽搐及视觉、听觉、语言功能障碍等表现。根据1988年佳木斯召开的全国小儿脑瘫座谈会的修订方案（参考1956年美国脑瘫学会分类方法），将脑瘫分为痉挛型、手足徐动型、共济失调型、强直型、震颤型、肌张力低下型和混合型、无法分类型等8型。按脑瘫部位则分为单肢瘫、截瘫、偏瘫、双侧瘫、三肢瘫、四肢瘫痪、双重性偏瘫痪等7种。中医将小儿脑性瘫痪纳入"五迟""五软"范畴。

凡在宫内、分娩时或出生后1个月内造成脑缺氧、颅内出血、核黄疸、感染（风疹、巨细胞病毒及弓形虫等）、早产、脑发育不良、颅脑损伤等均可致脑瘫发生。脑瘫患儿的临床表现多开始于婴儿时期，初期表现不明显，治疗不及时会导致永久性语言或运动功能障碍。在我国，婴儿脑瘫患病率呈逐年上升趋势。脑瘫给家庭、社会和小儿自身带来沉重的负担，严重影响小儿成长发育。因此，及时发现、及时介入脑瘫儿的治疗，提高其生存质量，具有十分重要的意义。

中医认为小儿脑瘫多因先天禀赋不足，肝肾亏损，后天失养，气血虚弱所致。肾为先天之本，又主骨生髓，肝肾不足，则筋脉失养，行立均迟。齿为骨之余，骨弱则齿软，齿迟语迟。气血两亏，则肌肉失于濡养，酸软无力。发为血之余，血虚失养则发迟。后天养护不当，或久病大病后失于调养，以致脾胃亏损，气血虚弱，筋骨肌肉失去濡养。经络中之肝经和督脉与脑关系密切。肝足厥阴之脉，属肝，络胆，上出于额，与督脉会于巅。督脉入络于脑，脑为元神之府，肝经交会通于任脉，贯通血脉，与督脉相连贯通脑府。因此，治疗上应调督通络，补养气血。

【临床表现】

不同年龄阶段的脑瘫儿临床表现可有不同，主要以发育迟缓、主动运动减少、姿势异常、肌张力异常、语言障碍等为特征。早期脑瘫儿表现过分安静，主动运动少。哺乳期小儿吸吮无力，哭声弱或多哭，易受惊吓。经常出现异常的肌张力和异常的姿势，如双手屈指内收，双拳紧握，前臂内旋，头颈后仰等。与同龄小儿相比运动发育明显迟缓，头发细黄稀少，头与躯干调节障碍，如俯卧位不能竖头或抬头不稳，不能用前臂支撑负重。平衡功能障碍，走路时因肌肉缺乏同时收缩的功能，维持姿态的能力障碍，躯干左右前后摇摆，东倒西歪。站立或行走时以足尖着地或两下肢屈曲、外展，以扩大支持面。手指精细运动障碍，动作不灵活。有的患儿表现出眼球震颤，有目的抓物十分困难。经常张嘴，流口水，讲话慢且发音不清。

【辨证分型】

临床辨证可分为4型。

1.元气亏虚型 证见肢体瘫痪，肢体拘挛不用，关节屈伸不利，神气怯弱，表情呆滞，形羸自汗，不语少言，耳失聪，目不明，苔白体胖，脉细无力。

2.肝肾不足型 证见肢体瘫痪，手足不自主运动，筋骨痿弱，站立、行走或长齿迟缓，面色不华，发育迟缓，目无神采，疲倦喜卧，智力迟钝，语言不清，舌质淡嫩，脉细弱。

3.心脾两虚型 证见肢体瘫痪，筋肉痿软，头项无力，精神倦怠，智力不全，神情呆滞，语言发育迟缓，流涎不禁，食少便溏，舌淡苔白，脉细弱。

4.瘀血阻络型 证见肢体瘫痪，筋脉拘急，上肢屈曲，下肢僵直，面色晦暗，肌肤甲错，反应迟钝，语言不利，舌质紫黯或边有瘀点，脉细而涩。

【针灸处方】

[**毫针刺法**]

方1

取穴：四神聪、肩髃、曲池、外关、合谷、环跳、伏兔、足三里、阳陵泉。

智力低下加风池、百会；语言障碍加通里、廉泉；腰部软瘫加肾俞、腰阳关；颈项软瘫加天柱、身柱；肘部拘急加手三里、支正；足内翻加承山外1寸；足外翻加三阴交、承山内1寸；足下垂加下巨虚、解溪；剪刀步加风市、绝骨；流涎加颊车、地仓、承浆。

操作：常规消毒，按常规针刺。其中部分穴位可接电针，分别通电20分钟，足内翻者，阳陵泉接承山外1寸，用电针连续波，须见足外翻效应；足外翻者，三阴交接承山内1寸，用电针连续波，须见足内翻效应；足下垂者，下巨虚接解溪用电针连续波，须见足上翘效应。

疗程：每日1次，10次为1个疗程。

方2

取穴：主穴为廉泉。配穴为承浆、双侧地仓、合谷、足三里。

操作：选用30号1~1.5寸毫针（具体根据患儿年龄来决定）。穴位常规消毒后，主穴廉泉采用合谷刺，先向舌根方向直刺0.8~1寸，行提插捻转手法约30秒，然后将针提至皮下再分别向金津、玉液透刺，各行提插捻转手法约30秒，然后出针。配穴承浆向上斜刺0.2~0.3寸；地仓向颊车方向平刺0.5~0.8寸，捻转约30秒出针；合谷、足三里直刺0.5~0.8寸，进针后提插捻转30秒后出针。

疗程：隔日1次，1个月为1个疗程。

注：本法适用于小儿脑瘫流涎症。

方3

取穴：百会透四神聪，哑门、风池、翳风。

上肢：曲池、合谷透三间；下肢：委中、三阴交；足内翻：丘墟透照海；足下垂：解溪、昆仑。

操作：常规消毒，应用0.3mm×25mm针灸针，百会透四神聪，进针后留针20分钟，其他穴位均刺激不留针。同时配合Bobath法康复训练。

疗程：每周5次，连续3个月为1个疗程。

注：本法适用于痉挛型小儿脑瘫。

[头皮针疗法]

取穴：顶中线、顶颞前斜线（双）、四神聪、额中线、额旁1线（右）、额旁2线（双）、额旁3线（双），腰部软瘫加枕上正中线，平衡失调加枕下旁线（双）。

操作：常规消毒，用头针导引法。顶颞前斜线上1/3、中1/3接力刺，其余治疗线均根据患儿同身寸进针1寸，用抽提法抽提，间歇动留针2~8小时，配合相应部位主动运动或被动运动。

疗程：每日1次，10次为1个疗程。

[腧穴注射疗法]

方1

取穴：哑门、风池、大椎、曲池、外关、合谷、环跳、足三里、阳陵泉。

药物：复方麝香注射液、醋谷胺注射液。

操作：每次分别在头部、上肢和下肢取1个穴位，3组腧穴交替使用，常规消毒。用复方麝香注射液（2mL/支）2支，伴四肢瘫严重者加醋谷胺（100mg/2mL/支）1~2支，每穴注入药液0.5~1mL，哑门、大椎可注入2mL（深度约小儿同身寸1.5寸）。

疗程：隔日1次，10次为1个疗程，疗程间隔5~7天。

方2

取穴：

（1）头部：运动区、平衡区。

（2）四肢部：

①上肢外展取肩贞、肩髃、肩髎；

②双上肢屈曲取臂臑；

③手内旋取太渊、列缺；

④坐不稳取夹脊穴；

⑤尖足取合阳、承筋及承山；

⑥足内翻取足三里、丰隆、公孙。

药物：每100mL生理盐水加维生素B_1 300mg，维生素B_{12} 1mg。

操作：以肌肉功能定位确定特定的肌肉或肌肉群选定穴位注射部位。每个部位注射0.5~1mL液体。操作时严格消毒。根据穴位所在部位与病变组织的不同要求，决定针刺角度和注射的深浅。头部及四肢远端等皮肉浅薄处的穴位多浅刺，而腰部和四肢肌肉丰厚部位的穴位可深刺。肌肉功能定位疗法就是针对具体的肌肉，根据近端取穴的原则选取特定的穴位，采用穴位注射治疗。上肢外展受限取三角肌；双上肢屈曲取肱二头肌；手内旋取旋前方肌，旋前圆肌；坐不稳取竖脊肌；尖足取腓肠肌；足内翻取胫骨后肌和胫骨前肌，每块肌肉每次选3个注射点刺激。

疗程：每周3次（周一、周三及周五），10次为1个疗程，疗程间隔为7天。

[腧穴贴敷疗法]

取穴：

①肝肾不足：肝俞、肾俞、涌泉。

②脾肾不足：脾俞、肾俞、大杼。

根据不同临床表现加用天柱、中脘、气海等，每次加2~4穴。

药物制备：狗脊、菟丝子、肉桂、制附子、白术、丁香、吴茱萸各等份，研末，以蜂蜜调成糊、膏状，备用。

操作：每穴取适量外敷。

疗程：每日1次，10次为1个疗程。

[**耳针疗法**]

取穴：交感、神门、脑干、皮质下、心、肝、肾、肾上腺、小肠、胃。

下肢瘫加髋、膝、踝，上肢瘫加肩、肘、腕。

操作：用王不留行籽贴压，两耳轮换。每日按压3~5次，每次3~5分钟。

疗程：隔日1次，15次为1个疗程。

[**电针疗法**]

方1

取穴：肩髃、曲池；外关、合谷；梁丘、血海；足三里、阳陵泉；四神聪，风池。

操作：常规消毒。分7组（四神聪2组）行针得气后，分别接上G6805电针治疗仪，连续波，通电20分钟。

疗程：隔日1次，15次为1个疗程。

方2

取穴：百会、前顶、大椎、肝俞、肾俞。

智力低下者加四神聪、风池；听力障碍者加耳门、听宫、听会；言语障碍者加通里、廉泉、金门、玉液；上肢瘫痪者加肩髃、曲池、外关、合谷；下肢瘫痪者加髀关、环跳、伏兔、足三里；颈项软瘫加天柱；腰部软瘫加腰阳关；肘关节紧张加手三里、支正；足内翻加绝骨或昆仑、承山外1寸；足外翻加三阴交、太溪或血海、承山内1寸；足下垂加解溪、商丘、丘墟；剪刀步加风市、阳陵泉、绝骨。

操作：选用30~32号长40mm的毫针。头部穴位进针时，让针体与头皮呈15°~30°角快速进针，刺入帽状腱膜下后将针与头皮平行推进一定深度，必要时作捻转进针。体针则可根据穴位不同选取不同的进针角度及深度，进针宜快，以减轻患儿疼痛感。穴位"得气"后，连接G6805型多功能治疗仪通电，按神经走向，远端接负极，近端接正极。一般通电30分钟，通电强度以患儿耐受度为宜。可根据临床类型及表现不同选取不同的波形，肌张力偏高选用密波，肌张力低下选用疏波或疏密波。同时联合远红外线照射。

疗程：每日1次，20天为1个疗程，疗程间隔7天。

[皮肤针疗法]

取穴：夹脊穴及督脉穴。

操作：患儿取俯卧位，控制患儿异常姿势，局部皮肤常规消毒后，取牛角烟斗式小号梅花针，沿项背腰骶部督脉和夹脊穴依次由上到下重手法叩刺，用腕力叩刺，手法正确，落针要稳准，针尖与皮肤呈垂直接触，提针要快，发出短促清脆的"哒"声。叩刺的力量一定用腕部的弹力，叩刺时一定要弹刺，频率一般每分钟70~100次，夹脊穴及督脉穴每穴叩刺2~3下，连续叩刺3~5遍，以隐隐出血为度，再用消毒干棉球擦干血液。

疗程：每天叩刺1次，20天为1个疗程，疗程间休息10天。

[艾灸疗法]

取穴：神阙、关元。

操作：患儿取仰卧位安静状态下，暴露腹部的肚脐到耻骨联合区域，依次选取神阙穴、关元穴施灸，点燃无烟灸条，待其燃烧均匀，医者左手食、中指分别置于穴位两侧，右手持灸条，在距离皮肤3~6cm处，以穴位为中心施灸，每穴每次10~15分钟，以医者手下有温热感、患儿局部皮肤潮红为度。医者应及时掸掉灰烬以免灼伤患儿。

疗程：首月每日施灸1次，次月隔日1次，第3个月每周2次。3个月为1个疗程。

注：本法可防治脑瘫儿反复呼吸道感染。

【评述】

（1）脑瘫治疗关键在于早发现、早治疗，较严重的患儿治疗以恢复其生活自理能力为目标，针灸配合康复、推拿、中药的综合疗法，疗效确切，坚持治疗能有效改善患儿语言、动作等功能。

（2）避免脑瘫的高危因素。如积极治疗妊娠期高血压症；怀孕期间避免感染，切忌乱用药；分娩时避免缺氧和头颅损伤；小儿出生后悉心养护等。

（3）特别重视小儿精神、运动、发育状况，如抬头、坐、站、走、认人、初语等，一旦出现早期脑瘫症状，尤其是与同龄小儿相比，生长迟缓的，应及时求医，以免错过最佳治疗年龄。

（4）较小患儿用勺喂养时应保持半卧位，进食速度缓慢，注意食物温度适宜，小口喂入。

（5）对流口水的脑瘫患儿，避免用力擦嘴，以免降低唇部敏感度，可用毛巾轻拍咽部，增强吞口水意识。

（6）饮食宜富含高蛋白质，有助于大脑发育。可多吃芝麻、核桃、牛骨髓、羊骨髓、熟地黄等健脑补髓壮骨之品。不要吃油炸、辣、油腻、辛热等有刺激性的食物和难消化的食物。多食新鲜蔬菜水果，蔬菜和水果含有维生素和纤维，能保持大便通畅。少吃脂肪肥肉，不要过多食糖，以免蛀齿而影响食欲。

（7）食疗参考方：

①羊脊骨粥：羊脊骨1节，洗净切碎，加陈皮6g、草果2枚、姜30g，食盐适量入水同煮，取汁入粳米50g煮粥分服。

②鲫鱼汤：鲫鱼1条宰杀洗净，与大蒜共煮，加盐适量，吃鱼喝汤。

③山药粥：山药50g，与粳米同煮。

④何首乌煮蛋：何首乌100g，鸡蛋2个，与葱、姜、食盐、料酒、味精、香油等调料各适量加水煮熟鸡蛋，去壳后再置锅中煮2分钟，吃蛋喝汤，每日1次。

【针灸治疗的优势】

（1）针灸对脑瘫儿的康复治疗不应该有病程长短的限制，哪怕肌力0级也不应该放弃。当然越早发现、越早治疗，疗效会更好。

（2）对脑瘫儿的治疗，各种针灸治疗方法必须综合应用。笔者根据不同体位选取不同的腧穴，并采用电针、拔火罐、远红外线照射等不同方法配合治疗，旨在醒脑开窍，疏通经络，增强肌力，尤其是头针导引法乃一大特色，此法笔者归纳为"头皮针，抽添法；边行针，边导引；长留针，常运动"十八字诀，其关键技术是取穴准确、手法得当、配合导引三条，通过对脑出血、脑梗死、脑挫伤、小儿大脑发育不全等引起脑性瘫痪患者的临床观察，疗效尚属肯定。

（3）治疗小儿脑瘫，贵在坚持。但作为患方的小儿对治疗却没有决定权，这就需要得到患儿家长的支持和配合。

二、脑积水

【概述】

脑积水是指因脑脊液生成、循环或吸收障碍，导致颅内脑脊液量增加，脑室扩张，脑实质受压。常引起神经系统的改变，以颅内压增高病变为主。其产生原因大致可分为感染、外伤、先天畸形、出血、脑肿瘤或维生素A中毒等。本病任何年龄均可出现，多见于6个月以上的婴幼儿，若治疗不及时，将影响智力及运动发育。

本病属中医"解颅"范畴。中医辨证认为，本病以瘀血阻络，脑窍不通，水湿停积为病机之关键。脑积水早期多为虚证，胎儿时期先天禀赋不足，肾气亏损，致髓海不足。肾主骨生髓，脑为髓海，肾虚则骨弱，髓海空虚，水液无以气化，清气不能上冲，浊邪上犯，清窍受阻，违背了脑"喜清宁、恶浊扰"的生理特点。或先天肾气不足，肾阳不能温煦脾土，脾虚运化水液失常，水湿不化，积久成痰，水湿痰浊乘虚上汇于脑。或病久成瘀，瘀血阻滞脑窍，或热毒壅盛，上扰清窍，均致窍闭神昏。

【临床表现】

本病临床表现可因发病年龄、病情轻重、病程长短有所差异。婴儿脑积水表现为烦躁不安，呕吐，疲倦，头颅进行性异常增大，与周身发育不成比例。额部向前突出，前囟门饱满，颅缝增宽，头顶扁平，头发稀少，头皮静脉怒张，叩诊呈"破壶音"。双眼呈现"落日状"，视盘水肿、视力减退，眼球震颤。因颅内压增高导致头痛、恶心、呕吐。较大患儿表现为智力和运动发育障碍，智力减退，学习能力差，走路缓慢、不稳，平衡失调甚至不能行走，最终卧床不起。亦有情绪不稳、烦躁、反应迟钝、嗜睡、昏迷、惊厥、癫痫等精神症状。

【辨证分型】

临床辨证分为4型。

1.肾阴虚型　证见头大异常，颅骨缝分离，前囟扩大，囟门多平，眼珠下垂，白睛显露，面色萎黄，午后潮红，盗汗恶热，烦躁，口干舌燥，手足心热，便秘，舌质黯红，苔微黄少津，脉沉细数。

2.脾肾阳虚型　证见头大异常，颅骨缝分离，前囟扩大，囟门平或凹陷，眼珠下垂，睡时露睛，自汗，恶寒肢冷，纳呆腹胀，大便稀溏，唇淡白，舌淡多胖嫩，苔白，脉沉迟或微迟而弱。

3.热毒壅结型　证见囟门高突，头颅日渐增大，发热无汗，甚则抽搐，或高热惊厥，神昏气粗，面红唇赤，或发紫，大便干，小便黄，舌绛苔黄，脉洪数或疾。

4.瘀血阻络型　证见头大异常，头上青筋显露，烦躁哭闹，面色㿠白而隐青或发暗，神情呆滞，重者半身不遂或麻木，口渴不欲饮，唇舌发紫或舌边有瘀斑，脉弦或虚数。

【针灸处方】

［毫针刺法］

方1 辨证取穴法

取穴：

①仰卧位：四神聪、水道、关元、水分、足三里、阴陵泉、复溜。

②俯卧位：风府、风池、大椎、命门、殷门、委中、阳陵泉、承山。

高热惊厥加曲池、十宣、水沟；呕吐加上脘、内关；便干加中脘、天枢；抽风加印堂、筋缩、阳关、金门；瘀血阻络加膈俞、太冲。

操作：常规消毒。仰卧位、俯卧位分别取穴，隔日交替针刺，虚补实泻。大椎、曲池、十宣点刺出血；关元、水分可用隔姜灸。

疗程：每日或隔日1次，10次为1个疗程。

方2 透穴法

取穴：百会透四神聪、风府透哑门、风池透大杼、三焦俞透肾俞、三阴交透复溜、大椎。

操作：常规消毒。平补平泻，每次2~3组穴，分组轮换。注意避开囟门。

疗程：隔日1次，10次为1个疗程。

方3 浅刺法

取穴：以督脉、任脉、膀胱经穴为主。印堂、百会、四神聪、大椎、神道、灵台、中枢、脊中、命门、腰阳关、上脘、中脘、建里、下脘、水分、气海、关元、中极、承浆、大杼、肺俞、厥阴俞、心俞、督俞、膈俞、肝俞、脾俞、胃俞、肾俞、大肠俞、关元俞、内关、足三里、三阴交。

流涎加承浆、地仓、合谷；夜惊加神门、太溪；腹泻加天枢、上巨虚；语言发育迟缓加外金津、外玉液、哑门；听力障碍加率谷、听宫、翳风；上肢运动障碍加肩髃、臂臑、曲池、外关及颈椎至第7胸椎以上的夹脊穴；下肢运动障碍加髀关、血海、阴陵泉、阳陵泉、绝骨及第8胸椎以下至腰椎的夹脊穴。

操作：常规消毒。用1寸32号毫针，浅刺不留针。

疗程：每周一至周五，每日1次，1个月为1个疗程。

方4 快速点刺法

取穴：

①头脑（额中）、水沟、支沟、合谷、水分、阴交、水道、中极、足三里、阴陵泉、三阴交。

②风府、风池、大椎、命门、腰俞、殷门、委中、承山、悬钟、复溜。加减：尿少、囟不缩小及肢冷者加水分、阴交、关元。

操作：常规消毒。初期快速点刺风府、风池，用泻法，待适应后四肢穴可留针20~30分钟。每次针前均用梅花针从上到下轻叩背部夹脊，至皮肤潮红。

疗程：每日1组，30~50次为1个疗程，疗程间隔10日。

[**电针疗法**]

取穴：风池、供血（风池下1.5寸，平下口唇处）。

操作：患者取坐位，常规消毒。头部自然下垂，取28号，长2寸消毒毫针，针刺双侧风池穴，向对侧口唇方向直刺入1.5寸，然后再针刺双侧供血穴，针尖微向下，向喉结方向刺入1.5寸。注意针刺切勿过深，严格掌握针刺方向，以免伤及延髓。针刺得气后用G6805-Ⅰ型电针治疗仪，两组导线分别连接同侧的风池和供血穴，正极连风池，负极连供血，采用疏波，电流量以患者头部前后抖动为宜，幅度以患者能耐受为限。每次30分钟。治疗期间嘱患者颈部自然放松。

疗程：每日1次，6天为1个疗程，疗程间隔1天。

[**皮肤针疗法**]

取穴：夹脊穴。

操作：常规消毒。从上至下轻轻叩打，至皮肤潮红为度。

疗程：每日1次，10天为1个疗程。

[**头皮针疗法**]

方1

取穴：顶中线、额中线、额旁1线、额旁2线、额旁3线、顶颞前斜线。

操作：常规消毒。抽提法，留针2小时以上；或用电针疏密波通电30分钟。注意避开囟门。

疗程：每日1次，10天为1个疗程。

方2

取穴：四神针（位于百会穴前后左右各旁开1.5寸，共4针）；脑三针（脑户1针，左右脑空各1针，共3针）；颞三针（耳尖直上2寸为第1针，第1针左右旁开1寸为2、3针；智三针（前发际与头正中线交界为第1针，左右旁开3寸各1针）。

上肢运动障碍加手三针（曲池、外关、合谷）；下肢运动障碍加足三针（足三里、三阴交、太冲）；语言不利加风府透哑门。

操作：常规消毒。用30号1.5寸不锈钢毫针，头部平刺1寸左右（特别注意避开囟门），四肢穴位直刺至常规深度，得气后留针30分钟，每隔10分钟捻转行针1次，平补平泻。

疗程：每周5次，2个月为1个疗程。1个疗程结束休息1个月，再行第2个疗程。

[中药熏灸疗法]

取穴：百会。

操作：用脑病熏灸帽，中药隔热熏灸头部。使用方法：根据病情辨证处方，将活血化瘀、温化痰湿的中药研成粉末，用水调成厚约2mm、周长30cm的药饼置于头顶百会穴。将两节长5.5cm的艾段点燃后，置于熏灸帽内，盖上盖，将帽子戴在患儿头上，系好固定带，用棉布固定好，以防漏气。

疗程：每日1次，20次为1个疗程。

[艾灸疗法]

取穴：四神聪、水分、阴交、水道、关元、足三里、阴陵泉、命门。

操作：用艾卷灸，每穴10~15分钟；或用隔姜灸，每穴大壮3~5壮。

疗程：每日1~2次，10次为1个疗程。

【评述】

（1）针灸治疗脑积水疗程较长，见效缓慢，家长需有足够的信心和耐心。

（2）手术后的患儿严格预防感染和并发症，颅内压增高时避免搬动，保持呼吸道通畅，预防压疮。

（3）饮食宜清淡，少食多餐，温度不宜过冷过热。要多吃蔬菜、水果及含纤维素多的食物，以防便秘的发生。

（4）可供本病患儿选择的食品：兔、猪、羊、鸭、鸡、鹌鹑等动物肉；牡蛎、章鱼等海鲜；核桃仁、芝麻、松子、花生仁、南瓜子、葵花籽、西瓜籽、杏仁等干果；酸枣、草莓、葡萄、柿子、金桔、苹果、梨、山楂、菠萝、萝卜叶、番茄、卷心菜、马铃薯、豌豆、菜豆、黄瓜、蘑菇、大蒜等水果蔬菜。

（5）做好孕前检查，排除一切可导致胎儿畸形的因素。

【针灸治疗的优势】

脑积水患儿多数伴有智力及运动发育迟滞，严重影响儿童健康。西医常采用手术治疗，首选脑脊液分流术，但术后仍有持续神经功能障碍者高达50%以上，且有高热、肺炎、腹胀等并发症。针灸治疗脑积水总有效率较高，尤其对神经功能障碍有良好的改善作用。"脑为髓之海"，头针能增加脑血流量，降低血管阻力，调节脑积水患儿脑脊液分泌与吸收的平衡，而且作用长时持久。针灸疗法较目前流行的脑积水分流术简便、易行，可降低治疗成本和致残率，因而具有较好的临床应用前景。

三、惊厥

【概述】

惊厥又称惊风，俗称"抽风"，以抽搐伴神昏为特征。好发于1~5岁小儿，且年龄越小，发病率越高。本病病情凶险，往往威胁小儿生命，可留有后遗症。可因高热、脑膜炎、颅内感染、血钙过低、大脑发育不全、上呼吸道感染等所致。其中，高热是最常见的病因，称为高热惊厥。惊厥长期反复发作可转化为癫痫。

中医学根据"惊风"的临床表现，又分为急惊风与慢惊风两类，中医学认为急惊风发病急骤，多为实证。慢惊风由急惊风病久迁延而成，也可由急惊风转变而来，多表现为虚证。本病病机为热、痰、惊、风相互作用。病位在心、肝，与肺、脾、肾密切关联。急惊风因外感时邪，内蕴痰湿所致。小儿肌肤娇嫩，卫外薄弱，极易感受时邪，其中以冬之风邪、夏之暑邪为主。风热之邪郁于肌表则发热，热极化火，内陷心肝，出现高热神昏、抽风惊厥，皆为肝风引动之象。小儿为纯阳之体，外邪易从热化，热极则可生痰生风，表现喉间痰鸣，抽搐震颤。小儿神气怯弱，易受惊吓，若不慎跌仆或暴受惊恐，使神明受扰，肝风内动。惊厥反复发作，热久伤阴，阴虚则内热汗多，虚风内动则四肢震颤，肢体强直。

【临床表现】

多突然发病，高热，惊厥，意识丧失，喉间痰鸣，两眼上翻，凝视或斜视，头向后仰或转向一侧，口吐白沫，牙关紧闭，面部、四肢呈强直性或阵挛性抽搐，甚至角弓反张，伴有呼吸暂停，嘴唇发绀，大小便失禁。发作停止后意识逐渐恢复，若意识尚未恢复前再次抽搐或抽搐反复发作呈持续状态者，提示病情严重。

新生儿惊厥症状常不典型，仅表现为呼吸节律不齐或呼吸暂停，阵发性青紫或苍白，两眼凝视，眼球震颤，眨眼动作或吸吮、咀嚼动作等。

【辨证分型】

临床可分为如下4型。

1.急惊风

（1）外感风热型：证见外感高热，恶风头痛，咳嗽流涕，咽喉红肿，烦躁神昏，突发惊厥，舌红苔薄黄，脉滑数。

（2）温邪内陷型：证见高热不退，神昏谵语，两目上翻，角弓反张，面红目赤，抽风惊厥，喉间痰鸣，舌红绛苔黄厚，脉弦数或滑数。

2.慢惊风

（1）肝肾阴虚型：证见多由急惊风迁延不愈而来。低热虚烦，手足心热，自汗盗汗，形瘦神疲，四肢拘挛或强直，大便干结，小便短赤，舌红少津，脉细数。

（2）脾肾阳虚型：证见面黄发枯，精神萎靡，嗜睡昏迷，睡时露睛，四肢不温，手足徐徐抽动，食少纳呆，大便稀溏，舌质淡，苔薄白，脉沉细无力。

【针灸处方】

［毫针刺法］

方1

取穴：百会、水沟。

高热加大椎、曲池、合谷；呕吐加上脘、梁门、气海、内关；腹泻加足三里、天枢；咳嗽加肺俞；食欲不振、面色萎黄加四缝。

操作：常规消毒。强刺激，不留针。四缝用三棱针点刺，挤出少量黄色液体或血液。

疗程：急惊风每日1次，3次为1个疗程；慢惊风每日或隔日1次，10次为1个疗程。

方2

取穴：水沟、印堂；十宣；合谷、太冲。

操作：穴位消毒后，用0.40mm×（25~40）mm毫针浅刺，疾出不留，用泻法；十宣点刺出血。

疗程：每日1次，3次为1个疗程。

方3

取穴：曲池（双）。

操作：穴位消毒后，强刺激。

疗程：每日1次，3次为1个疗程。

方4

取穴：素髎、合谷（双）。

操作：常规消毒。针刺素髎、合谷（双），用泻法，留针。如针刺定惊后再次惊厥时，重复用泻法行针定惊。

疗程：每日1~2次，治愈即止。

[**耳针疗法**]

方1

取穴：心、肝、神门、皮质下、枕、耳尖。

操作：常规消毒。用毫针刺，捻转数分钟，不留针。高热者耳尖放血。

疗程：每日1次，两耳交替，10次为1个疗程。

方2

取穴：神门。

操作：取单侧或双侧耳穴神门（位于对耳轮上下脚交会处或三角窝的顶点），常规局部消毒，取医用胶布贴一粒王不留行籽按压该穴，持续3~5分钟。同时询问病史并明确原发病，给予病因对症及支持治疗。5分钟以后，如未完全解痉，换对侧耳穴神门点压按揉5~10分钟。

疗程：每日1次，5次为1个疗程。

[**头皮针疗法**]

取穴：额中线、额旁1线（右）、额旁2线（左）、额旁3线（双）、顶颞前斜线（双）、枕上正中线、枕上旁线（双）。

操作：常规消毒。半刺法，不留针；有条件的患儿可用抽提法，留针2小时以上，或用G6805电针治疗仪通电20分钟，疏密波。

疗程：每日1次，10次为1个疗程。

[**艾灸疗法**]

方1 艾卷灸法

取穴：

①急惊风：水沟、印堂、合谷、太冲、中冲。

②慢惊风：百会、神庭、关元、三阴交、足三里。

操作：艾卷灸。急惊风每穴灸10~20分钟；慢惊风选3~4穴，每次每穴灸10~15分钟。

疗程：每1~2日灸1次，1个月为1个疗程。

方2　隔姜灸法

取穴：神阙、关元、气海、足三里。

操作：隔姜灸常规操作法，每次选1~2穴，每穴灸20~30壮。

疗程：每日1次，10次为1个疗程。

[刺络疗法]

方1

取穴：十宣、曲池、印堂、大椎。

操作：常规消毒。用三棱针快速点刺出血。

疗程：每日1次，5次为1个疗程。

方2

取穴：

①水沟。

②中冲。

③小儿食指掌侧靠拇指一侧的浅表静脉与手掌近端横线、掌骨指骨节、近端指骨节的3个交点，共9个点刺点。

操作：三棱针或6号注射针头（紧急时也可用消毒后的缝衣针）。点刺部位常规消毒。点刺时用拇、食、中三指紧握针体，以15°角进针于应刺穴位，迅速地抬针，针体起至45°角时，迅速用针尖点刺即可。点刺时不留针，可有微出血。手部点刺点均双侧点刺。

疗程：多即时获效。

[挑针疗法]

取穴：

①手阳明大肠经的食指桡侧边到虎口处。

②上唇鼻下部。

③头前额两发际之间。

④背部督脉及其两旁的足太阳膀胱经循行部位，第7颈椎与两髂结节连线之间。

⑤两腿腘横纹处。

配穴取十宣、昆仑、太溪。

操作：普通缝衣针或其他尖锐样物品，用前严格消毒，煮沸或碘酒、酒精消毒均可，民间常用生姜涂擦针具和针挑部位消毒，兼以祛风定惊。以45°角进针，迅速挑破皮下组织，以少量出血为佳。根据病情的轻重，确定每个部位针挑的针数。病情轻者，可以少挑几针；病情重者，多挑几针。如患儿神志不清者，先用大拇指掐其水沟穴以催醒，严重者可配合针扎十宣、昆仑与太溪，小儿啼叫后拔针，然后再予针挑法。

疗程：每日1次，2次为1个疗程。

[腧穴贴敷疗法]

方1

取穴：

①急惊风：神阙、天柱、关元。

②慢惊风：神阙、脾俞。

药物制备：

①急惊风：取栀子20g、明雄5g、冰片1g，共研细末，用鸡蛋清调成糊状，备用。

②慢惊风：取胡椒、生栀子各7粒，肉桂3g，粉碎为末，加葱白7枚，捣成膏状，备用。

操作：常规消毒。急惊风治疗时先取麝香0.2g放在穴位上，再取药糊贴敷在麝香上面，盖上纱布，胶布固定，贴24小时。慢惊风将药贴于穴位上，盖上纱布，胶布固定即可。

疗程：每日1次，5次为1个疗程。

方2

取穴：百会或囟门未合者之囟门。

药物制备：牛黄醒脑丸（主要成分：水牛角、牛黄、冰片、薄荷脑等）1丸，加全蝎1只（焙干、研末），用少许温水和成膏状备用。

操作：将和好药膏敷于百会穴处，直至干燥脱落；囟门未合患儿，直接进行囟门敷药。

疗程：一贴未愈，再敷第2贴药。

[腧穴注射疗法]

取穴：耳门、听宫、听会、肝俞、大杼。

药物：苯巴比妥注射液、维生素B_1注射液。

操作：常规消毒，用苯巴比妥注射液、维生素B_1注射液先由耳门穴刺入，

1针透3穴，得气后注入0.5mL，再注余穴各0.5mL。

疗程：每日1次，5次为1个疗程。

【评述】

（1）针灸对本病的定惊效果佳，定惊后再配合药物治疗。高热惊厥预后较好，大多数患儿不会留下神经系统后遗症。惊厥长期反复发作，神经元过度放电易导致脑功能紊乱，影响智力发育。

（2）突发惊厥时应立即将患儿放平，头偏向一侧，松解衣领，去除口腔异物或痰液，保持呼吸道通畅，以免堵塞咽喉造成窒息。

（3）急性发作时按压水沟、合谷、涌泉穴。

（4）用硬物如筷子或牙刷柄塞入上下齿之间，防止患儿将唇舌咬伤。

（5）饮食清淡，忌食肥甘厚味，以防助湿生痰，引动肝风而发生惊厥。

（6）加强锻炼，提高身体素质，适当进行户外活动。

【针灸治疗的优势】

小儿惊厥是在某些疾病过程中出现的一种症候，大多病情急骤，治疗必须及时定惊，以防大脑缺氧、颅内水肿等更严重病变发生。如患儿在短时间内重复出现惊厥，多次使用镇静剂可使患儿昏睡时间延长，引起家长担心，用针刺泻法定惊可无任何副作用。针刺选取水沟、合谷、十宣、涌泉等穴位，均有开窍醒神、清热定惊之效，用尖锐物体按压刺激穴位即可起到定惊效果，在病情急骤，缺医少药情况下简便易行，能有效为疾病治疗争取时间。

四、癫痫

【概述】

癫痫是由于脑功能异常所致的慢性疾病，俗称"羊癫风""羊角风""痫病"，是儿童常见的神经系统疾病之一。中医属"痫证""癫证"范畴。因小儿神经系统发育不全，大脑皮层受到高热或惊恐等精神刺激，产生过度兴奋，故本病的发病率约为成人的10倍。其发作具有突然性、反复性和自然缓解性等特点。儿童本病病程长，病因复杂，易反复发作，且有遗传倾向，严重影响小儿的身心健康。产伤、颅脑损伤、脑发育异常、脑血管疾病、颅内占位性疾病等原因均可引起。我国有500万~600万癫痫患者，其中一半在儿童期发作，因此，预防治疗癫痫对小儿身心健康意义重大。

中医辨证认为，本病病机主要责之于痰，与瘀血、惊恐密切相关。发病因素有先天后天两方面。具体病因病机为胎中受惊或元阴不足，血滞心窍，或惊后痰阻窍道而成痫。若母惊于外，则胎感于内，影响胎元，生后若有所犯，则引发为惊痫。小儿脾虚，内伤积滞不运，形成痰饮，上逆窍道，脏腑气机升降失调，因而作痫。难产或脑部受伤，血络受损，瘀血停滞，筋脉失调，心窍不通，以致元神失守，神志昏乱，发而成痫。小儿急慢惊风后，与风邪痰浊为患，阻塞心窍，致气血逆乱而发为癫痫。反复发作或日久迁延失治，则可引起气血耗散，肝肾亏虚。

【临床表现】

癫痫以突然仆倒，昏不识人，口吐涎沫，两目上视，肢体抽搐，惊掣啼叫，喉中发出异声，片刻即醒，醒后一如常人为特征，运动感觉、自主神经、意识和精神状态均有不同程度的障碍。并具有反复性和发作性两个特点。且症状可能突然出现，又突然中止。小儿癫痫又有如下特点：发病一般男多于女，以幼儿最多，而且年龄与发作类型也有密切关系，如婴儿痉挛症几乎均在1岁以内，运动性发作发病在6岁以内，失神发作发病多在1~8岁，其他各型癫痫的首发年龄也多在10岁以内。新生儿癫痫发作往往隐蔽，且呈局部性发作，年长儿抽搐明显且呈全身性。

同时，各发作类型的发生率随年龄而不同，其临床表现与中枢神经系统的成熟程度密切相关。除常见的发生于儿童任何年龄的大发作外，新生儿癫痫其临床表现形式多为刻板的反复性动作，并常伴有异常的眼球运动等。因儿童的神经系统功能尚未健全，大脑皮质对皮质下的抑制还不完善，动力定型未能牢固建立和内抑制过程减退等，故对于较小刺激就容易引起强烈的反应，尤其是对外界不良因素的影响特别敏感，其特点有：多样性、易变性、顿挫性、不典型性、不良因素容易诱发、对智能发育影响较大等。

本病发作之前常有先兆症状，如头晕，唇颤，胸闷，心悸，眼花，肢麻；较大儿童亦有在发作之前呈现恐惧状。发作时症状有轻有重。轻者为突然发生短暂的意识丧失，没有发作后嗜睡，发作时语言中断、活动停止，固定于某一体位，不跌倒，两眼茫然凝视。有时面色苍白，没有肌肉抽搐，发作持续2~10秒，不超过30秒，意识恢复较快，能继续正常活动。重者表现为意识突然丧失，呼吸暂停、口吐白沫、面色青紫、瞳孔散大，抽搐开始为四肢的强直、握拳、两眼上翻或偏斜一方，然后面部及四肢肌肉呈阵挛性抽动，呼吸急促，常有舌咬伤，伴有大小便失禁。发作持续1~5分钟，发作后意识不清或嗜睡，经数小时清醒。

本病脑电图表现异常。

【辨证分型】

中医临床辨证可分为4型。

1.惊痫 发作前有惊恐史，发作时吐舌、惊叫、急啼，神志恍惚，惊惕不安，面色乍红乍白，如见怪物之状，苔薄白，脉弦滑。

2.风痫 发作时双目上翻或斜视，神志昏迷，面色红赤，颈项强直，手足抽搐，屈伸如数物状，苔白腻，脉弦滑。

3.痰痫 发作时痰涎壅盛，喉中痰鸣，口吐痰沫，瞪目直视，神志不清，发作后困倦多睡，或如痴呆，面色黄而不华，苔白腻，脉滑。

4.瘀血痫 多有颅脑外伤史或产伤史，发作时头晕眩仆，神昏窍闭，四肢抽搐，大便干结，形体消瘦，舌黯或有瘀斑，苔薄，脉涩。

【针灸处方】

〔**毫针刺法**〕

取穴：筋缩、腰奇、四神聪、额中线、制癫区、足三里。

操作：常规消毒。先针筋缩，用0.25mm×40mm不锈钢毫针斜刺1寸，不留针；后针腰奇，用0.3mm×50mm不锈钢毫针在尾骨尖端直上2寸处进针，沿脊柱平刺，进针2寸，较强刺激，不留针；再针四神聪、额中线、制癫区，每穴施抽提法1分钟，然后接G6805电针治疗仪，疏密波，通电30分钟；足三里温针灸。

疗程：每日1次，10次为1个疗程。

〔**耳针疗法**〕

方1

取穴：神门、心、肾、皮质下、缘中、枕、胃。

痰多者加脾、大肠；抽搐甚者加肝。

操作：

①不发作时用压丸或指针刺激上述穴位每天2~3次，每次3分钟。

②发作时，根据诊断选取上述穴位，常规消毒耳郭皮肤，左手固定耳郭，并将注射部位皮肤绷紧，右手持吸有盐酸消旋山莨菪碱（654-2）的注射器，细心地将针头刺入耳穴的皮下，抽针芯若无回血则可缓慢地推注药液每次0.1~0.2mL，局部产生一小皮丘，耳郭可出现红、肿、痛、胀等反应。拔针后，

针眼处可稍有渗血或药液外溢，以消毒干棉签轻轻压迫，不宜重压和按摩，让药液自然吸收。

疗程：压丸和穴位注射两法均两耳交替进行，每日1次，10次为1个疗程，疗程间隔5~7天。

方2

取穴：脑干、皮质下、神门、枕、心、肝。

操作：常规消毒后，每次选用3~5穴，留针20~30分钟，间歇捻针或埋针5~7天。

疗程：每日1次，两耳交替，10次为1个疗程。

[**电针疗法**]

取穴：百会、神庭、身柱、筋缩、丰隆、风池、关元、阴郄。

根据脑电图定位：额区加阳白，顶区加承光透通天，颞区加率谷，枕区加玉枕。

操作：常规消毒。百会、神庭针进腱膜下层后，施捻转手法，然后接G6805电针治疗仪，疏密波，通电30分钟。身柱、筋缩穴直刺0.8寸，得气后不留针。率谷向前刺1.5寸，玉枕向下刺1.5寸。其他穴位施以提插捻转补法，每次30分钟。

疗程：每日1次，2个月为1个疗程。

[**腧穴埋线疗法**]

方1

取穴：大椎、筋缩、身柱、长强、腰奇、丰隆、曲池。

操作：常规消毒。每次选1~3个穴位埋入羊肠线。

疗程：间隔30~40天埋线1次。

方2

取穴：

第1次镇静止抽的穴位：大椎、内关、安眠。

第2次针对病因及诱因取穴：病儿易在惊吓或生气后发作，可取肝俞、脾俞、三阴交、内关。

发作前有胸胁胀满、性情烦躁，则取足三里、脾俞、胃俞等。

第3次加强和巩固疗效：哑门、大椎、陶道、癫痫穴等。

操作：按癫痫的症状，发病诱因选好穴位。每次取2~3穴。局部常规消毒后，敷以孔巾，局部用0.5%~1%普鲁卡因局麻后用套管针或兽用三棱缝合针将0号羊肠线1~3cm植于穴位肌层内，但不结扎，注意勿使线头露置于皮下。

疗程：2次治疗间隔时间为21~28天，3次为1个疗程。必要时可重复1~2个疗程，总疗程数不超过4个。

[**头皮针疗法**]

取穴：额中线、顶中线、顶旁1线、顶旁2线、四神聪、制癫区（额旁1线向上刺4cm）。

操作：常规消毒，针进帽状腱膜下层后，接G6805电针治疗仪，疏密波，通电30分钟，严重者可通电1~2个小时。

疗程：每日1次，1个月为1个疗程。

[**刺络疗法**]

取穴：

①发作期：十二井穴、水沟、百会。

②间歇期：肝俞、脾俞、丰隆、鸠尾、腰奇。

白天发作加申脉，夜间发作加照海，日夜皆发两穴都加。

操作：常规消毒。发作期刺3~5滴血；间歇期点刺出血，加拔火罐。

疗程：隔日1次，连续刺血10~20次为1个疗程。

[**腧穴贴敷疗法**]

取穴：神阙。

药物制备：吴茱萸研末，备用。

操作：常规消毒后，将神阙穴洗净擦干，填入适量吴茱萸末至凹陷中，然后用纱布覆盖，胶布固定。

疗程：5天换药1次，间隔时间1天，连续贴敷5~6个月为1个疗程。

[**麝艾药棒节律灸疗法**]

取穴：

①急性发作期可取催醒六穴：鬼哭、水沟、涌泉、百会、神门、后溪。

②缓解间歇期取解痉十穴：风池、风府、大椎、神门、心俞、肝俞、肺俞、丰隆、太冲、申脉。随证加减。

药棒制作法：取麝香、艾叶、法半夏、川陈皮、川芎、川贝母、川郁金、川厚朴、川黄连、北细辛、石菖蒲、沉香、檀香、肉桂。打成细末，过60目筛，制成2~4mm粗、30~40mm长之药棒，包装冷冻备用。

操作：每次取麝艾药棒1根，点燃稍候，吹灭明火，即刻点灸于所选经穴，1次为1燋，视患儿体质强弱，形体瘦盛，每次1~5燋。

疗程：以每年农历节气为治疗节律点，共24个节气，选择每个节气当日及前后各1日，此3日每日治疗1次。

【评述】

（1）针灸治疗癫痫可有效控制其发作次数，对于发作时意识丧失等急性症状也有较好疗效。

（2）在针灸治疗同时服用抗癫痫药物，不随意减药、停药，症状减轻或好转后，在医师指导下药量可递减，最终停用抗痫药物。

（3）掌握正确急救方法。患儿癫痫发作时，家长切不可强行搬动，防止骨折或肌肉损伤。解开衣领，保持呼吸道通畅，在上下齿之间塞入毛巾，防舌头咬伤。出现前兆症状时应稳定其情绪，卧床或就地躺下，去除一切可引起伤害的物品，并及时就医。

（4）保证充足休息时间，避免疲劳。保持情绪稳定，避免惊吓、兴奋、生气、悲伤等刺激因素。儿童禁止看恐怖性影视剧。

（5）避免各种感染机会，如患儿有发热、腹泻、脑部炎症应及时治疗，谨防后遗症。

（6）孕妇保持心情舒畅，注意营养健康，生产时注意保护胎儿，避免缺血、缺氧的发生。

（7）饮食不宜过饱、过咸或过甜，杜绝喝碳酸饮料。

（8）食疗参考方：

白酒烧鸡蛋：鸡蛋1个，白酒30mL。点燃白酒，以火烧鸡蛋，将鸡蛋不断滚动，待火将白酒烧尽之后，取鸡蛋去壳食用。每日1次，连吃50日。有息风定痫之功，可用于各型癫痫。

【针灸治疗的优势】

癫痫是由于脑功能异常，脑神经元异常放电所致。其发病率有上升趋势，但其治疗方法仍以传统的抗癫痫药物为主，药物控制癫痫疗效肯定，但用药物治疗要求用药时间长、停药缓慢，影响儿童大脑发育，这也是部分患儿及其家长不愿接受药物治疗的原因之一。针灸疗法对本病标本兼治，发时豁痰开窍，息风镇惊；不发时补益肝肾，健运脾胃。其中特色疗法头针有较好疗效，刺激患者脑部病变区域，激活大脑皮质相应部位的血流量，通过神经反射过程抑制了引起癫痫发作时大脑皮层的异常放电现象和兴奋泛化过程，从而控制癫痫发作。经外奇穴腰奇为癫痫效穴，临床验证疗效颇佳。督脉行于脊柱内部，上达项后，进入脑内，上行颠顶，经脉所过，主治所及，大椎、灵台、脊中、筋缩、神道、身柱等许多穴位都对本病有治疗作用，临床均可开发应用。

针灸疗法副作用小，安全可靠，实用性强，尤其是对于有用药依赖性的儿童是较好的选择。治疗初期可采用西药联合针灸治疗，待其症状有效控制减轻后，可适量减少用药量，逐渐至完全停药。

第八节　其他疾病

一、盗汗

【概述】

小儿因形气未充，腠理疏薄，而又生机旺盛，清阳发越，故比成人容易出汗。小儿在安静状态下，正常环境中，全身或局部出汗过多，甚则大汗淋漓，称为汗证。多发生于5岁以内的小儿。汗证又分为自汗和盗汗。不分寤寐，无故汗出者为自汗；而睡中汗出，醒时汗止者称为盗汗。小儿盗汗不是一个独立病证，是由于小儿脏腑幼嫩，体质娇弱，每因患热性病，过服寒凉，攻伐太过，使小儿身体元气大虚、脾肾亏虚，再加上先天体弱，所以每于午夜盗汗，影响小儿健康，甚至延缓生长发育，在小儿中较为多见。

在日常生活中，若因天气炎热，或衣着过厚，或喂奶过急；或活动剧烈，都可引起汗出，若无其他疾苦，则是皮肤正常排出的津液，不属病态。而小儿盗汗多为阴虚所致，主要是小儿禀赋不足，调护失宜，阴虚有火，逼迫津液外泄而为汗。中医认为"汗为心液"，若盗汗长期不止，心阴耗伤十分严重，应积极治疗。在治疗的同时，还要特别注意自我养护。

盗汗，《内经》称为"寝汗"。中医辨证认为，盗汗病机总属心血不足，阴虚火旺，营卫不和，腠理开阖不利。小儿为纯阳之体，阴精相对未旺，阴虚易生内热，入睡时阳气行于内而卫表暂时不密，表液失其固卫，内热逼迫津液外出而为盗汗。

【临床表现】

睡中汗出，醒时汗止为盗汗的主要临床表现。轻型盗汗出汗量较少，仅在醒后觉得全身或身体某些部位稍有汗湿，醒后则无汗液再度泄出。一般不伴有不舒适的感觉。中型盗汗的患者，多数入睡后不久汗液即可泄出，甚则可使睡装湿透，醒后汗即止，常有烘热感，热作汗出，醒觉后有时出现口干咽燥的感觉。重型盗汗的患者，汗液极易泄出，入睡后不久或刚闭上眼即将入睡时，即有汗液大量涌出，汗出后即可惊醒，醒后汗液即霎时收敛。出汗量大，汗液常带有淡咸味，或汗出同时混有汗臭。常伴有明显的烘热感，心情也表现得烦躁，汗后口干舌燥，喜饮凉水。平时可伴有低热或潮热，五心烦热，颧红，头晕，消瘦，疲乏不堪，尿色深，尿量少，大便干燥。

【辨证分型】

中医临床辨证，盗汗可分3型。

1.气阴两虚型　证见汗出较多，患儿消瘦，口干，精神萎靡不振，哭声无力，手足心热，面色少华，睡觉不实，舌质淡舌苔少，脉细数。

2.阴虚内热型　证见面部或两颧潮红，午后潮热，干咳少痰，大便干燥，口干喜凉饮，舌质红、舌光或有薄黄苔，脉细数或弦数。

3.脾虚失运型　证见面色萎黄，腹胀泄泻，自汗、盗汗，消瘦乏力，舌苔白腻或黄腻，脉濡数或细数。

【针灸处方】

［毫针刺法］

取穴：肾俞、太溪、关元、足三里、三阴交、复溜。

血虚加心俞、血海；气虚加气海；有热加大椎、曲池；营卫不和加曲池、风池。

操作：常规消毒。直刺。针用捻转补法，大椎、曲池、风池平补平泻。

疗程：隔日1次，10次为1个疗程。

［耳针疗法］

取穴：心、肾、肺、脾、交感、皮质下、神门。

操作：将王不留行籽用胶布贴于所取耳穴，两耳交替，每日按压3次，每次按压1~2分钟。

疗程：隔日1次，10次为1个疗程。

［艾灸疗法］

方1

取穴：百会、肝俞、阴郄、后溪、关元。

操作：艾卷灸。每次选2~3穴，每穴灸10~15分钟。

疗程：每日或隔日1次。10次为1个疗程。

方2

取穴：神阙、涌泉。

操作：使小儿熟睡时平卧，用药艾条1根，取神阙穴悬灸10分钟，艾火与穴位之间距离4~10cm。双侧涌泉穴，每穴悬灸10分钟，艾火与穴位之间距离4~10cm。

疗程：每日1次，10次为1个疗程。

[腧穴贴敷疗法]

方1

取穴：神阙、气海、肾俞。

药物制备：五味子（蜜炙）、枯矾各等份，共研细末，备用。

操作：每穴取药末10~15g，以人乳适量调和成膏，贴敷于上穴，用纱布绷带固定。

疗程：1日1换，10次为1个疗程。

方2

取穴：神阙。

药物制备：五倍子20g。研成细末，备用。

操作：用洁净水或醋调成糊状，睡前贴敷于神阙穴，覆盖纱布，胶布固定，第二天早晨揭去。

疗程：每晚换药1次，10次为1个疗程。

方3

取穴：神阙、膻中。

药物制备：将五倍子、龙骨、郁金按2∶1∶1比例碾粉备用。

操作：随机用药，睡前将患儿神阙及膻中局部皮肤擦净，再将药粉与陈醋调成泥团如蚕豆大小敷于神阙及膻中，然后用4cm×4cm胶布一块贴在放好药团的神阙及膻中上，胶布中点对准脐中及双侧乳中，每次敷6~12小时。

疗程：1日1次，5次为1个疗程。

方4

取穴：乳中。

药物制备：郁金粉 0.24g，牡蛎粉 0.06g，备用。

操作：将上药用米汤适量调匀，分 2 份敷于患儿双侧乳中。

疗程：每日更换 1 次，5 次为 1 个疗程。

【评述】

（1）多数盗汗随着小儿生长发育，配合针灸治疗预后较好。少数由于缺钙引起的盗汗应积极补充钙、磷、维生素 D 等，如有必要做 X 线检查，排除是否有结核、佝偻病等，治疗原发病。

（2）在针灸治疗同时，应加强必要的体育锻炼，养成有规律的生活习惯，睡前活动量不宜过大，不宜进食过饱，血液循环加快时会导致盗汗。

（3）小儿盗汗以后，要及时用干毛巾擦干皮肤，及时更换衣服，避免受凉感冒。注意及时补充水分和盐分。

（4）均衡营养，合理膳食，不挑食厌食，同时采用食疗方法，增强脾胃功能。

（5）食疗参考方：

①浮小麦 20g，乌梅 10 枚，大枣 5 枚，水煎服。

②黑豆大枣汤：黑大豆 30g，红枣 30g，煎汤服用。

③红枣银耳羹：红枣 7 枚，银耳 1/4 朵，煎汤服用。

平时可以用山药、黄芪煮乌鸡汤食用或炖糯稻根泥鳅汤等。

（6）多晒太阳（勿隔玻璃晒），加强钙质吸收，适当补充维生素 D、钙等，预防缺钙引起的盗汗。

【针灸治疗的优势】

盗汗多属阴虚。小儿时期，皮肤十分幼嫩，新陈代谢旺盛，自主神经调节功能尚不健全，容易出汗。盗汗严重者需查明病因，对症下药。目前西医对盗汗除针对病因治疗外，尚无特效疗法，多采用中医中药治疗，用药以固表敛汗、益气养阴为主，然患儿对服中药有一定抗拒。针灸治疗本病以固表敛汗、调和营卫、平衡阴阳为治疗原则，采用中医传统的外治简便疗法，如穴位贴敷、耳穴等，具有药物的经穴效应及药物效应的双重治疗特性。配合小儿食疗，可标本兼治，且价格低廉，易于操作，家长和小儿都易接受。

二、小儿夏季热

【概述】

小儿夏季热是婴幼儿在暑天发生的特有的季节性疾病，临床以"三多一少"

为特征，即多发热、多饮、多尿，少汗或汗闭。本病以6个月~3岁婴幼儿好发，5岁以上者少见，气候炎热地区多发，全年6、7、8三个月发病较为集中，气温愈高，发病愈多，气温升得愈高，病情随之愈重，病程可达两三个月，等到秋凉以后，则症状会自行消退。

本病是一种小儿夏季常见病，如果发热持续不退，患儿随之可出现食欲减退、面色苍白、身体日渐消瘦、口唇干燥、皮肤灼热、肢端欠温、精神疲乏等虚弱症状。部分患儿可连续发病几年，但再发病时症状较轻，病程亦较短。近年来，随着生活与居住条件的改善，本病发病率有所下降，病情也有所减轻，但不典型病例随之增加。

本病又称之为"暑热症"。部分病例在患感冒或腹泻等疾病后起病。中医辨证认为，由于小儿脏腑娇嫩，稚阴未充，稚阳未长，骨气未成，机体调节功能未发育完善，致使腠理闭塞，体温调节功能较差，炎夏暑气侵袭，不能很好地维持正常的产热和散热的动态平衡，而致热邪蕴郁而发病，且病情往往缠绵反复。

【临床表现】

本病多在6~10月发病。发热呈迁延性，热程可持续1~3个月，热型不定，可为稽留热、弛张热或不规则热；体温多在38~40℃之间；夜间较高，日间较低，且气候愈热，体温愈高，即使用解热药，也无法使体温下降，只有在气候凉爽或雨后，体温才有所下降，到秋凉之后，症状自行消退。第2年可复发，但热度较第1年低。

发热后烦躁，易哭，唇干舌燥，口渴欲饮，饮水量多，小便次数多、量多，无汗或少汗，皮肤干燥灼热，食欲不振，精神萎靡，疲乏嗜睡，形体消瘦。

【辨证分型】

中医临床可分以下2型。

1.暑伤肺胃型 证见入夏后发热，热势多午后升高，稽留不退，气温愈高，发热亦愈高，口渴引饮，头额较热，皮肤干燥灼热，无汗或少汗，小便频数，精神烦躁，口唇干燥，舌质红，苔薄黄，脉数。

2.上盛下虚型 证见精神萎靡或虚烦不安，面色苍白，下肢清冷，食欲不振，小便清长，频数无度，大便稀溏，身热不退，朝盛暮衰，口渴多饮，舌淡苔黄，脉细数无力。

【针灸处方】

[毫针刺法]

方1 辨证选穴法

取穴：足三里、中脘、大椎、风池、合谷。

下元肾阳不足加肾俞；神情烦躁加神门；胃热亢盛加内庭；烦渴欲呕加内关；小便频数加中极。

操作：常规消毒。主穴足三里、中脘施补法，余用泻法。辨证加减腧穴根据病证施行补泻。肾俞、关元用捻转补法，针后加艾条灸，每穴2~3分钟。

疗程：每日1次，7次为1个疗程。

方2 调补脾肾、消暑泻热法

取穴：足三里、中脘、肺俞、肾俞、大椎、风池、曲池、合谷。

壮热配风府、陶道、少商；口渴配太溪；烦躁、睡眠不安配三阴交；咳嗽配太渊；大便溏配天枢、气海及神阙；精神萎靡，食少面黄，肢端厥冷配关元、脾俞。

操作：常规消毒。用28号不锈钢针，快速进针，得气后视病情的需要进行补泻手法，不留针。少商点刺出血，气海、脾俞针后加灸，神阙隔盐灸；如元阳不足下虚者，针后加药条灸，每穴2~3分钟。

疗程：每日1次，7次为1个疗程。疗程间休息2~3天。

方3 半刺加拔罐法

取穴：大椎，大杼、风门、肺俞、肝俞、脾俞、胃俞、大肠俞、小肠俞、白环俞、天宗、秉风、肩中俞、曲池、合谷。

操作：常规消毒皮肤后，以半刺手法疾刺以上穴位得气不留针，随即选用小号玻璃火罐，用闪火罐法以大椎为起点沿督脉向下至腰俞排列拔罐，然后以大椎与督脉垂线为轴，以大椎为中点经过肩中俞向外排列拔罐，随后以肩中俞为起点，沿督脉平行线至秩边从上向下排列拔罐，双侧均拔，使用火罐个数与患儿体型大小有关。留罐时间以"色"为度，皮肤颜色变为紫红或紫黑为准，最长不超过5分钟，随即起罐即可。

疗程：每日1次，3次为1个疗程。

方4 针刺加刺络法

取穴：大椎、曲池、十宣为主穴，阴陵泉、三阴交、足三里为备用穴。

操作：所选穴位常规消毒皮肤，均施以泻法，强刺激不留针，十宣点刺放血，足三里留针20分钟。

疗程：每日1次，3次为1个疗程。

[腧穴贴敷疗法]

方1

取穴：神阙。

药物制备：取柴胡、黄芩各等量，研为细末，茶水调糊，备用。

操作：治疗时加清水适量调为稀糊状，敷肚脐处并包扎，胶布固定。

疗程：每日换药1次，连续2~3天为1个疗程。

方2

取穴：涌泉。

药物制备：生栀子10g捣烂，加鸡蛋清1个、面粉30g和成糊状，备用。

操作：用时外敷双侧涌泉穴。

疗程：每日更换1次，1周为1个疗程。

[耳针疗法]

取穴：肺、胃、交感、肾、屏尖、耳尖。

操作：耳郭常规消毒。用毫针刺，点到即可，或用王不留行籽贴压。热甚者耳尖可点刺出血。

疗程：两耳交替。每日1次，6天为1个疗程。

[刺络疗法]

取穴：大椎、神道、陶道、合谷、耳背静脉1根。

操作：常规消毒。点刺出血2~3滴。

疗程：每日1次，连续3天为1个疗程。

【评述】

（1）本病针灸治疗疗效肯定。护理、饮食等方面的合理配合疗效更著。

（2）合理护理。要改善环境，居室要通风、凉爽，保持室内空气清新，有条件的可住空调房或易地避暑。要注意衣着，不要给小儿穿得过多过紧，要穿柔软、宽大的衣服。要保持皮肤清洁卫生，勤洗澡、勤换衣服和尿布。患儿少汗或无汗时，可洗温水浴，每天1~2次，每次持续20~30分钟，以促使皮肤血管扩张以帮助散热。对发热较高的患儿，可用清热疏表的中药汤剂擦身，促使体温散发。

（3）在夏季来临之前，要鼓励小儿适当进行户外活动，以提高对环境变化及外界气候变化的适应能力。

（4）注意饮食营养。饮食宜清淡，少吃油腻和刺激性食物，要注意营养的摄取，多给孩子吃高蛋白、高维生素而又易于消化的流质、半流质食物，如乳类、蛋类、肉类及新鲜蔬菜、水果等。适当补充含卵磷脂、脑磷脂、神经脂和微量元素锌的食物，如蛋黄、瘦肉、鱼等，以促进小儿脑神经系统的健康发育和完善。此外，常给小儿吃些具有解毒、消暑、清热、养胃、生津、止渴和利尿作用的食物、饮料，如西瓜、冬瓜和绿豆汤、百合汤、酸梅汤、金银花露等。

（5）如无合并感染，不要动辄使用抗生素，否则不仅无益，反可能招来不良反应，损害孩子健康。

（6）对多病体弱的幼儿不宜盛夏时断乳，如需断乳，应注意护理，加强营养。

（7）食疗参考方：

①冬瓜粥：冬瓜100g，粳米50g，煮粥喝。

②丝瓜叶粥：丝瓜叶100g，粳米50g，煮粥喝。

③三鲜饮：鲜荷叶、鲜竹叶、鲜薄荷叶各30g加水煎煮，取汤加蜂蜜代茶饮。

【针灸治疗的优势】

小儿夏季热好发于幼婴，有特殊的季节性，体温高，持续时间长，又非感染或传染所致，一般退热药无用，应用抗生素更是弊多利少，这就给中医针灸留下了治疗空间。针灸治疗本病，遵照辨证论治的原则，有补有泻，既清暑泄热，又益气生津，讲究的是整体观念，阴阳平衡，经络平衡。如本病初中期持续发热，暑气内迫肺胃，耗气伤津，乃取足阳明经合穴、胃之下合穴足三里益胃和中，扶正培元，此为内生中气，既有益气生津之功，又无峻补助热之虑；大椎穴是手足三阳与督脉之交会穴，既能清热疏风，解表通阳，又能宣肺益气，镇静安神，有清解暑邪之功，无攻伐太过之虑，故对幼婴有益无害，实为施治本病之上策。

三、性早熟

【概述】

一般认为，女孩在8岁前乳房明显发育或在9岁前月经来潮，男孩在9岁前开始呈现性发育征象，称性早熟。由于性发育与多种因素有关，而且人的生长发育是一个连续的过程，因此，性早熟并没有一个十分精确的界限。

性早熟常影响青少年的身心健康，如影响患儿成年后骨骺提前闭合，影响成年后身高，导致身材矮小；由于月经提前出现，使患儿心理压力增加，抑郁症的发生率也随之增高；女性性早熟可发生与异性交友中的问题，如提早的性行为，甚至发生妊娠；性早熟会使成年后某些疾病的发生率增加，如体重指数增加，胰岛素抵抗和代谢综合征的发生率增加等；还有成年后性激素相关器官的肿瘤发生率增加，如乳腺及子宫、卵巢的肿瘤等早熟者更易发生。有研究表明，性早熟女孩在中学的学业成绩比正常或晚熟的同龄人要差，容易发生旷课和逃学；性早熟同一些违法行为如盗窃、肆意破坏、打架斗殴、吸毒等存在一定的联系。但性早熟者的智力发育一般正常，个别性早熟也不排除肿瘤因素。

中医对本病记载很少，根据临床表现，可归为"乳疬"等范畴。中医辨证认为，性早熟的病因多因疾病或误服某些药物引起，主要责之肾、肝两脏。肾主藏精，主生长发育与生殖。小儿为纯阳之体，阳常有余，阴常不足，故小儿"肾常虚"，多出现肾阴亏损，相火偏旺，阴阳平衡失调，表现为天癸早至，第二性征提前出现。肝主藏血，主疏泄，为调节气机之主司，若疾病或精神因素导致肝失疏泄，肝郁化火，肝火上炎亦可导致"天癸"早至，出现性早熟。

由于本病危害不浅，且发病率有增长趋势，因此，十分值得重视。

【临床表现】

女孩在8岁以前，男孩在9岁以前，提早出现第二性征。

真性性早熟的男孩，最先出现睾丸增大，随后出现阴茎增长，阴囊增大，阴囊皮肤皱褶增加，色素加深，阴毛生长，阴茎勃起增多，甚至有遗精，腋毛、胡须、喉结、变声等男性第二性征出现顺序与正常青春发育儿童相似，仅年龄提早。在睾丸发育的中期，患儿生长速率加快，但由于骨成熟加剧亦将导致骨骺过早愈合，从而缩短身高生长的时限而导致矮小。

真性性早熟的女孩，临床表现首先为乳房发育，有乳核形成，局部隆起成小丘，同时乳头、乳晕逐渐增大。乳房发育至中期，乳晕及乳头出现色素沉着，同时，自乳房发育的早期开始，生长速率即加快，皮下脂肪显著增多，身高体重往往超出同龄儿童。阴毛长出大多在乳房发育后约1年，而腋毛则更迟，常在初潮后出现。内、外生殖器发育增大，小阴唇有色素沉着，阴道出现白色分泌物。初潮年龄提前，并可能出现有排卵的月经。

以上发育过程呈持续、进行性进展，直至达到最后性成熟，且具备生育能力，但进程快慢因人而异。无论男女真性性早熟，其骨龄常明显超过实际年龄，因而有骨骺成熟过快而提早愈合，最终将影响最终身高。患儿虽然体态及性特征皆似正常青春发育的年长儿童，但其智力发育水平仍与其实际年龄相符。

【辨证分型】

中医辨证可分为2型。

1.肾水不足，相火偏亢型　证见第二性征提前出现，女孩乳房发育，月经提前来潮；男孩生殖器增大，有阴茎勃起。伴潮热盗汗，五心烦热，舌红少苔，脉细。

2.肝经湿热，肝郁化火型　证见第二性征提前出现，女孩阴道分泌物增多、色黄白、味秽，乳核增大，触之疼痛；男孩阴茎有勃起且射精，声音变低沉，脸部痤疮。伴心烦易怒，胸闷叹息，面赤口渴，便秘，舌红，苔黄，脉弦细数。

【针灸处方】

［毫针刺法］

方1　辨证选穴法

取穴：肾俞、肝俞、三阴交、血海、太冲。

潮热盗汗，五心烦热加太溪；胸闷加内关；便秘加支沟、天枢。

操作：常规消毒。肾俞、三阴交、血海、太溪行补法，余施泻法。

疗程：每日1次，10次为1个疗程。

方2　化痰消核法

取穴：三阴交、血海、丰隆、太溪、太冲。

操作：常规消毒。丰隆、太冲用泻法，余用补法。

疗程：隔日1次，10次为1个疗程。

［耳针疗法］

方1　毫针刺法

取穴：内分泌、卵巢、睾丸、肝、肾。

操作：耳郭常规消毒，进针后留针30分钟。

疗程：两耳交替，隔日1次，10次为1个疗程。

方2　压籽法

取穴：交感、内分泌、肾、肝、神门、脾。

操作：先将耳郭用75%酒精消毒，以探棒找阳性反应点，然后将带有王不留行籽的胶布贴于阳性反应点处，手指按压，使耳郭有发热胀感。每日按压5次，每次5分钟。

疗程：1周换贴1次，两耳交替，3个月为1个疗程，

[**电针疗法**]

取穴：肝俞、肾俞。

操作：常规消毒，针刺得气后，在脊柱两侧分别接G6805电针治疗仪，疏密波，通电15分钟。

疗程：隔日1次，10次为1个疗程。

[**刺络疗法**]

取穴：肝俞、血海、太冲。

操作：穴区皮肤常规消毒，点刺出血。

疗程：隔日1次，10次为1个疗程。

[**皮肤针疗法**]

取穴：阿是穴（腰、骶部，腹股沟、下腹部）、三阴交、气海、关元。

操作：局部皮肤常规消毒，轻度刺激。

疗程：隔日1次，10次为1个疗程。

【评述】

（1）针灸对治疗本病有效果。早发现、早介入治疗是其关键。对病程短、年龄小者，调节效果显著。

（2）要合理饮食，十分注意饮食营养。提倡食补，不宜药补。每天都要摄入足够的蛋白质、碳水化合物、脂肪、维生素等，以保证生长发育需要。但不宜过度进补，像人参、蜂王浆、鹿茸、冬虫夏草等滋补品不宜在儿童期服用。

（3）避免误食激素。激素或类激素过多是患儿性早熟发病的主要原因，儿童不应食用含生长激素合成饲料喂养的动物肉，比如说各种禽肉、黄鳝等，尤以禽的颈及肝脏为高危；要避免给幼儿食用反季蔬菜和水果、西式快餐及油炸类等易导致性早熟的食品。

（4）大人应妥善存放避孕药物、丰乳美容品等，临床上很多假性性早熟的孩子是因误服了避孕药和接触了含有雌激素的丰乳美容、化妆品而引起的。因此一方面家里要妥善保管，杜绝孩子误服或接触的可能；另一方面，要教育孩子不能随便服药。

（5）要重视避免过度的灯光刺激，尤其是孩子夜间睡觉时，如果没有特殊情况，最好不要开灯，且尽可能让孩子保证充足的睡眠。另外，还要避免长时

间电脑显示屏的光照刺激，避免看儿童不宜的情色影视。

（6）加强课外体育活动，同时注意减少紫外线的照射。

（7）要密切注意孩子的生长发育情况。可在给孩子洗澡时观察孩子的性发育是否有异常。一旦发现异常，家长就应及时寻医就诊，以免错过最佳治疗时机。

（8）食疗参考方：

①茵陈粥：茵陈30g，水煎取汁与粳米100g煮粥，沸后加香附末6g，再稍煮至粥熟，加白糖适量，分2~3次空服。适宜于肝经湿热者。

②地黄膏：将生地黄500g捣烂取汁，用砂锅煎沸浓缩，再加白蜜500g，每日服10~15g，每日3次。适宜于肾水不足者。

【针灸治疗的优势】

性早熟在古代医学文献中论述较少，针灸治疗本病的临床报道也不多见，但从中医辨证论治出发，通过针灸方法滋补肾阴、清泻相火，疏肝解郁、清心泻火，应该是大有作为的。本病的病因可能是某些药物、食品所含的添加剂、激素引起的，而针灸可有效地避免其再损害。

四、面瘫

【概述】

面瘫，俗称"口眼㖞斜""歪嘴风"，是以口眼歪斜为主要症状的一种病证。一年四季均可发病，尤以春季为多。中医认为本病有寒、热、虚证之分。《灵枢·经筋》说："足之阳明，手之太阳，筋急则口目为僻，眦急不能卒视。"又说："足阳明之筋……卒口僻，急者目不合，热则筋纵，目不开。颊筋有寒，则急引口移颊，有热则筋弛缓，不胜收故僻。"小儿面瘫以风邪为主因，盖因小儿稚阴稚阳，脉络未充，极易感受风寒、风热，使经气阻滞、经脉失养而致筋肌纵缓不收，患侧口眼向健侧歪斜。

面瘫在西医学中属神经系统症状，即面神经麻痹，分中枢性、周围性两大类，本文讨论的是后者。小儿所患绝大多数为周围性面瘫，多由病毒感染而致神经缺血，或水肿引起。附近组织病变也可引起继发性面神经麻痹，如耳部带状疱疹等。

本病若治疗不及时或治疗不当，会留下后遗症，影响孩子容貌，故当十分重视，及时、正确地治疗，以期早日康复。

【临床表现】

临床上起病突然，一侧或两侧面部神情呆板、麻木，患侧额部及面颊平坦，目睛不能闭合，露睛流泪，口角向健侧歪斜，伸舌多偏向健侧，口角流涎，漏食漏水，可兼见头项痛，恶风寒，或面部肿胀等症状。面瘫日久不愈，则出现面颊筋惕肉眠，抽搐，兼见心烦，心悸失眠等。检查时可见患侧额横纹变浅或消失，鼻唇沟变浅，鼓颊和露齿困难，耳后疼痛、压痛明显。

【辨证分型】

中医临床上将小儿面瘫分为3型。

1.风邪外袭型 证见发病突然，多在睡眠醒来时发现一侧面部呆板、麻木、头痛、面颊不能随意动作，目张不合，口角偏向健侧，露睛流泪，舌红苔薄白，脉浮紧。

2.邪热壅络型 证见一侧耳枕部疼痛，耳部疱疹，耳鸣重听为首发症状，伴烦躁易怒，继则出现一侧目张不合，露睛流泪，引口移颊，舌歪，口苦涩，舌红苔黄，脉数。

3.燥热伤阴型 证见㖞僻日久不愈，面颊筋痿，拘紧抽搐，兼见心烦，心悸，失眠，舌红苔薄，脉弦细。

【针灸处方】

［毫针刺法］

方1

取穴：患侧阳白、攒竹、丝竹空、地仓、颊车、翳风及健侧合谷。

操作：常规消毒。用0.5寸毫针快速毛刺。

疗程：每日1次，5次为1个疗程。

方2

取穴：阳白、四白、下关、太阳、地仓、颊车、合谷（健侧）。

发热者加刺曲池（双侧）。

操作：请家长抱住患儿，并帮助固定头部，行常规消毒，医师用0.5寸30号毫针在所需穴位上行金鸡啄米法。即施针时行小提插术，似小鸡啄米样动作，不留针。

疗程：每日1次，7次为1个疗程。

方3

取穴：以地仓透四白、地仓透迎香、地仓透颊车为主，面瘫初起加风池或外关穴，病程较长者加足三里或曲池。

操作：用左手拇、食二指将地仓穴捏起，右手持3根32号2寸毫针同时刺入腧穴，再将毫针分别透刺向四白、迎香及颊车，以减少进针次数，减轻痛苦，有利于小儿接受。针刺时以出现感传为佳。依据病情的虚实用徐疾补泻手法行针，每次留针10~15分钟，期间行针2次。

疗程：每日1次，1周为1个疗程，未愈者间隔1~2天再行第2个疗程。

[电针疗法]

取穴：地仓、阳白、四白、攒竹、丝竹空、颧髎、巨髎、合谷、翳风。

流口水加承浆；鼻唇沟变浅加迎香；抽搐加后溪；阴伤加太溪。

操作：常规消毒。地仓透颊车，阳白透鱼腰，四白直刺，攒竹透睛明，丝竹空向下平刺，颧髎、巨髎、合谷、翳风均直刺。然后接G6805电针治疗仪，地仓、颊车1组，阳白、四白1组，攒竹、丝竹空1组，颧髎、巨髎1组。疏密波，通电15分钟，隔日1次，5~7次为1个疗程。

[艾灸疗法]

方1　温和灸法

取穴：地仓、颊车、合谷、内庭、风池。

耳后疼痛加翳风；眼睑闭合不全加阳白、丝竹空；食物滞留加下关；面部麻木加颧髎；面肌痉挛加足三里、三阴交。

操作：雀啄灸，每穴施灸10~20分钟。

疗程：每日1~2次，5~7次为1个疗程。

方2　隔姜灸法

取穴：下关、颊车、四白、颧髎、牵正（位于耳垂前方0.5寸，与耳垂中点相平处）。

操作：用直径2cm、厚3mm，戳有小孔的鲜生姜片置穴位上，再将中艾炷置于姜片上点燃施灸，不计壮数，以灸处皮肤潮红为度。

疗程：每日1次，10次为1个疗程。

[腧穴贴敷疗法]

取穴：翳风、听会、下关、迎香、地仓、颊车。

药物制备：用僵蚕、白胡椒各10g，共研细末，与蓖麻仁15g捣烂如泥，以麝香0.25g混合搅拌成膏，备用。

操作：每穴贴黄豆大1粒药膏，胶布固定。

疗程：每日换药1次，7次为1个疗程。

[灯火灸疗法]

取穴：翳风、地仓、颊车、阳白、合谷、攒竹、四白。

操作：用阴灯灼灸术。取长约10cm灯心草1支，蘸植物油后点燃约半分钟，吹灭，停留约半分钟，待灯心草温度稍降，利用灯火余烬点于上穴，每穴1壮。复灸时要避开原灸点，以免灼伤皮肤。

疗程：每日1~2次，10次为1个疗程。

[刺络疗法]

方1

取穴：攒竹、四白、地仓、太阳、商阳。

眼睑不能闭合加阳白；水沟歪斜加兑端；颊部食物停滞加刺颊黏膜。

操作：常规消毒。用细三棱针点刺出血。

疗程：每日1次，3次后隔日1次，5次为1个疗程；以后每周2次，直至痊愈。

方2

取穴：患侧厉兑。

操作：常规消毒患儿脚部脚趾，医师右手持三棱针（消毒），左手固定患侧第2趾，或推厉兑，点刺1次~2次，出血则罢，不出血则用手挤压，以出血为度。酒精棉球拭去血，创可贴包扎。

疗程：隔日1次，10次为1个疗程。

[皮肤针疗法]

取穴：翳风、合谷、阿是穴（面部患侧、鼻部、耳区、颌下部）。

操作：常规消毒。中度刺激。

疗程：每日或隔日1次，10次为1个疗程。

[腧穴激光照射疗法]

取穴：阳白、四白、地仓、迎香。

操作：用He-Ne激光器照射，激光波长632.8~650nm，输出功率1.5~8mW，每穴照射5分钟。

疗程：每日1次，10次为1个疗程。

[耳针疗法]

取穴：面颊、肝、眼、口、皮质下、肾上腺、枕。

操作：常规消毒。用毫针刺，点到即可，或用王不留行籽贴压，每天按压3~5次。

疗程：两耳隔日轮换，10天为1个疗程。

[腧穴注射疗法]

方1

取穴：患侧地仓、颊车、牵正，对侧合谷。

颌唇沟歪斜加承浆，目不能闭加阳白、攒竹、丝竹空。

药物：维生素B_{12}注射液。

操作：根据患儿病情及主要症状表现，每次取4~5穴，阳白、攒竹、丝竹空可交替轮用。抽取维生素B_{12}注射液0.6mL左右（依所选穴位数量定量），患儿取仰卧位，用75%酒精棉球做局部常规消毒，面部穴位均快速平刺进入，回抽一下无回血，再推入药液，每穴注射量0.1~0.2mL，穴位注射结束拔出针头后，用消毒干棉球按压针孔至血止。用0.5寸毫针针刺对侧合谷穴，留针10分钟，合谷穴不需进行穴位注射。

疗程：每日1次，7天为1个疗程，疗程间休息2天，治疗期间嘱患儿面部避风寒。

方2

取穴：阳白、地仓、颊车、承浆。

药物：维生素B_1注射液、维生素B_{12}注射液、加兰他敏注射液、三磷酸腺苷注射液、氯丙嗪注射液。

操作：常规消毒。

①急性期：维生素B_1 100mg、维生素B_{12} 500mg注射。

②恢复期：加兰他敏2.5mg、三磷酸腺苷20mg、维生素B_1 100mg混合液注射。

③后遗症期：氯丙嗪25~50mg，每穴0.1~0.2mL。

疗程：急性期每日1次，恢复期及后遗症期隔日1次，10次为1个疗程。

[腧穴埋线疗法]

方1

取穴：太阳透地仓、地仓透颊车、合谷。

操作：常规消毒。用细羊肠线行穴位刺激埋线或结扎法。

疗程：每月1次，2次为1个疗程。

方2

取穴：牵正（耳垂前0.6~1寸处）。

操作：患者平卧或侧卧，暴露手术区域，穴位局部皮肤用碘酒、酒精常规消毒，医者戴手套，用0.6%~1%利多卡因1~2mL局部浸润麻醉，取9×24缝合针及0~1号羊肠线，从一侧局麻点刺入，穿过牵正穴下方的皮下组织或肌层，从对侧局麻点穿出，在尾端针眼处剪断羊肠线，轻拉头端使断端缩入皮下，再在头端剪断羊肠线，然后将皮肤左右绷紧，头端羊肠线之断端即可缩入皮内，放松皮肤，轻轻揉按局部，使羊肠线完全埋入皮下组织。检查羊肠线断端无外露，无出血，再用消毒敷料和胶布固定，3天内不要着水。

疗程：10天1次，3次为1个疗程，疗程间休息1周。

[**腕踝针疗法**]

取穴：上2（即内关穴处）。取患侧进针点。

操作：选定进针点后，皮肤常规消毒，选用32号1~1.5寸长的毫针。医者左手固定进针点（拇食指绷紧皮肤），右手持针，针与皮肤呈30°角，快速向肘部刺入皮下，然后针体贴近皮肤表面，针身沿皮下浅表层直线进针。进针速度稍慢，以针下有松软感为宜。如有阻力或患者有酸、胀、麻、痛等感觉，说明针身刺入筋膜下层，应将针退至皮下重新刺入。针刺深度为1.5寸，留针30分钟。

疗程：每日1次，10次为1个疗程，若无效者停用此法。

【评述】

（1）本病有自愈倾向，但部分病例须经治疗后方能恢复，极少数还会留下后遗症。针灸治疗本病疗效显著。

（2）注意劳逸结合，忌过劳，避免不良的精神刺激。

（3）用毛巾热敷脸，每晚3~4次。可多做功能性锻炼，如抬眉、鼓气、双眼紧闭、张大嘴等。可做些穴位按摩。

（4）要避风寒，避免电扇或风口直接猛吹面颊、头部，以防诱发本病。并及时治疗感冒、带状疱疹等疾病。如有继发于风湿性或茎乳孔内骨膜炎等所致，应消除病因及早治疗。

（5）加强营养，多吃各类鱼、肉、蛋等富蛋白质的食品及香菜、番茄、冬瓜、黄瓜、木瓜、苹果、菠萝、梨、桃、西瓜、杏、柿子、葡萄等富含B族维生素的食品。

（6）忌食辛辣等刺激性的食品及冰镇冷饮。

（7）食疗参考方：

①薄荷糖：薄荷粉30g，白糖500g。先将白糖放入锅内，加水少许，文火炼稠，后加入薄荷粉，调匀，再继续炼于不粘手时，即成。

②薏苡仁大枣粥：薏苡仁30g，大枣30g，粳米100g，冰糖适量。煮至熟烂成粥。

③天麻炖鸽肉：天麻10g，健康鸽子1只。共炖熟食用，每日1只。

④防风粥：防风10~15g，葱白2茎，粳米30~60g。前两味水煎取汁，去渣，粳米煮粥，待粥将熟时加入药汁，煮成稀粥，温服。

【针灸治疗的优势】

面瘫是针灸科的常见病，人们已建立了面瘫找针灸的就医习惯，足见针灸治疗面瘫疗效是公认的。现代研究证实，针刺对神经损伤的恢复有较好的作用，并以肌电图观察其神经损伤及治疗前后的变化，表明肌电改善明显。

针灸治疗面瘫方法众多，对急性期、恢复期、后遗症期等均有疗效，治疗时可根据辨证，选用不同方法进行治疗。有一点值得指出：有人认为面瘫急性期要1周甚至2、3周后方能针灸。笔者曾做过临床对比，研究结果显示越早介入针灸治疗效果越好。

小儿稚阴稚阳，脏腑娇嫩，形气未充，又缺少自我保护意识，故极易罹患本病，然小儿脏腑清灵，又能随拨随应，来得快，去得也快。其中许多针灸方法十分适合于小儿面瘫，可选择使用。只要及时治疗，疗程都不会太长，且可避免抗生素、激素等的副作用及对服用中药的畏惧。

五、鞘膜积液

【概述】

鞘膜积液是指睾丸鞘膜内积聚的液体超过正常量而形成囊肿者，或鞘膜闭合反常，有积液时称为鞘膜积液。先天性鞘膜积液系鞘状突未闭而引起，鞘状突在不同部位的闭合不全，可形成各种类型的鞘膜积液。有时可伴有可扪及的腹股沟疝，不论疝是否存在，均有疝形成的潜在因素。鞘膜积液一般不能自行吸收。

小儿鞘膜积液属中医学"水疝"的范畴。中医辨证认为，小儿先天禀赋不足，肾气不固，水液不能气化，或脾阳虚冷，运化乏力，水液留滞而潴留于阴囊，或因饮食不节，湿热内生，下注阴囊所致。

【临床表现】

本病临床表现为阴囊的一侧或两侧肿大如水晶，积液量多时可引起阴囊钝痛，亦可见阴囊红肿、小便短赤等证。具体可分以下4型。

1.睾丸鞘膜积液　最为常见，鞘膜常无病变，囊内充满液体，肿块为卵圆形，与阴囊皮肤无粘连，患侧睾丸及附睾不易摸到。约1/4为双侧性。

2.先天性鞘膜积液　又称为交通性鞘膜积液，鞘膜积液时大时小，在卧位时按压肿块，可见逐渐缩小及至消失，站立后又出现。

3.精索鞘膜积液　积液局限在精索部位，常在阴囊上部即睾丸上方，或在腹股沟管内。可扪及腊肠样囊性肿块，患侧睾丸可扪及，牵拉患侧睾丸与精索，肿块随之移动。

4.婴儿型鞘膜积液　肿块呈梨形，在腹股沟处局部变细。鞘膜积液的典型特征为阴囊内可扪及囊性肿块，质软，有弹性和囊性感，透光试验阳性。

【辨证分型】

中医临床可作以下分型。

1.肾气亏虚型　证见站立、哭叫时肿块增大，平卧时肿物缩小，肿物过大时，阴囊光亮如水晶，苔薄白，脉细滑。本型多见于婴幼儿。

2.湿热下注型　证见阴囊潮湿而温热，或有睾丸肿痛，小便赤热，舌红苔黄腻，脉数。

3.脾肾虚寒型　证见阴囊寒冷，皮肤增厚，坠胀不适。可有面色少华，神疲乏力，腰酸腿软，便溏，小便清长，苔白，脉沉细。本型多见于病程长久者。

【针灸处方】

[毫针刺法]

方1

取穴：蠡沟。

操作：常规消毒。针尖顺经脉循行方向平刺0.5~0.8寸，平补平泻。

疗程：隔日1次，7次为1个疗程。

方2

取穴：

①太冲、中极。

②关元、三阴交。

操作：常规消毒。平补平泻，两组交替使用。不留针。

疗程：隔日1次，7次为1个疗程。

[**艾灸疗法**]

方1

取穴：三阴交、水道。

肝经湿热加阴陵泉、行间；脾肾虚寒加神阙、关元。

操作：直接灸。艾炷如麦粒大，每次灸治1穴，勿烧伤皮肤，患儿啼哭即移开，灸5~10壮；神阙用隔盐灸，关元用隔姜灸，以皮肤潮红为度。阴陵泉、行间半刺法，不留针。

疗程：隔3日灸1主穴，休息2周后再灸第2疗程，至痊愈为止。

方2

取穴：隐白、大敦。

操作：艾条灸。先针刺二穴，平补平泻，然后加艾条灸。

疗程：每日1次，10次为1个疗程。

[**腧穴贴敷疗法**]

方1

取穴：阿是穴（病变部位）。

药物制备：用鲜地骨皮适量和糯米饭捣烂，备用。

操作：治疗时外敷阿是穴。

疗程：每日1次，10次为1个疗程。

方2

取穴：神阙。

药物制备：取母丁香40g，研末过筛后装瓶备用。

操作：用时取药粉2g放入患儿神阙穴（高于皮肤0.2cm），加盖上敷料，用胶布固定。

疗程：每隔两天换药1次，20天为1个疗程。疗程间隔5~10天。

方3

取穴：阿是穴（病变部位）。

药物制备：将炒桃仁30g，炒杏仁30g，川楝子60g，蓖麻子120g，共捣如泥膏状，再加入麝香1.5g拌匀，以上为5次量，贮瓶备用。

操作：贴敷时取1/5，摊于消毒纱布上，于夜晚前贴敷患处，翌日晨取掉。

疗程：每日1次，连贴5~10次为1个疗程。

【评述】

（1）针灸治疗鞘膜积液疗效较好。

（2）家长要注意观察，及时发现，早做治疗，可提高疗效。

（3）治疗期间少活动，避免哭闹。

（4）用威灵仙15~25g加水1000mL，用文火煎成500mL，取药汁待降温至37℃左右泡洗患处。每天洗2~4次。每剂药可连用2天。

（5）茴香100g，橘核100g，食盐10g。置入铁锅内微火炒热（勿令焦黑）装入预制之布袋内干敷，药凉后可再炒再敷，每次敷4~5回，每日1~2次。用毕将药倒在大盘内阴干，每剂药可用5天。

（6）食疗参考方：

①苡仁饮：取薏苡仁30~45g加水浓煎，滤取药液，加白糖适量分3~5次服，隔天1剂。

②茴香粥：小茴香10~15g，粳米50~100g。先用水煎小茴香，取汁去渣，加入粳米煮成稀粥食用。

【针灸治疗的优势】

小儿鞘膜积液的针灸治疗，具有疗效肯定、操作简便、无不良反应的优势，其方法无甚痛苦，小儿和家长都乐于接受，可免除手术痛苦及手术后遗症，是一种可供选择的非手术疗法。

第六章
针灸治未病

针灸治未病，也称"逆针灸"，指的是运用不同的针具及手法刺激人体腧穴，调整人体经络、脏腑、气血的功能，使人体阴阳平衡，从而达到预防疾病、养生保健的目的。

第一节　肺卫不固

一、概述

小儿脏腑娇嫩，形气未充，肺为娇脏，小儿肺脏更为娇嫩。肺主一身之气，外合皮毛腠理，肺不足则卫外不固，最易受外邪侵袭，故多见肺系疾患。随着小儿日趋长大，后天脾胃渐旺，就能运化水谷精微充养肺脏，肺气也会随之充足起来，则肺卫自固。

小儿肺卫不固表现在出生后身体羸弱，弱不禁风，凡遇气候和环境变化，就会鼻塞流涕，喷嚏，头痛脑热，无汗或汗出，平素脸色㿠白，或日晡颧红，音弱气短，常有咽痛、咳嗽等，这是小儿肺卫不固最常见的体质状况，也是家长所最易见到和最为担心的。

二、易感疾病

肺卫不固的小儿，是如下疾病的易感人群。

1.肺系疾患　感冒、咳嗽、肺炎喘嗽、哮喘、反复呼吸道感染等，基本症状是鼻塞流涕、喷嚏、咳嗽、发热、痰壅、气急、咽喉肿痛等。

2.时邪感染所致的传染病　麻疹、风疹、猩红热、水痘、手足口病、腮腺炎、百日咳等。肺主呼吸，这些病皆通过呼吸道途径传染，一般症状比普通肺系疾病严重。初发时均呈现肺系病症状，如鼻塞流涕，发热咳嗽，咽喉肿痛等，而后根据时邪性质的不同，表现为不同的特点，一般会出现壮热、口渴、烦躁、面红目赤，或出疹，或出水痘，或发疱疹，或腮肿等，若治疗不及时，疫毒逆传，则会出现惊厥、昏迷、衰竭等凶险症状，甚至不治而亡。

3. 外邪初犯肺卫，而后出现的变证、并发症 急性肾小球肾炎、周围性面神经炎、小儿夏季热等。

三、治法

小儿稚阴稚阳，五脏六腑功能皆属不足，而肺为娇脏，小儿肺脏就更为娇嫩，因此，小儿"肺常不足"尤为突出。肺主皮毛，司腠理开阖，肺不足则腠理疏薄，肺开窍于鼻，外邪就易于从口鼻和皮毛而入，故常鼻塞流涕，邪客于肺卫，表卫调节失司，卫阳受遏，肺气失宣，则会致小儿常有喷嚏、发热、咳嗽等。若小儿长期疏于养护，不避风寒，则造成肺卫不固，冷暖不能自调，肺气失宣，内蕴积热，只要一遇贼风外邪、疠风疫毒，就极易感染成疾。

对小儿肺卫失固，针灸治未病拟从5个方面入手。

（一）未病自调法

张仲景在《金匮要略》中说："若人能养慎，不令邪风干忤经络；适中经络，未流传脏腑，即医治之。四肢才觉重滞，即导引、吐纳、针灸、膏摩，勿令九窍闭塞。"无病自调就是肺卫不固小儿，要在未病之时，用针灸配合导引、吐纳、穴位按摩等方法养生摄生，"不令邪风干忤经络"。

[艾灸疗法]

方1 腧穴竹罐隔盐灸法

取穴：神阙、合谷、鱼际，大椎、风门、肺俞。

操作：取内径为4~6cm、高3cm的毛竹罐一只，一头用4层纱布覆盖，松紧带扎紧，然后在竹罐内置入食用盐至1~2cm厚，再在盐上面放置底部直径约3cm、高约2cm的锥形艾炷一壮，将炷尖点燃1分钟后，将该竹罐置于上述腧穴上，两组轮换灸之，以皮肤潮红为度。

疗程：每日1次，10次为1个疗程。

方2 温和灸法

取穴：关元、足三里。

操作：用艾条在关元和双侧足三里穴施以雀啄灸和回旋灸，以局部皮肤潮红为度。

疗程：每日1次，10次为1个疗程。

［腧穴远红外线照射疗法］

取穴：大椎、风门、肺俞、身柱。

操作：用远红外灯照射以上腧穴，每次20~30分钟。

疗程：每日1次，10次为1个疗程。

（二）培土生金法

肺在五行属金，脾在五行属土。土为金之母，金为土之子，培土生金为母子取穴法，即用五行有序的递相资生、助长和促进的相生关系，补益脾气，增强小儿的运化功能，化气以充肺。

［艾灸疗法］

取穴：中脘、脾俞、足三里、三阴交。

操作：温和灸，每天1次，每次每穴10~15分钟。

疗程：每日1次，10次为1个疗程。

［腧穴激光照射法］

取穴：神阙、足三里。

操作：用He-Ne激光穴位照射。激光波长632.8~650nm，输出功率15~20mW，每个穴位每次照射20分钟。

疗程：每日1次，10次为1个疗程。

（三）先时而治法

古人在应用针灸治未病时，特别强调介入时机。适宜的介入时机，能对针灸治未病的防病保健效果产生重要的影响。小儿肺卫不固易在冬春寒冷的季节和天气骤然变化之时发病，故针灸先时而治常在夏天或冬天，即所谓的"冬病夏治""春病冬治"。

［腧穴贴敷疗法］

取穴：大椎、肺俞（双）、膏肓（双）、膻中。

药物制备：将白芥子30g、甘遂15g、细辛30g、丁香15g、肉桂15g共研细末，用姜汁调成膏状，做成直径约2cm的药饼，备用。

操作：贴敷前，用温水将穴位局部洗净，或用酒精棉球擦拭干净，然后将药饼贴敷在上述穴位上，用胶布固定。一般每次贴敷2~6个小时，但也要视小儿感觉而定，如果贴敷后局部有烧灼疼痛难忍感，可提前揭下，如果局部只是有温热、发痒等感觉，则可多贴敷一段时间。由于夏日天气炎热，汗水较多，要及时观察是否脱胶落下，若脱落要马上予以补贴。

疗程：贴敷时间选盛夏季节的"三伏天"，头伏、中伏、末伏各贴1次，1年共贴敷3次，连续贴敷3年为1个疗程。

[耳针疗法]

取穴：肺、枕、肾上腺、皮质下。

操作：于夏天用王不留行籽贴于以上耳穴，双耳交替贴压，每天按压2~3次，每次按压2~3分钟。

疗程：每日1次，10次为1个疗程。

（四）因病而防法

《灵枢·逆顺》说："上工刺其未生者也。"当病邪疫毒袭来，往往会局部流行，除了隔离病儿外，对于"未生"的小儿，或在幼儿园、学校尚未流行之际，就要针对性地加以防治。

对于防治方法可参照有关疾病取穴，针灸方法可采用温灸、贴敷、针刺、耳针、激光、梅花针等。如感冒流行时灸风门，腮腺炎流行时用激光照射翳风、外关、内关、合谷等。

（五）有病早治法

《素问·刺热》说："病虽未发，见赤色者刺之，名曰治未病。"病虽未发，但已有先兆小疾，"上工救其萌芽"（《素问·八正神明论》），此时的关键是早发现、早诊断、早治疗，救在疾病的萌芽状态，这对疾病的预后有决定性的作用，也是针灸疗法大有作为的阶段。小儿肺卫不固，最易外感六淫邪气和疫疠之气，小儿为纯阳之体，六气易从火化，故伤于外邪以热性病证为多，因此，发热也是辨别小儿是否感受外邪的早期诊断依据之一。一经发现，就可以使用针灸方法加以治疗，以阻断外邪的肆虐。

[耳针疗法]

取穴：肺、气管、咽喉、对屏尖、交感、肾。

发热加耳尖放血；喘咳加风溪、肾上腺、神门。

操作：用0.5寸毫针点刺，或用王不留行籽贴压，双耳交替，每穴每天按压1~3分钟。耳尖放血1~3滴。

疗程：每日1次，10次为1个疗程。

[其他疗法]

取穴：风门、肺俞、少商。

风寒加风池、曲池；风热加大椎、曲池；咽喉肿痛加商阳；咳嗽加尺泽。

操作：腧穴常规消毒

①刺络法：用毫针或三棱针点刺出血。

②温灸法：用艾卷在腧穴局部施雀啄灸，每穴10~15分钟。

③隔物灸法：将生姜或大蒜切成0.3cm厚的薄片，用针扎孔数个，置于上穴，用大、中艾炷点燃放在姜（蒜）片中心施灸，有灼痛感时可在中间插放第2片。每穴每次灸1~3壮。

④激光照射法：用He-Ne激光穴位照射。激光波长632.8~650nm，输出功率15~20mW，每个穴位每次照射20分钟。

疗程：每日1次，10次为1个疗程。

四、养护调摄

（1）肺卫不固的小儿，要"虚邪贼风，避之有时"。做到先寒而衣，先热而解。尤其是呼吸道疾病流行时节，尽量不要去公共场所，如是必需，要戴口罩，做好防护。

（2）小儿虽要注意保暖，但保暖讲究背暖、头凉、心胸凉。同时，古代医家万全说："小儿始生，肌肤未全，不可暖衣，宜时见风日"，即要注意不要穿得过热，要适时到户外见见风日。

（3）居室要保持通风干燥，空气流通，呼吸道疾病流行季节，要及时做好室内消毒工作。

（4）饮食要注意清淡有营养，忌食过冷、过热、过辛、过燥、过苦、过酸、过腻之品，要选择营养好、易消化、具有一定色香味的食物。

（5）多饮水，尤其是呼吸道疾病流行季节，有利于病毒排出。

（6）对肺有益的食品：新鲜水果和蔬菜如洋葱、大蒜、豆豉、萝卜、银耳、百合、山楂、罗汉果；干果如花生、核桃、栗子、榛子、松子、瓜子、莲子、白果等。

（7）食疗参考方：

①胡萝卜粥：用胡萝卜、糯米适量煮粥。可润肺除燥，补中安肺。

②莲心百合粥：莲心、百合和糯米适量共煮，熟烂后加适量蜂蜜，一日3次食用。可养阴润肺、止渴生津。

③荸荠蜜糖粥：荸荠去皮切碎加糯米、蜜糖适量煮粥。可清热、止渴、解毒、润燥。

④黄芪党参粥：党参10g，黄芪20g，粳米50g。将党参、黄芪切成薄片，入锅加水煮2次，去渣取汁，与淘净的粳米煮成稠粥。早晚分食。可益气、固表、止汗。

⑤参芪鸡：童子鸡1只，党参15g，黄芪30g，冰糖适量。加适量清水，确保食材浸泡其中，大火煮开，小火慢炖，1个小时后关火。早晚分食。可益气固表。

另外，山药、莲心、芝麻、蜂蜜、红枣、芡实、鱼鳔和燕窝等有滋阴润肺作用，冰糖银耳汤、黄精秋梨汤、雪梨膏、百合莲米汤、山药莲米汤、芡实山药羹等也有养阴润肺作用，不妨常食。

五、针灸干预优势分析

《灵枢·逆顺》首次提出"上工刺其未生者"的针灸治未病思想。明代高武的《针灸聚英》又将应用针灸来治未病的方法称为"逆针灸"，即"无病而先针灸曰逆。逆，未至而迎之也"。指在机体无病或疾病发生之前，预先应用针灸方法，激发经络之气，增强机体的抗病与应变能力，从而防止疾病的发生、减轻随后疾病的损害程度或促进健康、保健延年的传统方法。"逆针灸"在中国古代应用非常广泛，是当时主要的防病保健方法之一。是结合经络腧穴理论而设立的一种极具针灸特色的扶助正气、调整阴阳的具体方法。同时，也已经成为当今治未病的重要手段之一。

小儿肺卫不固的"逆针灸"，在未病时。主要以灸法（包括温和灸、隔物灸等）、腧穴贴敷、腧穴红外线照射、腧穴激光照射等方法为主，旨在增强小儿肺卫功能，不令邪气干忤经络，这些方法操作简单，无痛舒适，小儿乐于接受，可用于群体和家庭预防；而当有小疾而未病欲病时，"逆针灸"则多用毫针刺法、刺络法、腧穴激光照射法等方法，有的可能会因为疼痛而引起小儿恐惧，但只要手法熟练，小儿及家长完全可以接受。关键是"逆针灸"既能帮助肺卫不固小儿有效抵御邪气疫疠的侵袭，又能避免因服药使小儿本来就已娇嫩脆弱的胃肠肝肾等脏腑受累，因此值得应用。

第二节　脾胃薄弱

一、概述

脾胃同居中焦，是人体对饮食物进行消化、吸收并输布其精微的主要脏器，称为后天之本。小儿脏腑娇嫩，形气未充，脾胃之体成而未全，脾胃之气全而未壮，更因小儿幼稚，对饮食不能自控、自调，再加上家长喂养不当，就会导致小儿脾胃薄弱。

小儿脾胃薄弱，脾气不充，主要表现在受纳、腐熟、精微化生传输等方面产生异常，如经常吐乳、嗳腐、恶心、口气臭秽、肠鸣矢气、脘腹不适、腹泻、完谷不化、胃口不好、疲倦厌食、四肢欠温、面色少华、形体偏瘦等，或经常流涎、好发口疮、虚胖等。

小儿脾胃薄弱，是仅次于肺卫不固的小儿最常见之"未病"，会严重影响小儿的生长发育。因此，家长也为此十分担忧，"逆针灸"则是改善脾胃功能的重要途径之一。

二、易感疾病

脾胃不健的小儿，易患下列病证。

（1）肠胃疾病，如呕吐（吐乳）、泄泻、大便秘结、口渴多饮、胃脘胀满、腹痛啼哭、厌食症、疳积等。

（2）因脾胃疾病失治、误治，饮食失衡、不节而造成的疾病，如营养不良、营养性缺铁性贫血、佝偻病、锌缺乏症等。

（3）因脾胃虚弱而致的流涎症、口疮、鹅口疮和因脾虚引起的单纯性肥胖症等。

三、治法

小儿为"稚阴稚阳"之体，脏腑娇嫩，形气未充，"脾常不足"，易于因家长喂养不当，初生缺乳，或未能按期添加辅食，小儿自身又饮食不知自调，挑食、偏食，营养失衡，或因小儿胎禀不足，先天脾胃薄弱，导致脾胃功能失调。

脾胃虚寒、胃中积热可使小儿胃失通降而经常出现吐乳、嗳腐、恶心等；乳食积滞、胃热气逆则口气臭秽、便秘，或肠鸣矢气；小儿脾胃薄弱、经脉未盛、六腑不通、经脉不畅则脘腹不适，甚而不断啼哭；小儿脾胃薄弱，胃弱则腐熟无能，脾弱则运化失职，水反为湿、谷反为滞，清浊难分而便溏泄泻，完谷不化；小儿脾胃怯弱，则厌恶进食，脾主四肢、主肌肉，脾胃薄弱则后天水谷精微供养不足，不能温煦四肢而致四肢欠温、面色少华，形体偏瘦；脾胃薄弱，运化失职，气血不足，则致疲倦乏力。脾胃虚寒或积热都会致流涎、口疮，脾虚失运、湿阻、痰热等都会导致肥胖。

脾为"后天之本"，小儿脾胃薄弱，亟待"逆针灸"健脾固本，可从以下4个方面着手。

（一）健脾益气法

《灵枢·逆顺肥瘦》说："婴儿者，其肉脆、血少、气弱。"婴儿新生后，全赖后天水谷精微营养全身而生长发育，而食物的消化、吸收和转输其精微的功能强弱，关键是对脾气的培植。因此，健脾益气是"逆针灸"的首选法则。

［艾灸疗法］

方1 温和灸法

取穴：足三里、阴陵泉、脾俞、章门。

操作：用艾条在穴位上施以雀啄灸和回旋灸，以局部皮肤潮红为度。

疗程：每日1次，10次为1个疗程。

方2 隔盐灸法

取穴：神阙。

操作：将纯干燥的食盐纳入脐中，填平脐孔，上置大艾炷施灸，患儿有灼痛即更换艾炷，一般可灸3~7壮。

疗程：每日1次，10次为1个疗程。

［腧穴远红外线照射疗法］

取穴：以中脘为中心的上腹部，以脾俞、胃俞为中心的背部。

操作：用远红外线照射，每日1~2次。

疗程：每日1次，10次为1个疗程。

［耳针疗法］

取穴：脾、腹、直肠。

操作：用王不留行籽贴压，每天按压3~5次，两耳交替。

疗程：每日1次，10次为1个疗程。

［腧穴激光照射法］

取穴：神阙、脾俞、中脘、气海、足三里。

操作：用He-Ne激光穴位照射。激光波长632.8~650nm，输出功率15~20mW，每个穴位每次照射20分钟。

疗程：每日1次，10次为1个疗程。

（二）温中和胃法

胃主受纳腐熟水谷，与脾同居中焦，构成表里关系。胃为阳明燥土，属阳，主通降，喜润恶燥，《素问·逆调论》认为"胃不和则卧不安"。《小儿病源论方·养子十法》提出"一要背暖""二要肚暖"，胃得暖则舒，温中可以和胃。

［艾灸疗法］

取穴：中脘、胃俞、天枢、足三里。

操作：温和灸。用艾条施以雀啄灸和回旋灸，以局部皮肤潮红为度。

疗程：每日1次，10次为1个疗程。

［腧穴激光照射法］

取穴：中脘、胃俞、足三里、公孙。

操作：用He-Ne激光穴位照射。激光波长632.8~650nm，输出功率15~20mW，每个穴位每次照射20分钟。

疗程：每日1次，10次为1个疗程。

［腧穴贴敷疗法］

取穴：中脘、建里；脾俞、胃俞；足三里（双）。

药物制备：丁香、吴茱萸各20g，肉桂、细辛、木香各10g，共研细末。取末适量，用酒或姜汁调成稠糊状，备用。

操作：敷于上穴，用胶布固定。

疗程：1天换1次，10次为1个疗程。

（三）欲病先防法

脾胃薄弱而犯病，有一定的规律可循。如季节性，长夏多湿，夏秋就多见泄泻，冬季寒冷则易发胃疾。又如遇致病因素，或恣食生冷或受寒挨冻，或偏食贪食，则易腹痛腹泻、厌食、肥胖等。再如疾病的传变，《金匮要略·脏腑经络先后病脉证》说："见肝知病，知肝传脾，当先实脾。"《温热论》："务在先安未受邪之地。"故当调理脾胃，使脾气旺盛而不受邪。

[**艾灸疗法**]

方1 隔姜灸

取穴：中脘、天枢。

恶心欲呕加内关。

操作：将生姜切成0.3cm厚的薄片，用针扎孔数个，置于上穴，用大、中艾炷点燃放在姜片中心施灸，有灼痛感时可在中间插放第2片。每穴每次灸1~3壮。

疗程：每日1次，10次为1个疗程。

方2 温和灸法

取穴：足三里、阴陵泉、中脘、天枢、滑肉门、气海。

操作：用艾条在以上腧穴施以雀啄灸和回旋灸，以局部皮肤潮红为度。

疗程：每日1次，10次为1个疗程。

[**耳针疗法**]

取穴：胃、肝、交感、皮质下、神门。

操作：用王不留行籽贴压，两耳交替。每天重压3~5次，每次每穴30~50下，稍感疼痛。重者可用针刺强刺激，留针15分钟。

疗程：每日1次，10次为1个疗程。

[**拔罐疗法**]

取穴：

①中脘、气海、天枢、梁丘、滑肉门、肺俞、脾俞、肾俞；

②下脘、关元、大横、外陵、胃俞、三焦俞、大肠俞。

操作：每组每穴拔罐3~5分钟。

疗程：每日1次，10次为1个疗程。

[**腧穴注射疗法**]

取穴：足三里。

药物：5%葡萄糖注射液。

操作：常规消毒，用5%葡萄糖注射液0.5~1mL注射足三里。

疗程：隔日1次，10次为1个疗程。

注：本法适宜于6个月至3岁脾胃薄弱的小儿，于秋季腹泻流行之前预防。

（四）有病早治法

小儿脾胃薄弱，或因胎禀不足，或因乳食所伤，所发肠胃疾病比较单纯，无非是上吐下泻，腹痛腹胀，厌食积滞等。但与成人相比，小儿机体生机蓬勃，脏气清灵，病情好转的速度也比成人快，如果家长能仔细观察，及早发现，施以针灸，将有效阻断其发展和传变。

[**毫针刺法**]

取穴：足三里、中脘、神阙。

便稀、便秘加天枢、上巨虚；呕吐加上脘、内关；纳呆、厌食加三阴交、阴陵泉；腹痛加合谷、神门；食积低热加内庭；发热加曲池。

操作：常规消毒，用0.22mm×25mm不锈钢毫针直刺，平补平泻，曲池、内庭泻法或点刺出血。

疗程：每日或隔日1次，10次为1个疗程。

[**艾灸疗法**]

方1　隔姜灸法

取穴：足三里、中脘、天枢。

操作：将生姜切成0.3cm厚的薄片，用针扎孔数个，置于上穴，用大、中艾炷点燃放在姜片中心施灸，有灼痛感时可在中间插放第2片。每穴每次灸1~3壮。

疗程：隔日1次，10次为1个疗程。

方2　温灸法

取穴：足三里、中脘、天枢、神阙。

操作：用艾卷在腧穴局部施雀啄灸，每穴10~15分钟。

疗程：每日1~2次，10日为1个疗程。

[**激光照射疗法**]

取穴：中脘、足三里。

操作：用He-Ne激光穴位照射。激光波长632.8~650nm，输出功率15~20mW，每个穴位每次照射20分钟。

疗程：每日1次，10次为1个疗程。

［耳针疗法］

取穴：脾、胃、大肠、交感、皮质下、神门。

发热加耳尖。

操作：常规消毒，用0.5寸毫针点刺，或用王不留行籽贴压，双耳交替，每穴每天按压1~3分钟。耳尖放血1~3滴。

疗程：隔日1次，10次为1个疗程。

［刺络疗法］

取穴：四缝。

操作：常规消毒后，用三棱针在穴位上快速点刺，挤压出黄色黏液或血少许。或用隔姜灸。

疗程：每周2次，1周为1个疗程。

四、养护调摄

《小儿病源方论·养子调摄》指出："养子若要无病，在乎摄养调和。吃热、吃软、吃少，则无病；吃冷、吃硬、吃多，则生病。"小儿脾胃薄弱，除"逆针灸"外，饮食调养是不可或缺的方面。

1.**按需喂养**　"凡乳母乳儿……如是十返五返，视儿饥饱节度，知一日中几乳足，以为常。"（《备急千金要方·初生出腹第二》）

2.**"八宜"原则**　食宜早些、食宜暖些、食宜少些、食宜淡些、食宜缓些、食宜软些，《养生录》中谈到这养生"六宜"，加上食宜素些、食宜鲜些共为"八宜"，应成为适宜饮食的原则。

3.**忌口保养**　少吃油炸、腌制、生冷食物及过烫、过硬、过辣、过黏的食物和含酸量多的水果、浓缩咖啡等，更忌暴饮暴食，戒烟禁酒。进食要定时定量，不烫不凉，细嚼慢咽。晨起空腹和进餐前1小时饮水。把好"进口关"。

4.**注意胃部保暖**　适时增添衣服，夜晚睡觉盖好被褥，以防腹部着凉而引发胃疾。

5.**平心静养**　要讲究心理卫生，保持精神愉快和情绪稳定，避免紧张、焦虑、恼怒、抑郁、惊恐、忧虑等不良情绪的刺激。注意劳逸结合，勿过度疲劳而殃及脾胃。

6.**运动健养**　脾胃薄弱的小儿要结合身体特征，适度加强运动，提高机体抗病能力，减少疾病的发生。

7.食物调养　可吃小米、南瓜、菠菜、胡萝卜、洋葱、大蒜、扁豆、猪肚、羊肉、山药、薏苡仁、莲子、番薯、红枣、酸奶、白米粥、八宝粥等。同时，温开水可补充、平衡身体的水分，也十分养胃。

8.食疗参考方

①肉松粥：粳米100g煮粥，加入肉松25g调匀热饮。

②鲜藕姜汁：去节鲜藕500g，生姜50g。食材洗净，开水烫后捣碎取汁，用消毒纱布绞取汁液，开水冲服。

③砂仁粥：粳米60g，砂仁细末5g。将粳米加水煮粥，待熟后调入砂仁末，再煮沸1~2开后即可，早晚服用。

④药粥：扁豆60g，淮山药60g，大米50g。上三味共煮粥，当主食服食。

⑤茯苓奶茶：茯苓15g，鲜牛奶100mL。先将茯苓研为细末，用少量凉开水化开，再将煮沸的牛奶冲入调匀即成。小儿爱喝。

⑥煲汤：山药、白扁豆、茯苓、猴头菇、陈皮等煲汤，调好色香味，可常喝。

五、针灸干预优势分析

小儿脏腑娇嫩，脾常不足，脾胃薄弱者较为多见，影响着后天的生长发育，"治未病"有十分重要的意义。然服药而治，虽也有效，但毕竟任何药物都必须通过胃肠的消化吸收，在取得疗效的同时，也会加重胃肠的负担，若用药太过或副作用大，更会受到伤害，而"逆针灸"为非药物疗法，即使贴敷疗法需用药物，其途径也不通过胃肠，而是通过刺激经络腧穴而产生调节作用，故其优势就显而易见了。

小儿脾胃薄弱是本，但若欲病或初病，因有其外在因素，故未必都是虚证，"逆针灸"根据其阴阳虚实，分别用不同方法对不同穴性的腧穴加以调治，虚则施以温热灸法为主，实则用针刺泻法，甚或点刺出血，能迅速控制症状，防微杜渐，其取效更直接、更确切、更可靠、更显著，此其优势之二。

其三，小儿天生惧针怕药，在未病状态更不易接受，而"逆针灸"之法，多是温灸、隔姜灸、隔盐灸、腧穴贴敷、远红外线照射、激光照射等，既无痛舒适，对小儿而言又有神秘感，其出于好奇心也会乐于一试。如果配上音乐，用讲故事等形式分散注意力，那更会被小儿所喜爱。即使有必要用针刺等方法，只要手法熟练，疼痛也是瞬间即逝，不会对小儿造成伤害。

第三节　精神怯懦

一、概述

有人说，人类将由"传染病时代""躯体病时代"进入"精神病时代"，这并非危言耸听。随着自然、社会、学校、家庭环境的变化，"心身疾病"已成为21世纪人类健康之大敌。不健康的心理表现为物欲化倾向、冷漠化倾向、粗俗化倾向、躁动化倾向等。本来比较单纯的孩子，也会或多或少地受到影响，精神怯懦者更是容易出现精神异常，会严重影响小儿的健康成长必须予以高度关注。

小儿精神怯懦，表现形式多种多样。如情感淡漠，情绪低落，焦躁惊恐，行为异常，反应迟钝，表情呆滞，注意力不集中，没有耐心，容易激动，冲动任性，强迫动作，思维散漫，言语贫乏，坐立不安、异常好动，寝室凌乱，作业糊涂，记忆力下降，成绩退步，神疲乏力，夜寐不安，夜啼、遗尿等，但体检未发现器质性的疾病。

精神怯懦的小儿，婴幼儿表现不明显，学龄期后较为多见，家长当注意观察，早发现，早治疗。

二、易感疾病

精神怯懦的小儿，显而易见患精神疾病的可能性比其他正常小孩要大。如儿童注意力缺陷多动症、儿童精神分裂症、抽动秽语综合征、强迫症、小儿抑郁症、焦虑症、孤独症、睡行症、小儿夜啼症、小儿遗尿症、失眠症、考场综合征、癫痫等。

三、治法

小儿精神怯懦，多由先天胎禀不足，父母的基因缺陷遗传所致，或为忧、思、喜、怒、悲、恐、惊七情所伤，如乍见异物或骤闻异声，就易惊恐伤神，出现夜啼、惊惕等，又如父母离异，缺少关爱，就会导致忧思、抑郁、性格异常等，也有受风、寒、暑、湿、燥、火六淫，头部外伤（如产伤、车祸等）及药物等外因、不内外因所致。

脑是产生精神活动的器官，作为精髓和神明高度汇聚之脑，就是精神疾病的病位所在。同时，《灵枢·邪客》说："心者……精神之所舍也。"《素问·六节藏象论》说："生之本，神之变也。"因此，中医认为心也是精神疾病的病位之一。

精神活动又称心理活动，精神心理，在中医范围又俗称"灵""神"。小儿精神怯懦，与心、肝、脾、肺、肾所主神、魂、魄、意、志"五神"有关，但主要责之于心、肝、肾。心主神明，为"君主之官"，小儿"心常有余"，"心动则五脏六腑皆摇，神劳则魂魄散，志意乱"；肝藏血，血亏则不足以舍神纳魂，并无以制阳而致肝阳上亢，则多见头晕、目眩、心烦、不寐、多梦、健忘、烦躁、易怒等证，肝主疏泄失职，则肝气郁结，会出现抑郁、焦虑等证；肾主藏精，"精成而脑髓生"（《灵枢·经脉》），肾精充盈，则脑髓充满，脑才能正常发挥其各种生理功能，然小儿"肾常虚"，故常常会出现一些精神异常。

然小儿虽脏腑娇嫩，心怯神懦，但机体生机蓬勃，脏腑之气清灵，随拨随应，故只要我们采取措施，以"逆针灸"及时应对，也可以纠正许多不良行为，防微杜渐，避免形成精神疾病、心理障碍。

（一）宁心安神法

《素问·灵兰秘典论》说："心者，君主之官也，神明出焉。"心主宰意识、思维及情志活动。情志所伤，首伤心神。故要纠正小儿精神怯懦所表现出来的所有不良行为，宁心安神当为首选。

［毫针刺法］

取穴：四神聪、神门、内关。

操作：常规消毒，四神聪针尖向百会平刺，神门、内关直刺，留针20分钟。

疗程：每日1次，10次为1个疗程。

［头皮针疗法］

取穴：额中线、顶中线、额旁1线（右）。

操作：常规消毒，均平刺。针尖方向为顶中线由前顶刺向百会，额中线、额旁1线均由上往下刺，针进腱膜下层后行抽提法，频率宜慢，留针至晚上睡眠之前出针。出针时注意针孔有否出血，若有予以压迫止血。

疗程：隔日1次，10次为1个疗程。

［耳针疗法］

取穴：心、神门、脑干、皮质下、枕、额。

操作：用王不留行籽贴压，每天按压3~5次，两耳交替。

疗程：隔日1次，10次为1个疗程。

［腧穴贴敷疗法］

取穴：内关、涌泉。

药物制备：用生山栀研成细末，米醋加少许面粉调成膏状，备用。

操作：贴敷于双侧内关、涌泉。

疗程：每日1次，7次为1个疗程。

［艾灸疗法］

取穴：印堂、百会、神门、三阴交、心俞。

操作：艾卷灸。每穴每次施灸5~15分钟。

疗程：每日1次，5~7次为1个疗程。

（二）疏肝解郁法

肝主疏泄，喜条达。肝失疏泄，所致病证或情志郁结，气机不畅，闷闷不乐，悲忧欲哭；或疏泄太过，气郁化火，急躁易怒，失眠头痛；或疏泄不及，忧郁胆怯，时常太息。小儿"肝常有余"，具有升发疏泄全身气机的功能，但脏腑经络又显柔嫩，精气未充，故也易失于疏泄而致精神怯懦，用"逆针灸"疏肝理气，使之气机条达，则诸恙可愈。

［毫针刺法］

取穴：期门、肝俞、阳陵泉、内关、足三里、太冲、大敦。

操作：常规消毒，期门平刺0.3~0.5寸，捻转泻法，不留针；肝俞向脊柱方向斜刺0.3~0.5寸，平补平泻，不留针；阳陵泉直刺0.8~1寸，提插泻法，留针10分钟；内关直刺0.3~0.5寸，提插泻法，留针10分钟；足三里直刺0.8~1寸，平补平泻，留针10分钟；太冲直刺0.8~1寸，提插泻法，留针10分钟；大敦点刺出血。

疗程：隔日1次，10次为1个疗程。

［头皮针疗法］

取穴：额中线、顶中线、额旁2线（左）。

操作：常规消毒，均平刺。针尖方向为顶中线由前顶刺向百会，额中线、额旁2线均由上往下刺，针进腱膜下层后行抽提法，频率宜慢，留针至晚上睡眠之前出针，出针注意针孔有否出血，若有的话给予压迫止血。

疗程：隔日1次，10次为1个疗程。

［**耳针疗法**］

取穴：肝、胆、脾、三焦、耳尖、肾、皮质下。

操作：用王不留行籽贴压，每天按压3~5次，两耳交替。

疗程：隔日1次，10次为1个疗程。

［**腧穴拔罐疗法**］

取穴：肝俞、心俞、脾俞、胃俞、肾俞、期门、神道。

操作：闪火法。每穴拔罐3~5分钟。

疗程：每日1次，5次为1个疗程。

［**刺络疗法**］

取穴：肝俞、心俞、大敦、中冲。

操作：常规消毒，用三棱针或1寸毫针点刺出血。

疗程：每周2次，4周为1个疗程。

（三）益髓健脑法

小儿精神怯懦，其根在脑。脑，又名髓海，居颅腔之中，是精髓和神明汇集发出之处。《素问·五脏生成》说："诸髓者，皆属于脑。"故欲健脑，务必益髓。而髓由精化，精由肾藏，髓又由肾主之。肾精充盈，则脑髓才能充满，精神怯懦才能得到防治。

［**竹罐隔盐灸疗法**］

取穴：神阙、关元。

操作：取内径为4~6cm、高3cm的毛竹罐一只，一头用4层纱布覆盖，松紧带扎紧，然后在竹罐内置入食用盐至1~2cm厚，再在盐上面放置底部直径约3cm、高约2cm的锥形艾炷一壮，将炷尖点燃1分钟后，将该竹罐置于上述腧穴上，两穴轮换灸之，以皮肤潮红为度。

疗程：每日1次，10次为1个疗程。

［**耳针疗法**］

取穴：肾、枕、耳背、肾、内分泌、内生殖器、腰骶椎、皮质下。

操作：用王不留行籽贴压，每天按压3~5次，两耳交替。

疗程：隔日1次，10次为1个疗程。

［**毫针刺法**］

取穴：肾俞、关元、三阴交、足三里、太溪、身柱。

操作：常规消毒。肾俞向脊柱方向斜刺0.8~1寸，施以捻转补法，关元直刺1~1.2寸，三阴交直刺1~1.2寸，足三里直刺1~1.2寸，太溪直刺0.8~1寸，以上四穴均施以提插补法；身柱用艾条施以雀啄灸，以局部皮肤潮红为度。

疗程：每日1次，10次为1个疗程。

［**皮肤针疗法**］

取穴：百会、关元、三阴交、气海、腰、骶部。

操作：常规消毒，轻度刺激。

疗程：每日1次，10次为1个疗程。

［**艾灸疗法**］

取穴：四神聪、脑户、脑空。

操作：四神聪用回旋灸法，脑户、脑空用雀啄灸法，每穴每次施灸5~15分钟。

疗程：每日1次，5~7次为1个疗程。

（四）壮胆除怯法

《素问·灵兰秘典论》说："胆者，中正之官，决断出焉。"胆主决断又来自肝的谋虑。《类经·藏象类》说："胆附于肝，相为表里。肝气虽强，非胆不断。肝胆相济，勇敢乃成。"因此，肝胆共主勇怯，同司疏泄，若肝胆气滞，或胆郁痰扰，均可导致情志抑郁或惊恐胆怯等病症，尤其是精神怯懦的小儿。

［**毫针刺法**］

取穴：胆俞、丘墟、心俞、大陵、神门。

操作：常规消毒。胆俞、心俞向脊柱方向斜刺，余穴直刺，针用补法。

疗程：每日1次，5~7次为1个疗程。

［**头皮针疗法**］

取穴：额中线、额旁2线（左）、四神聪。

操作：常规消毒。针进腱膜下层后行抽提法，间歇动留针2~8小时。

疗程：隔日1次，10次为1个疗程。

［**耳针疗法**］

取穴：胆、肝、心、神门、皮质下、枕、内分泌。

操作：常规消毒。针刺或用王不留行籽贴压，每天按压3~5次，两耳交替。

疗程：隔日1次，10次为1个疗程。

[腧穴激光照射疗法]

取穴：胆俞、心俞、风池、阳陵泉、间使、神门。

操作：用He-Ne激光穴位照射。激光波长632.8~650nm，输出功率15~20mW，每个穴位每次照射20分钟。

疗程：每日1次，10次为1个疗程。

四、养护调摄

（1）《素问·上古天真论》说："恬惔虚无，真气从之，精神内守，病安从来。"心喜宁静，心静则神安，神安则体内真气和顺，就不会生病。故首先要排除小儿杂念，保持情志调畅。

（2）要排除小儿精神怯懦的环境因素，如生活不规律、家庭不和睦、不良的情绪刺激、药物滥用等，及时做好预防准备工作。要给精神怯懦的小儿创造一个良好的家庭氛围，多劝慰、鼓励、支持，避免引发其大的情绪波动。学习、生活上对他们不要有不切实际的要求，甚或鄙视、歧视、恐吓、威胁他们，否则会适得其反。

（3）悉心照顾精神怯懦小儿的衣食住行，关注其心理变化及季节性的情绪反应。

（4）增强营养，避免辛辣、酒精等刺激性的食物；不看惊悚、恐怖、黄色等刺激性的影视、文字、游戏作品。

（5）宜多食保肝食物，增加糖类、蛋白质和维生素C等营养成分的摄入，多食对大脑有益的各种食品，如瘦肉、鱼类、蛋类、奶类、香蕉、苹果等含胆碱物质的食物，以及多纤维蔬菜等。

（6）食疗参考方：

①石菖蒲10g，郁金8g，冰糖25g。石菖蒲、郁金加适量水煮沸后用小火煎熬20分钟，澄出药液，加入冰糖，火上煮沸即可。或温或冷频饮之。

②猪心芹菜麦冬水饺。芹菜200g，猪心100g，麦冬50g，面粉300g，葱、姜、食盐、酱油、菜油各适量。将猪心、麦冬剁碎，芹菜切碎后挤去水分，拌匀调好料，做成饺子食用即可。

五、针灸干预优势分析

"逆针灸"治疗小儿精神怯懦，存在明显的优势。

（1）针灸有双向调节的作用。精神疾病的证候，大致可分为神情亢奋、行为躁动和神情抑郁，行为消沉、易惊善恐两大类，小儿精神怯懦，也大致有亢奋和抑郁两类状况。阴阳不测之谓神，精神疾病无非也是阴阳失去平衡，太过不及所致。针灸具有明显的双向调节的特色优势，如内关穴可使脉率快者减慢，起到宁静作用，慢者增快，而起到兴奋作用；刺百会穴既可以平肝潜阳镇静，又可以益气升阳提振等。针灸正是可以通过神奇的双向调节作用以疏通经络、扶正祛邪、平衡阴阳，来促使精神怯懦小儿的康复。现代研究则认为，针灸通过穴位的刺激调动人体抗病因素和生物电，从而达到其他疗法达不到的效果。其临床效应有止痛、促进血液循环、促进渗出液吸收、兴奋肌肉神经、刺激结缔组织、调节情绪、缓解紧张及焦虑等。

（2）针灸作为自然疗法（非药物疗法），可以避免一些药物的副作用。因为针灸是一种良性的穴位刺激，是一种非药物治疗方法，自然就不存在药物的副作用。免除了患者和家属的后顾之忧，同时，也消除了药物依赖等精神疾病致病的后续因素。

（3）能提高依从性。针灸对一些精神怯懦小儿的治疗效果特别好，或可痊愈，或起到缓解作用，可作为首选疗法或单一疗法来应用。而对另一些精神怯懦小儿的效果一般，但能在消除致病因素、缓解某些机体症状等方面起到一定的作用，可以作为一种辅助疗法来应用，以逐步减少药物的剂量或维持量，从而减少药物的副作用。有些针灸疗法还可对药物的副作用产生一些拮抗作用，减弱或消除一些药物的副作用，提高患儿服用药物的依从性。同时，许多针灸方法如温和灸、药物贴敷、激光照射、耳穴贴压等，无痛无伤害，容易被小儿所接受，有较高的依从性，能长期坚持；针刺、刺络法等，治疗时间短，疼痛一瞬而过，小儿也能接受，只要家长有决心和恒心，也有较高的依从性。

（4）"逆针灸"治未病可帮助精神怯懦小儿起到对精神疾病的预防和截断作用。预防分两个方面，一是预防精神疾病的发生，二是预防精神疾病的恶化。如小儿精神怯懦容易失眠，失眠往往是一些精神疾病的先兆，若不好好对待，极易转化为严重的精神疾病。而针灸在治疗失眠时，往往从神论治，消除心火、肝火、痰热及改善气血两虚等上扰神明的诸多因素，起到宁神镇静、养神安躁的效果，从而达到截断向抑郁症、焦虑症等精神疾病转化的作用。

第四节 智力落后

一、概述

智力是指人认识、理解客观事物并运用知识、经验等解决问题的能力，包括记忆、观察、想象、思考、判断等。也就是人对事物的观察力，人的心理活动指向和集中于某种事物的注意力，识记、保持、再认识和重现客观事物所反映的内容和经验的记忆力，人脑对客观事物间接的、概括的思维力以及人在已有形象的基础上，在头脑中创造出新形象的想象力。

小儿脑的发育不能达到应有水平，会最终影响智力。同时，文化剥夺、教养不当、感觉剥夺等因素可使后天信息输入不足或不适当，从而影响智力水平。本节所要讨论的智力落后，是指在小儿发育期内总的智力功能低于同龄水平，或同时伴有适应性行为缺陷的状况。家长或老师在平时会发现孩子比起其他同龄孩子记忆力差些，不善发现问题，不善提问，理解分析能力不强，成绩不佳等种种智力落后的表现，为此十分担心。我们认为，许多智力落后的情况是可以通过"逆针灸"来改变的。

二、影响因素

小儿智力落后的影响因素有先天的，也有后天的。有环境影响，也有教育问题等。如先天胎禀不足，即遗传因素。又如产伤、出生或产后窒息、父母文化水平低、近亲结婚、母孕期受精神刺激、家族相关病史、出生低体重或在婴幼儿期患过癫痫、脑病等，都会造成小儿智力比同龄健康儿童落后，甚而低下。然而，有研究认为，影响智力的各种因素也是可以改变的。

1.遗传素质是智力发展的生物前提 良好的遗传素质是智力发展的基础和自然条件。但是遗传只为智力发展提供了可能性，要使智力发展的可能性变成现实性，还需要社会、家庭与学校教育许多方面的共同作用。

2.学龄前获得经验是智力发展的关键 人的智力发展速度是不均衡的。早期阶段获得的经验越多，智力发展得就越迅速。

3.教育和教学对智力的发展起着主导作用 智力不是天生的，教育和教学不但使儿童获得前人的知识经验，而且促进儿童心理能力的发展。

4.社会实践是智力发展的重要基础　人的智力是人在认识和改造客观世界的实践中逐渐发展起来的。社会实践不仅是学习知识的重要途径，也是智力发展的重要基础。

5.主观努力和个人的勤奋必不可少　环境和教育的决定作用，只能机械、被动地影响能力的发展。如果没有主观努力和个人的勤奋，要想获得事业的成功和能力的发展是根本不可能的。

三、治法

小儿智力落后的关键因素是脑的发育落后。《灵枢·经脉》说："人始生，先成精，精成而脑髓生。"故脑的发育落后应是精髓不充所致。首先是先天之精不足，禀受父母遗传愚钝；而后是后天失养，化生乏力，水谷精微不能满足先天之精的充养。精不足则髓无从生，故髓也随之不足，而髓海空虚，脑失所养，则智力就相对落后，记忆力、观察力、想象力、思维力、判断力都会受到制约。此外，《灵枢·营卫生会》说："血者，神气也。"血是机体精神活动的主要物质基础，只有在血气充盈，血脉调和的前提下，才能精力充沛，记忆力强，思维敏捷，想象力丰富，发挥出正常的智力水平，反之，会出现记性差、不善思考、优柔寡断等智力落后的现象。由此，治疗智力落后的"逆针灸"，当围绕精、血、脑、髓来调节。

（一）补肾填精法

《医学入门·天地人物气候相应图》说："脑者髓之海，诸髓皆属于脑，故上至脑，下至尾骶，髓则肾主之。"脑由精髓汇集而成，与脊髓相通，而髓由精化，精由肾藏，故健脑务须益髓，益髓就须补肾。

［**竹罐隔盐灸疗法**］

取穴：神阙、关元、肾俞。

操作：取内径为4~6cm、高3cm的毛竹罐一只，一头用4层纱布覆盖，松紧带扎紧，然后在竹罐内置入食用盐至1~2cm厚，再在盐上面放置底部直径约3cm、高约2cm的锥形艾炷一壮，将炷尖点燃1分钟后，将该竹罐置于上述腧穴上，轮换灸之，以皮肤潮红为度。

疗程：每日1次，10次为1个疗程。

［**毫针刺法**］

取穴：肾俞、太溪、三阴交、足三里。

操作：常规消毒，均施以补法。

疗程：每日1次，10次为1个疗程。

[头皮针疗法]

取穴：顶中线、额旁3线、四神聪。

操作：常规消毒。针尖方向为顶中线前顶向百会，额旁3线由上往下，四神聪向百会。针进腱膜下层后，行抽提法。或可用电针接疏密波通电20分钟，强度适度。

疗程：每日1次，10次为1个疗程。

（二）醒脑益智法

《本草纲目》辛夷发明项云："脑为元神之府。"元神来自先天，由先天之精化生，先天元气充养，小儿智力落后，乃元神亏虚。元神藏于脑，脑藏于头颅，故醒脑益智，常以头部腧穴治之。

[艾灸疗法]

取穴：百会、四神聪。

操作：百会用艾条点燃后施以雀啄灸，四神聪施以回旋灸。

疗程：每日1次，10次为1个疗程。

[毫针刺法]

取穴：四神聪、额五针、颞三针。

操作：常规消毒。四神聪向百会平刺；额五针（前额发际上2cm，大脑外侧裂，即从外眼角后3.5cm，再向上1.5cm处，至顶骨结节之连线之间）由前向后共刺五针，每针进针约3cm，五针之间距离相等，呈扇向下平刺；颞三针（耳尖直上入发际2寸为颞Ⅰ针，同一水平前后各1寸为Ⅱ、Ⅲ针）向下平刺。

疗程：每日1次，10次为1个疗程。

[耳针疗法]

取穴：脑干、皮质下、心、肾、肾上腺、神门。

操作：用王不留行籽贴压，每天按压3~5次，两耳交替。

疗程：隔日1次，10次为1个疗程。

[腧穴激光照射疗法]

取穴：百会、风府、风池（双）。

操作：激光采用0~2W连续可调的激光，波长808nm，输出功率120mW，距离1cm，每个穴位每次照射2分钟。

疗程：每日1次，5天后停2天。10次为1个疗程。

（三）益心调神法

《素问·灵兰秘典论》说："心者，君主之官也，神明出焉。"心主藏神，既主宰整个人体的生命活动，同时，心是可以接受外界客观事物并作出反应的，因此，又主宰意识、思维、情感、性格倾向等精神活动。《灵枢·本神》说："所以任物者谓之心，心有所忆谓之意，意之所存谓之志，因志而存变谓之思，因思而远慕谓之虑，因虑而处物谓之智。"因此，作为包括记忆力、观察力、想象力、思维力、判断力的智力，与心密切相关。小儿智力落后，正是心之藏神功能不足的表现。

［耳针疗法］

取穴：心、交感、神门、皮质下、枕、脑干。

操作：用王不留行籽贴压，每天按压3~5次，两耳交替。

疗程：隔日1次，10次为1个疗程。

［毫针刺法］

取穴：心俞、脾俞、神门、内关、劳宫。

操作：常规消毒，心俞、脾俞向脊柱方向斜刺，神门、内关、劳宫直刺，均施捻转补法。

疗程：每日1次，10次为1个疗程。

（四）疏通经络法

［皮肤针疗法］

取穴：督脉（长强至大椎）、任脉（曲骨至天突），足阳明胃经（髀关至内庭）。

操作：常规消毒，用梅花针循经轻度或中度叩打。

疗程：隔日1次，10次为1个疗程，疗程间隔7天。

［电针疗法］

取穴：内关、神门、足三里、三阴交。

操作：常规消毒，针刺得气后，接通G6805电针治疗仪，疏密波，每次20分钟。

疗程：隔日1次，10次为1个疗程。

[**刺络拔罐疗法**]

取穴：大椎。

操作：常规消毒，用皮肤针扣刺2分钟，以潮红或微出血为度，然后加拔火罐3~5分钟。

疗程：隔日1次，10次为1个疗程。

（五）欲病救萌法

《素问·八正神明论》说："上工救其萌芽……尽调不败而救之。"就是说当疾病微显端倪时，即能及时发现而给予早期治疗，将疾病扑灭于萌芽状态。

[**穴位注射疗法**]

取穴：大椎、风池、哑门。

药物：脑活素注射液。

操作：常规消毒，采用脑活素注射液，根据病情轻重及年龄大小，每次选择2~5mL，每穴注入0.5~2mL。选用5号齿科麻醉针头。哑门穴患者取伏案正坐位，使头部微向前倾，肌肉放松，针尖对准下颌骨方向缓慢刺入1~1.5寸，以不刺进硬脊膜为度，行针时不用大幅度提插，推入药液2mL。风池穴直刺，略斜向下，深1~1.5寸，或向对侧眼眶内下缘方向进针，深0.6~1.5寸，推入药液1mL。大椎穴直刺，针尖微斜向上，深1~1.5寸，回抽一下，无脑脊液，即可推入药液2mL。

疗程：隔日1次，10次为1个疗程。

[**毫针刺法**]

取穴：哑门、天柱、大杼、大椎。

操作：常规消毒。哑门用捻针法向左右两侧目中线进针，刺入1~1.3寸，徐徐捻针，得气后患者自感发热，针热感可沿脊柱向下传导，逐渐达于周身，至手、足心发热出汗为佳。余穴常规刺法，可留针。

疗程：每周2~3次，20次为1个疗程。

[**耳针疗法**]

取穴：枕、脑、皮质下、贲门、十二指肠、小肠、大肠、神门、腰骶椎、膝、耳尖、心、肝、脾。

操作：王不留行籽贴压，每次选5~8穴，双耳交替使用。

疗程：隔日1次，10次为1个疗程。

四、养护调摄

（1）从"治未病"思想出发，应广泛开展生殖健康教育，提倡适龄生育，普及生殖健康知识，杜绝近亲结婚，提高父母的文化程度及自我保健意识，做好围生期体检和保健。孕妇怀孕15~20周时，必须做产前筛查，以便在发现染色体疾病时及时采取措施。孕产妇要做好养护和调摄，培养正气，提高机体抗邪能力，预防疾病的发生。

（2）对脑部疾病、损伤或缺陷者进行正常的治疗并强化智能训练，促进儿童的智力发展和适应能力的提高，使他们初步具有基本的生活能力。

（3）可选择一些提高智力的游戏，如大人和小儿一起找玩具，以鼓励宝宝发展敏锐的观察力和记忆力并为其树立物体恒在的观念。又如选择色彩鲜艳的脸谱，五颜六色的塑料玩具、图片、小动物等，让孩子把同种颜色的玩具摆在一块；找能发出悦耳动听的声音的听力玩具，如小摇铃、拨浪鼓、八音盒、风铃等，教孩子念不同的发音，发展小儿的视觉、听觉和触觉；再如教孩子照镜子，指鼻子、嘴巴等让他逐步"认识"自己。接着可以教宝宝认识其他事物：取用不同手感不同质地的玩具，如绒毛娃娃、丝织品做的小玩具、积木、海滩玩的球等，教他认事物、培养感觉、辨大小、辨颜色，做"撕纸""捡豆豆""扔东西"之类的动作，培养认知和触感的能力。

（4）增强小儿营养。能营养头脑、增强智力的食物有：人乳、牛奶、豆奶、蛋类、鲑鱼、瘦牛肉、燕麦、黄豆、豆腐、花生、小米、海带芽、海苔、苹果、草莓、洋葱、胡萝卜、红薯、南瓜、核桃、黑芝麻、麻油、红糖、蜂蜜等；富含维生素B_1的食物如小麦胚芽、芒果、苦瓜、青苋菜、油茶、香椿、紫菜等；富含维生素C的食品如蜜柑、柠檬，凤梨、葡萄、西红柿、萝卜菜叶、菠菜、豌豆、豆芽等。

（5）食疗参考方：

①海带排骨汤：排骨200g，海带50g，葱、姜、盐、糖适量。煲汤食用。

②金针菇豆腐炖鲫鱼：金针菇200g，豆腐2块，鲫鱼1条，蒜头（去衣拍碎）15g，姜片20g，葱花10g，盐、鸡汤、米酒、花生油各适量。炖吃。

③荔枝粳米粥：干荔枝5枚，粳米50g。洗净，同煮为粥。

④桂圆肉、干银耳各15g，鹌鹑蛋（去壳）6只，冰糖50g。炖吃。

⑤黑芝麻250g，核桃仁250g，红砂糖500g。制成糖片食用。

五、针灸干预优势分析

影响小儿智力落后的因素很多，但不外乎先天胎禀不足和出生时产伤及后天养护、教育失当等。《医林改错》说："灵机记性不在心而在脑。"脑主人的思维意识和记忆。因此，小儿智力落后的关键是治脑。而脑又与五脏相关联，故用"逆针灸"来调节脑，可从调节五脏的表里经和任督脉入手，补虚泻实，调整阴阳，疏通经络，来增强智力，使记忆力、观察力、想象力、思维力、判断力等得到全面提高。这是针灸所能达到的效应。

治疗小儿智力落后不可能一蹴而就，必须持之以恒，因此，任何疗法都必须有较高的依从性。而"逆针灸"所用的方法，除了针刺等少数疗法必须由医师执行外，许多疗法如温和灸、药物贴敷、竹罐隔盐灸、耳穴贴压等，都可以在医师的指导下在家里进行，这无疑为治疗提供了方便；而且这些疗法无痛舒适，小儿易于接受，提高了依从性。

由于"逆针灸"治疗智力落后所取的腧穴主要是头穴和上头经络的穴位，因此可直捣病位——脑，疗效也比较肯定。如果有智能训练、食疗等配合，效果会更好。

第五节　生长缓慢

一、概述

从成胎开始，小儿就处在不断生长发育的过程之中。"生长"一般指的是形体的增长，"发育"是表示功能的进步。生长为"形"，发育为"神"，形神同步发展，则小儿健康成长。不言而喻，任何家长都希望自己的孩子有一个强健的体格，但也总有些家长常常会为孩子生长缓慢、身材矮小或偏瘦而苦恼。有的孩子胃口小，不喜饮食，固然如此，但有的孩子胃口大，甚而"贪吃"，也不长高、不长肉，或长高不长肉，或长肉不长高，令人十分纠结。

孩子矮小或偏瘦，当分为非疾病性和疾病性两种。非疾病性应与禀赋有关，家族遗传性矮小，或在怀胎时母体营养不良、染病等，但出生后生长速度正常，而身高始终低于正常人；疾病性则与有营养不良等多种致病因素和一些疾病会影响小儿的身材和体魄有关。故当区别对待。

非疾病性多为先天不足所致，疾病性多为后天养护不当之故。中医有关"胎怯""胎弱""五迟""五软"等记载，均与生长缓慢关联。值得注意的是，不管原因如何，小儿生长缓慢，都并非单单是高矮胖瘦的形象问题，而有其内在的影响因素，确应引起家长的重视和关切。

二、影响因素

身高的增长与种族、遗传、体质、营养、运动、疾病等因素有关。

先天因素有家族遗传性矮小，"父母弱者，生子亦弱"（《幼科发挥·胎疾》）。母孕期脾胃失调，不能充分吸收水谷精微化生气血以充养胎儿先天肾精，或胎盘功能不全使胎儿禀受怯弱等，肾精不充、禀受怯弱则使胎中脾胃未能充盛而致形小气弱。

后天因素主要在脾胃。内因是肾精薄无以助脾胃生化，脾气虚无以运乳食精微。外因是小儿不知饥饱，或暴饮暴食或饥饿、偏食、饮食不洁、结构单一、恣食甜腻、肥厚、冷饮或营养不良等所伤。

精神因素对小儿生长也有很重要的影响。心理的激奋状态能通过内分泌系统对身高发生积极影响。自信自己的个子一定能长高，想象自己在不断长高，对机体生长有积极的作用，否则相反。

生活习惯也对小儿生长有一定影响，如生活懒散、缺乏锻炼、不吃早餐、沉湎上网、缺少睡眠等，都妨碍小儿增高。

三、治法

骨骼决定身高。而《素问·六节藏象论》说肾"其充在骨"。只有肾精充足，骨髓生化有源，骨骼得到髓的滋养，才能健康生长，若肾精不足，骨髓生化无源，不能营养骨骼，则势必造成生长缓慢，身材矮小。当然，先天之精又依赖后天水谷精微的充养，因此，出生后健全的脾胃运化功能尤为重要。同时，《素问·五脏生成》指出："脾主运化水谷之精，以生养肌肉，故主肉。"脾胃运化功能强健，则肌肉丰满壮实，反之，脾胃运化功能失常，水谷精微及津液的生成和转输障碍，肌肉得不到营养和滋润，则小儿就肌肉瘦削，甚而软弱无力，痿废不用。故促进小儿生长，主要责之肾和脾。

（一）益精充髓法

《素问·痿论》说："肾主身之骨髓。"骨赖髓长，髓赖精生，精赖肾藏，小儿长高，有赖于益精充髓补肾。在治疗上，当培植肾精和肾气的功能，益精充髓，补肾温阳。

［艾灸疗法］

取穴：肾俞、命门、大杼、关元、神阙、足三里。

操作：每穴每次施灸5~15分钟。

疗程：每日1次，5~7次为1个疗程。

［头皮针疗法］

取穴：顶中线、额旁3线（双）、顶颞前斜线（双）、枕上正中线。

操作：针进帽状腱膜下层后，行抽提法，留针2~8小时。

疗程：每日1次，5~7次1个疗程。

方义：顶中线益气升阳，疏通全身经络。额旁3线（双）主治下焦病证，益精强肾。顶颞前斜线（双）主治运动系统病证，助长骨骼生长。枕上正中线主治腰脊病证，壮腰强脊，补肾益精。

［毫针刺法］

取穴：肾俞、关元、气海、足三里、太溪。

操作：直刺，施以捻转补法。

疗程：每日1次，10次1个疗程。

［皮内针疗法］

取穴：肾俞、三阴交。

操作：将穴位和针具消毒后，持麦粒型皮内针针柄将针尖刺入穴位，沿皮刺入0.3~0.8寸深，针柄贴在皮肤上，用胶布固定，埋2~3天。

疗程：2~3日1次，10次1个疗程。

（二）补中健运法

四肢百骸皆有赖于脾所运化的水谷精微的濡养，故小儿生长离不开胃的受纳，脾的健运。《素问·太阴阳明论》指出："四支皆禀气于胃，而不得至经，必因于脾，乃得禀也。今脾病不能为胃行其津液，四支不得禀水谷气，气日以衰，脉道不利，筋骨肌肉，皆无气以生，故不用焉。"可见小儿筋骨肌肉的生长无不依赖于脾胃的健旺，生长缓慢，乃脾病，务必补中益气、温中和胃而治之。

[腧穴贴敷疗法]

取穴：神阙。

药物制备：槟榔、高良姜以2：1比例配置，共研细末，备用。

操作：将肚脐洗净后，把药末填充脐中，以纱布覆盖，用胶布固定。

疗程：2日后换药，5次为1个疗程。

方义：温阳和胃，健脾助运。

[艾灸疗法]

取穴：中脘、关元、脾俞、胃俞、足三里。

操作：每穴每次施灸5~15分钟。

疗程：每日1次，5~7次1个疗程。

[毫针刺法]

取穴：足三里、三阴交、阴陵泉、中脘、梁丘。

操作：常规消毒，毫针直刺，捻转补法。

疗程：每日1次，5~7次1个疗程。

[耳针疗法]

取穴：脾、胃、大肠、小肠、内分泌、交感、皮质下。

操作：用王不留行籽贴压，每天按压3~5次，两耳交替。

疗程：每日1次，5~7次1个疗程。

（三）养血强筋法

筋附着骨而聚于关节，主司关节运动。筋骨相连，共荣共损。《素问·阴阳应象大论》说"肝主筋"，筋赖肝血的濡养而强健，筋力强健则关节活动灵活有力，骨就会在运动中健康生长。然肝喜条达而恶抑郁，关节若要得肝血濡养，还必须气机调畅，血运通达，否则，就会血不养筋，累及骨骼的生长。

[毫针刺法]

取穴：膈俞、肝俞、脾俞、血海、阳陵泉、绝骨、太冲。

操作：膈俞、肝俞、脾俞均向脊柱方向斜刺，余直刺。捻转补法。

疗程：每日1次，5~7次1个疗程。

（四）欲病救萌法

这里所说的"欲病"，是指可能会造成"疾病性"生长缓慢的病，择其要者当是脾胃疾病，如上吐下泻、厌食食积等，它将破坏小儿脾胃的受纳和运化，从而影响水谷精微向脏腑和四肢百骸传输，致小儿生长缓慢，故当救其欲病之病于萌芽状态。

［**头皮针疗法**］

取穴：额旁2线（双）。

操作：常规消毒，用0.5寸不锈钢毫针在该线上、中、下三点点刺，出血不出血均可。

疗程：每日或隔日1次，10次为1个疗程。

［**刺络疗法**］

取穴：四缝。

操作：常规消毒后，点刺0.1~0.2寸，挤出少量黄白色透明状黏液或出血。

疗程：隔日1次，5次为1个疗程。

注：本法可应用于厌食、食积、疳证、腹泻、呃逆等。

［**毫针刺法**］

取穴：中脘、天枢、足三里。呕吐加上脘、内关。

操作：常规消毒，毫针直刺，用平补平泻。

疗程：每日或隔日1次，10次为1个疗程。

方义：中脘为胃之募穴，健脾和胃；天枢为大肠之募穴，调中和胃，理气健脾；足三里为足阳明之合穴，胃之下合穴，健脾和胃，扶正培元，升降气机；上脘为任脉与足阳明、手太阳交会穴，健脾和胃，宽胸理气；内关和胃降逆，宽胸理气。本法可应用于呕吐、消化不良、泄泻、腹痛腹胀、便秘、厌食等。

（五）有病早治法

这里所说的"有病"，指的是先天所致的病，即胎怯、五迟、五软等，出生时往往是低体重，或并发新生儿窒息、黄疸等，是小儿生长缓慢的主要因素之一。这些疾病主要是胎禀不足或产时留下的，病既已成，就要早治、防变，把危害降到最低。"逆针灸"主要责之于化源不足，濡养不足，肾脾两虚。

[竹罐隔盐灸疗法]

取穴：神阙。

操作：取内径为4~6cm、高3cm的毛竹罐一只，一头用4层纱布覆盖，松紧带扎紧，然后在竹罐内置入粗盐至1~1.2cm厚，再在盐上面放置底部直径约3cm、高约2cm的锥形艾炷一只，将炷尖点燃1分钟后，将该竹罐置于肚脐上灸之，以皮肤潮红为度。

疗程：每日1~2次，10次为1个疗程。

[艾灸疗法]

取穴：百会、关元、足三里、三阴交。

操作：艾卷温和灸或隔姜灸（将鲜生姜切成厚约0.3cm的姜片，用针扎孔数个，置施灸穴位上，用大、中艾炷点燃放在姜片中心施灸，灼痛感时可填一新的姜片，灸至以局部皮肤潮红湿润为度。一般每次施灸10~15壮）、隔附子饼灸（取生附子切细研末，用黄酒调作饼，大小适度，饼中间用针扎孔，置穴位上，再以大艾炷点燃施灸，附子饼干焦后再换新饼，灸至肌肤红晕为度）。

疗程：每日1次，10次为1个疗程。

四、养护调摄

（1）加强体育锻炼，尤其是各种动力性练习，如纵跳、悬垂、跳远、游泳等，能刺激机体内的代谢过程，从而导致骨组织的加速生长。

（2）要保持心情愉快，早睡早起，注意休息，保证充足的睡眠，长期睡眠状况不好就会影响人体生长激素的分泌水平，会影响身高增长。

（3）膳食要平衡，饮食多样化，粗细兼备，荤素搭配。少喝碳酸饮料，过量饮用碳酸饮料会导致体内钙、磷比例失调。不吃油炸、膨化、腌制和容易发胖的含糖量高的食品，以免骨钙蛋白的水平降低，妨碍增高。要远离补品，因其可能含有类激素成分，会导致发胖、性早熟，甚至诱发高血压等，拔苗助长，得不偿失。要不沾烟酒，吸烟喝酒会影响增高。

（4）多吃有助增高的食物

①含钙较多的食物，如牛奶、奶制品、鸡蛋、鱼类、贝类、豆腐及豆类、芝麻酱、南瓜子等。此外，补充维生素D、维生素C、乳糖和多晒太阳都有助于

钙的吸收利用，但补钙要适量。

②蛋白质丰富的食品，如畜瘦肉、鱼虾肉、禽蛋类、乳类、豆类及其制品等。胶原蛋白和黏蛋白是构成骨骼的有机成分，青少年应及时补充，可多吃肉皮、猪蹄、鸡、鱼、甲鱼等。

③含铁、锌的食物，如动物肝脏和其他内脏、红肉类（如牛肉、羊肉等）、蛋黄、鱼以及豆类含铁量都非常高，且生物利用率也较高。

④含不饱和脂肪酸的食物，如植物油脂、鱼油、瘦肉、鱼类等。

⑤多补充液体，可饮温开水、豆浆、牛奶、菜汤、淡盐水、茶等。

⑥富含维生素的新鲜蔬菜瓜果，如白菜、胡萝卜、黄瓜、青椒、嫩笋、番茄、葱及橘子、香蕉、梨、苹果、葡萄、桃、杏、西瓜等。

（5）食疗参考方：

①黄芪猪腿骨汤：黄芪30g，新鲜猪腿骨500g。先将猪腿骨用清水洗净、打碎，与黄芪一起放进砂锅内，加适量清水，用旺火煮沸后，改为文火煮1小时后滤去骨渣和药渣，加上食盐调味品后即可食用。

②羊骨粥：新鲜羊骨1000g，粳米或糯米100g，细盐少许，葱白2茎，生姜3~5片。取新鲜羊骨洗净捶碎，加水煎汤，然后取汤代水，同米煮粥，待粥将成时，加入其他辅料，稍煮二三沸，即可食用。

五、针灸干预优势分析

小儿"肾常虚""脾常不足"，先天不足，后天养护不当，极易影响小儿正常的生长发育，但小儿不同于成人的一个重要特点，是小儿正处于生长发育的过程，其阴阳生理平衡在不断的动态变化之中，故虽脏腑娇嫩，形气未充，阴阳容易失衡，会造成生长缓慢，但同时又生机蓬勃，脏气清灵，故可塑性强，内在潜力巨大，通过"逆针灸"对经络的阴阳调节，补肾健脾，益精充髓，经络疏通，从而达到"随拨随应"，取得促进小儿生长、壮骨长肉的效果。也有研究认为，"逆针灸"通过经络传导，刺激大脑垂体，使人的大脑垂体兴奋并分泌出大量的生长因子，激发人体潜在的功能，促进其本应正常生长的机能，让身体生长。

"补钙长骨"成了众所周知的"法宝"，殊不知许多孩子的食谱中并不缺钙，而是自身钙的吸收不好，人才长得矮小。所以用"逆针灸"通过刺激经络来健脾助运，既加强了脾胃对食品中钙及其他微量元素、蛋白质、维生素等营养的消化吸收功能，又避免了服药给小儿本来就比较弱小的脾胃加重负担的弊端，这又是针灸的一大优势。

"逆针灸"所采用的一些方法，如艾卷灸、贴敷、激光照射、耳穴贴压等都无痛、无副作用、无创伤，小儿乐于接受，依从性好，适宜长期坚持应用，有些方法也可以由家长在家庭中应用。

参考文献

1.石学敏.针灸治疗学［M］.北京：人民卫生出版社，2001.

2.孔尧其.小儿针灸治验［M］.北京：人民卫生出版社，2013.

3.符仲华.浮针疗法治疗疼痛手册［M］.北京：人民卫生出版社，2011.

4.刘保延.常见病中医穴位贴敷疗法［M］.北京：中医古籍出版社，2010.

5.朱平.实用激光针灸手册［M］.北京：人民军医出版社，2010.

6.王英，盛增秀.常见中医优势病种治法集粹［M］.北京：人民卫生出版社，2009.

7.王富春.腧穴类编［M］.2版.上海：上海科学技术出版社，2009.

8.张智龙.针灸临床穴性类编精解［M］.北京：人民卫生出版社，2009.

9.孙广仁.中医基础理论［M］.北京：中国中医药出版社，2007.

10.汪受传.中医儿科学［M］.2版.北京：中国中医药出版社，2007.

11.王高华.精神疾病1000问［M］.武汉：湖北科学技术出版社，2006.

12.李炳照.实用儿科诊疗学［M］.北京：化学工业出版社，2005.

13.苏树蓉.中医儿科学［M］.北京：人民卫生出版社，2003.

14.陆寿康.刺法灸法学［M］.北京：中国中医药出版社，2003.

15.高维滨.神经病针灸新疗法［M］.北京：人民卫生出版社，2002.

16.孔尧其，江凌圳.针灸从神论治精神疾病［M］.北京：人民卫生出版社，2011.

17.徐韬园.现代精神医学［M］.上海：上海医科大学出版社，2000.

18.漆浩.图解百病耳疗法［M］.北京：农村读物出版社，2000.

19.马惠芳.腧穴临床应用集萃［M］.北京：新时代出版社，1999.

20.张涛，杭群.针灸现代研究与临床［M］.北京：中国医药科技出版社，1998.

21.周黎明.穴位温灸疗百病［M］.上海：上海中医药大学出版社，1996.

22.孔尧其.瘫痪病的针灸治疗［M］.北京：中医古籍出版社，1993.

23.江育仁.中医儿科学［M］.上海：上海科学技术出版社，1985.

24.王忠.耳针［M］.上海：上海科学技术出版社，1984.